高等职业院校技能型人才培养创新教材 | 总主编 杜天信 郭茂华

药理学
实验及学习指导

主 编 许卫锋 梁建云

副主编 李 申 赵志鑫

编 者（按姓氏笔画排序）

王 芳 付婷婷 刘秀敏 许卫锋 阮耀祥

李 申 李晓亚 李翠萍 何 文 陈伯乐

赵志鑫 梁建云 裴燕芳 潘晓悦

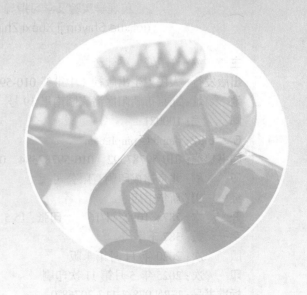

人民卫生出版社
·北京·

图书在版编目（CIP）数据

药理学实验及学习指导 / 许卫锋，梁建云主编 . —
北京：人民卫生出版社，2020.11（2025.5重印）
ISBN 978-7-117-30768-0

Ⅰ.①药… Ⅱ.①许… ②梁… Ⅲ.①药理学-实验
-医学院校-教学参考资料 Ⅳ.①R965.2

中国版本图书馆 CIP 数据核字（2020）第 200752 号

人卫智网	www.ipmph.com	医学教育、学术、考试、健康，
		购书智慧智能综合服务平台
人卫官网	www.pmph.com	人卫官方资讯发布平台

药理学实验及学习指导
Yaolixue Shiyan ji Xuexi Zhidao

主　　编：许卫锋　梁建云
出版发行：人民卫生出版社（中继线 010-59780011）
地　　址：北京市朝阳区潘家园南里 19 号
邮　　编：100021
E - mail：pmph @ pmph.com
购书热线：010-59787592　010-59787584　010-65264830
印　　刷：北京铭成印刷有限公司
经　　销：新华书店
开　　本：787 × 1092　1/16　印张：15.5
字　　数：387 千字
版　　次：2020 年 11 月第 1 版
印　　次：2025 年 5 月第 11 次印刷
标准书号：ISBN 978-7-117-30768-0
定　　价：39.00 元

打击盗版举报电话：010-59787491　E-mail：WQ @ pmph.com
质量问题联系电话：010-59787234　E-mail：zhiliang @ pmph.com

前　言

为了满足药理学课程教学的需要,我们精心编写了《药理学实验及学习指导》。

本配套教材由实验指导和学习指导两部分内容组成。实验指导主要目的是使学生了解和掌握基础的药理学实验方法,验证药理学的基本理论知识,加深对药理学理论知识的理解,并提高学生的基本实验操作技能、开发创新思维能力、培养学生的科学研究能力等。学习指导强调了主教材《药理学》中各个章节的重难点内容,并通过练习题增强学生对药理学基本理论、基本知识的理解和掌握。练习题有选择题、名词解释和问答题三种题型。题目内容的选取以课程教学目标为依据,注重知识的实用性,把握好覆盖面,重点突出,题量适中。书末附实验报告,方便教学互动,可沿拢线撕下。

在教材编写过程中,我们汲取和借鉴了相关教材的内容,在此一并致以崇高的敬意和衷心的感谢。

我们虽尽心竭力,但限于学术水平和编写时间等,书中不妥之处在所难免,恳请广大师生批评指正。

许卫锋　梁建云
2020 年 11 月

目　　录

第一部分

实验指导
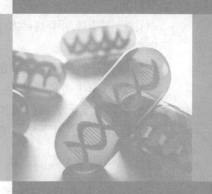

第一章

药理学实验基本知识和技能

第一节 药理学实验的目的和要求

一、药理学实验的目的

药理学实验是药理学的基本实践,是药理学教学的一个重要组成部分,对药理学的发展起着重要的推动作用,对寻找新药及临床医学的发展也有着直接的影响。通过实验要达到如下目的:

1. 验证药理学中某些基本理论,巩固、加强对理论知识的理解,以便更好地理解和掌握药理学中的基本概念。

2. 掌握进行药理学实验的基本方法,训练药理学实验基本操作技术。

3. 培养学生对科学研究工作的严谨态度、实事求是的工作作风及团队协作精神;培养学生根据客观实际分析问题和解决问题的能力;培养学生理论联系实际的思想方法,以便为今后进行科学研究打下坚实的基础。

二、药理学实验的要求

药理学实验包括实验操作、实验现象和数据的观察和记录,实验结果的整理和实验报告的书写等几个环节。为了使实验结果正确可靠,达到实验课的教学目的,要求如下:

1. 实验前

(1)要求学生仔细预习实验指导,了解本次实验的目的和要求、基本原理、操作方法和步骤;要求学生注意实验技术的操作要领和要求,避免实验中出现忙乱和差错。

(2)结合实验内容,复习有关的药理学、生理学、生物化学及免疫学等方面的理论知识,以便充分理解实验原理。

(3)预测实验过程中可能出现的结果,以便提高实验过程中的主动性和效率。

2. 实验时

(1)携带实验指导,穿好实验工作服,按时进入实验室。实验小组组长到准备室领取实验器材。

(2)严格遵守实验室规则,实验室内保持安静、整洁,不得进行与实验无关的活动。

(3)各实验小组内提前做好分工,实验时各负其责,注重培养独立操作能力,克服对教师的依赖性。

(4)实验开始前先清点实验动物、器材和药品是否与实验要求相符;能够正确安装、调试实验仪器。

(5)严格按实验指导上步骤进行操作,准确计算给药剂量,认真仔细观察实验过程中实验动物所出现的各种反应,随时记录,认真思考,并联系所学理论知识对实验结果进行分析,以免发生错误或遗漏。实验中若出现意外事故应立即报告指导老师,以便妥善处理。遇疑难问题及时请教实验指导教师,不要盲目动手操作。

（6）爱护实验动物,正确捉拿、固定和使用动物。取动物时,养成随手关笼门的习惯,避免动物跑出或丢失,防止动物损坏实验室的设施。

（7）节约使用药品和试剂,用前看清标签,以防用错,用后盖好瓶盖,放回原处,避免换盖或污染,公用药品和器材不可随意挪动。爱护实验器材、仪器设备,严格按仪器操作规程正确使用。

3. 实验后

（1）将实验器材清洗、擦干,清点整理后放回原处,如发现损坏或缺失,应立即报告实验指导教师,登记备案并按有关规定处理。

（2）妥善处理实验动物,动物无论是死的或活的都应按老师要求放于指定地点,注意取下连在动物身上的器械和装置。

（3）填写相关的实验室和仪器使用记录,值日生负责清洁室内及走廊卫生,关好门、窗、水、电,经实验指导教师检查允许后方可离开实验室。

（4）整理实验记录,认真书写并及时交实验报告。

三、实验报告的书写

实验报告的书写是药理学实验课的一项重要的基本技能训练,它不仅是对每次实验的总结,更重要的是可以初步培养和训练学生的综合分析问题能力和文字表达能力。实验报告的书写要求结构完整,条理分明,用词规范,文字精炼,语句通顺。药理学实验报告一般包括下列内容:

（1）姓名、专业、班级、组别、学号、时间等。

（2）实验题目。

（3）实验目的和原理。

（4）实验对象和材料:包括实验器材、药品与试剂、实验动物等内容。

（5）实验方法:用简练的文字写明主要操作步骤,着重说明所用实验动物,给药剂量和途径等。

（6）实验结果:是实验报告的重要组成部分。在实验进行过程中应随时做好原始记录,对实验过程中观察到的现象进行及时、准确的记录。实验告一段落后立即整理,不可搁置较长时间后或凭记忆进行整理。实验报告上一般只列出经过归纳整理的结果,但原始记录应保存备查。

药理学实验的结果可分为数据资料和图形资料。数据资料又可分为计量资料（如血压、心率、体温、瞳孔大小、生化测定数据和作用时间等）和计数资料（如阳性反应或阴性反应数,动物死亡数与存活数等）。对数据资料均应以统一的单位和准确的数值作定量表示,必要时应作统计学分析,以保证结论的可靠性。

实验结果的显示常用的有以下三种方法:①图表法,使用实验记录仪器描记出曲线图（如血压、肌张力等）,使这些指标的变化趋势形象生动直观明了。②文字描述法,根据实验目的将原始资料系统化、条理化,用准确的术语对实验现象和结果进行描述。③数据表示法,实验结果以测定的数据表示,用坐标图或表格的形式使实验结果清晰、明了,便于比较。该法尤其适用于分组较多,且各组观察指标一致的实验,使组间异同一目了然。

绘制表格时,一般绘成三线表的形式,将观察项目列在表内左侧,由上而下逐项填写,而将实验中出现的变化,按照时间顺序,由左至右逐项填写。绘图时,应在纵轴和横轴上列出数值刻度,标明单位。一般以纵轴表示反应强度、横轴表示时间或药物剂量,并在图的下方注明实验条件。

图形资料有记录曲线、脑电图、心电图、照片等。凡有图形资料的实验,应及时在图上标注说明,内容包括实验题目、时间、室温、实验动物的种类、性别、体重、给药剂量等。对较长的曲线可适当裁剪粘贴,切记不能漏掉有意义和价值的部分。

（7）分析讨论:讨论是根据已知的理论知识和已有的文献资料对实验中观察到的现象与结果进行分析和推理,逐步推导出结论。讨论应结合实验结果联系理论知识进行探讨。同时还要判断是否为预期的实验结果,如果所得实验结果和预期的一致,那么它可以验证什么理论问题;如果实验结果属于非预期的,则应着重分析可能的原因及以后实验中应注意的事项。

（8）结论:结论是对实验结果进行归纳整理后得到的概括性判断,应与实验目的相呼应。要把结果和所学理论联系起来。要求文字要精炼、叙述严谨、意思表达明确,不可超出本实验结果去说明问题,不得臆想和武断。未能在实验结果中得到充分证据的理论分析,不应写入结论。

通过实验报告的书写,可以使学生学会绘制实验图表及查阅相关文献资料,提高学生的应用知识、分析解决问题以及书写能力,为将来撰写论文打下良好的基础。因此应以严谨科学的态度,严肃认真地独立完成实验报告的书写。

四、药理学实验室守则

1. 遵守学习纪律,准时到达实验室。实验过程中因故外出或早退应向实验指导教师请假,经同意后方可离开实验室。

2. 必须保持实验室整洁、卫生,不必要的物品不要带进实验室内。实验期间要保持安静,不做与实验无关的事情。进入实验室应穿着实验工作服。

3. 上课前应提前预习本次实验内容,并按实验室指导教师要求完成实验的各项准备,经教师检查合格后,方可进行实验。进入实验室应服从实验指导教师指导,在指定的位置做实验。

4. 爱惜公共财物,注意节约器材,爱护实验动物,实验室内物品不得擅自带走。实验动物按组领取,如需补充,需经实验指导教师同意。实验前后均应清点实验器材,如有实验器材缺少或损坏,及时向指导教师报告。严格遵守实验仪器操作规程,因违反操作规程而损坏仪器设备的应按学校有关规定处理。

5. 实验时要独立操作,注意观察,认真分析,及时记录实验原始数据。实验所得数据及实验记录,需经指导教师审核,否则不得结束实验,坚持按时、保质、保量完成实验任务。

6. 实验结束后,应将实验器材、用品及实验台收拾干净,将实验器材、用品等放回原处,实验动物尸体和废物应放到指定地点,不得随意乱丢。严禁将固体不溶物倒入水槽,对强腐蚀剂和残余毒品妥善处理。打扫实验室及周围环境卫生,及时关闭水、电、门窗,经实验指导教师检查合格后方可离开实验室。

（许卫锋）

第二节　动物实验的基本操作技术

一、药理学实验常用动物的种类和特点

1. 小白鼠（mouse）　属哺乳纲,啮齿目,鼠科。小白鼠是药理实验常用的一种动物,其

温顺易捉,易饲养,繁殖力强,价格低廉。对实验动物同种、纯种、性别和年龄的要求比较容易满足,特别适用于需要动物数量较大的实验,如药物的筛选、药物 LD_{50} 的测定、中枢神经系统药物实验、避孕药、抗癌药实验等。小白鼠对多种疾病有易感性,可以复制多种疾病模型,如癌症、肉瘤、白血病、血吸虫病、败血症、癫痫、药物依赖性、痴呆等。

2. 大白鼠(rat) 亦属哺乳纲,啮齿目,鼠科。受惊时有攻击性,易对操作者造成伤害,捉拿时应注意防护,以防被咬伤。大白鼠饲养方便,有较强的繁殖能力,也可用于多种实验如慢性毒性实验、抗炎镇痛、抗惊厥、降血脂、利胆、子宫实验和心血管系统实验。我国药典规定大鼠为缩宫素效价测定及药品质控中升压物质检查的指定动物。大鼠可以复制多种动物模型,如复制发热、胃溃疡、水肿、炎症、缺氧、休克、高血压以及肾衰等动物模型。大白鼠的垂体 – 肾上腺功能很发达,常用来作应激反应、肾上腺及垂体等内分泌功能实验。大白鼠的高级神经活动发达,因此,也广泛用于脑功能定位、神经元细胞外记录等实验中。

3. 豚鼠(ginea-pig) 又称天竺鼠、荷兰猪,属哺乳纲,啮齿目,豚鼠科。其特点是性情温和,胆小,易饲养管理,但较娇气,捉拿力量较大时易窒息致死。对组胺和结核菌敏感。常用于复制哮喘、组胺过敏、结核病模型,以研究平喘药、抗组胺药以及抗结核药的作用;也用于药物安全性试验中的全身主动过敏性试验。豚鼠离体肠平滑肌、心脏等器官是多种实验较理想的标本。

4. 家兔(rabbit) 属哺乳纲,啮齿目,兔科。其特点是性情温顺,易驯服,易饲养,繁殖力也较强。家兔是药理实验主要动物之一,离体实验和在体实验均可选用,主要适用于中枢系统药物、利尿药、避孕药、心血管系统药物及抗凝血药等实验。因家兔体温较稳定,对致热原较敏感,故常用于研究解热药和药品质控中热源的控制。此外,因家兔耳长大,血管清晰,便于静脉注射和采血,故也广泛用于药物的血管刺激性及溶血性的研究。

5. 猫(cat) 属哺乳纲,食肉目,猫科。猫性情暴躁,极具攻击性,繁殖力较弱。猫对外科手术的耐受性强,血压相对稳定,对降压物质反应特别敏感。因此在药品质控中降压物质检查时,猫为指定动物,还可用于去大脑强直、下丘脑功能等方面的实验。猫的呼吸道黏膜及喉返神经对刺激反应敏感,是黏膜刺激实验、止咳药研究较为理想的动物。

6. 犬(dog) 犬的体形大,对手术的耐受性较强,常用于其他小动物不易进行的手术,如胃瘘、肠瘘、胆囊瘘、膀胱瘘以及冠状动脉结扎等。经过训练,犬可与人合作,非常适用于慢性实验,如条件反射试验。在进行临床前长期毒性试验中,犬是常用动物。犬还常用于观察动物对冠状动脉血流量的影响、心肌细胞电生理研究、降压药及抗休克药的研究等;

7. 蛙和蟾蜍(load) 属于两栖纲,无尾目。不伤人,较易饲养。由于进化较低,其离体标本(如心脏、腓肠肌等)能在较长时间内保持着自律性和兴奋性,蛙的离体心脏是强心苷类、儿茶酚胺类药物实验常用标本。蛙的坐骨神经、腓肠肌标本可用于观察药物对周围神经、横纹肌或神经 – 肌肉接头的作用及观察药物对动作电位的影响。

二、实验动物的抓取和固定

(一)小鼠的抓取和固定

有双手捉拿法和单手捉拿法。前者先用右手抓取鼠尾并提起,将小鼠放在鼠笼盖或其他粗糙面上,轻轻向后拉鼠尾,趁小鼠向前挣扎爬行时,用左手拇指和示指抓住小鼠的两耳和头颈部皮肤,将小鼠固定在左手心中,腹部朝上,把后肢拉直,用无名指按住鼠尾,小指按住后腿。右手可作注射或进行其他操作(图1-1)。后者直接用左手小指钩起鼠尾,迅速以拇指和示指、中指抓住两耳及头颈部皮肤。

（二）大鼠的抓取和固定

捉拿大鼠时，操作者应注意做好防护措施，如戴帆布手套进行操作。捉拿时先用右手将鼠尾抓住并提起，放在较为粗糙的台面或鼠笼上，然后向后轻拉鼠尾，用左手的拇指和示指抓紧两耳和头颈部皮肤，其余三指紧捏其背部皮肤，使其背位固定在左手掌心上。

（三）家兔的抓取和固定

实验家兔多数饲养在笼内，所以抓取较为方便。一般以右手抓住兔颈背部的毛皮提起，然后以左手托其臀部，让其体重的大部分重量集中在左手上（图1-2），这样就避免了抓取过程中的动物损伤。不能采用抓兔双耳或抓提兔背部的方法。兔爪锐利，操作者应防止被其抓伤。

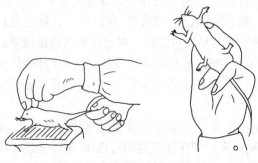

图1-1　小鼠的抓取固定方法

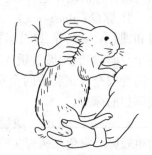

图1-2　家兔抓取方法

家兔常用的固定方式主要有两种：台式和盒式。台式固定（图1-3），适用于手术、测量血压及呼吸等实验，操作时将兔仰卧位固定在兔台上，四肢用粗棉绳活结捆绑，拉直四肢，将绳绑在兔台四周固定，兔头以固定夹或用一根粗棉绳挑过兔门齿绑在兔台铁柱上。盒式固定（图1-4），适用于兔耳采血、耳血管注射等情况。

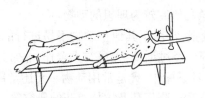

图1-3　家兔台式固定法

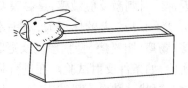

图1-4　家兔盒式固定法

（四）蛙或蟾蜍的抓取和固定

用左手将蛙或蟾蜍背部贴紧手掌固定，用示指和中指夹住其左前肢，拇指压住右前肢，将两下肢拉直，用无名指和小指压住（图1-5）。在抓取蟾蜍时，注意勿挤压其两侧耳部突起的毒腺，以免挤压出的毒液溅入眼中。

实验如需长时间观察，可破坏其脑脊髓（观察神经系统反应时不应破坏脑脊髓）或麻醉后依实验要求采取俯卧位或仰卧位用大头针或图钉固定在蛙板上。

（五）豚鼠的抓取和固定

豚鼠性情温和，但胆小易惊，不易强烈刺激，所以抓取时，必须稳、准和迅速。先用手掌迅速扣住鼠背，以拇指和示指环握颈部，另一只手拖住臀部（图1-6）。注意颈部皮肤固定不宜太紧，否则容易导致豚鼠窒息死亡。

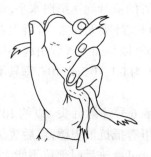

图1-5　蛙、蟾蜍抓取固定方法

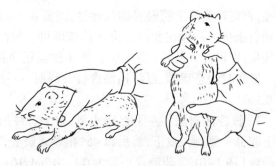

图1-6　豚鼠抓取方法

三、实验动物的给药途径和方法

（一）家兔的给药途径和方法

1. 灌胃法　可两人合作进行，一人坐好，用两腿夹住兔身，左手抓住兔双耳，固定其头部，右手抓住两前肢；另一操作者将兔开口器由兔口角横插入口内，并将兔舌压在开口器下面。将导尿管经开口器中央小孔插入兔口内，沿上腭后壁缓缓送入食管15~20cm，即可进入胃内。为防止导尿管插入气管，可将导尿管的外端放入水中，如未见气泡出现，也未见挣扎或呼吸困难，则证明导尿管已在胃中。确定无误后，连接已吸好药液的注射器，将药液缓缓推入，药液推完后再推入少量空气，使管内药液全部进入胃中，然后将导尿管轻轻抽出，取下开口器（图1-7）。药液量一般不超过20mL/kg。

2. 静脉注射法　一般采用耳缘静脉注射法。兔耳部血管分布清晰，中央血管为动脉，耳外缘血管为静脉。内缘静脉深，不易固定，故不用。外缘静脉表浅且易固定，常用。将家兔放于固定箱内，拔去兔耳外缘部位的毛发，并用酒精棉球涂擦该部位皮肤，使静脉血管扩张，再以左手示指与中指夹住耳根部的静脉，阻止血液回流使其静脉充盈，左手拇指和无名指捏住兔耳尖，无名指垫于耳下，右手持注射器（选5号针头），从静脉远端刺入血管，当针头进入血管约0.5cm时，即以拇指和无名指将针头与兔耳固定住，同时解除静脉根部的压力。右手推动针栓开始注射，若无阻力感，并见血管立即变白，表明针头在血管内；若有阻力感或见局部发白隆起，表示针头未刺入血管内，应拔出针头重新穿刺（图1-8）。注射完毕，用干棉球压住针眼，拔出针头，继续压迫数分钟以防出血。药液量一般为0.2~2mL/kg。

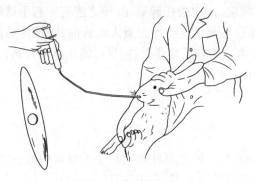

图1-7　家兔灌胃法

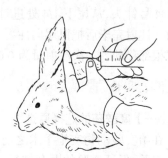

图1-8　家兔耳静脉注射法

（二）小鼠的给药途径和方法

1. 灌胃法　左手捉持小鼠，腹部朝上，颈部拉直。右手持灌胃器，先从小鼠口角处插入口腔,再将针头沿上腭轻轻插入食管,当插入 2~3cm 时,灌胃管的前端到达膈肌水平,此时可稍有抵抗。一般在此位置推注药液即可。如此时小鼠无挣扎、呼吸无异常、口唇无发绀等现象,即可注入药液(图 1-9)。若小鼠强烈挣扎,应退回重插,以免插入气管引起小鼠死亡。操作时切忌粗暴,以防损伤食管及膈肌。一次灌胃量一般为 0.1~0.3mL/10g,每只不超过 0.5mL。

2. 腹腔注射法　左手捉持小鼠,右手持注射器(选用 5 或 6 号注射针头)以约 10° 角从下腹部一侧刺入皮下,然后以 45° 角刺入腹腔,刺入腹腔后可有抵抗消失感,然后缓缓注入药液(图 1-10)。药液量一般为 0.1~0.2mL/10g,每只不超过 1mL。进针时部位不能太高,刺入不能太深,否则会损伤内脏。为避免伤及内脏,可使小鼠处于头低位,使小鼠内脏移向上腹。

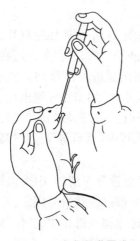

图 1-9　小白鼠灌胃法

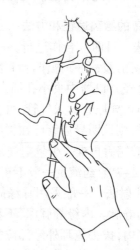

图 1-10　小白鼠腹腔注射法

3. 皮下注射法　操作时轻轻拉起小鼠颈背部皮肤,将注射针刺入皮下稍稍摆动针头,若容易摆动则表明针尖位置确在皮下,此时可注入药液。拔针时,轻捏针刺部位片刻,以防药液溢出。药液量一般为 0.05~0.2mL/10g,每只不超过 0.3mL。

4. 尾静脉注射法　将小鼠放入固定筒内,使其尾巴露在外面。用 75% 的酒精擦拭尾部,使其血管充血和表皮角质软化。以左手拇指和示指捏住其尾根部的两侧,阻断其静脉回流,使其尾静脉充盈。以无名指和小指夹住尾尖,用中指托起鼠尾,使之固定。右手持注射器连 4 号针头,从尾下 1/4 处进针,此处皮薄容易刺入。如针头刺入血管内,则推注药液无阻力。注射完毕后把鼠尾向注射侧弯曲以止血。如需反复注射,应尽可能从尾端开始,逐渐向尾根部移动。一次注射量为 0.05~0.1mL/10g 体重。

四、实验动物的麻醉方法

(一)麻醉药的选择原则

在给实验动物实施手术之前必须将动物麻醉。麻醉可使动物在手术过程中减少痛苦,保持安静,保证实验的顺利进行。由于麻醉药的种类繁多,作用原理不尽相同,且不同种属动物对同一种麻醉药物的敏感性不同,而且各种麻药对动物的生理功能的影响和麻醉的时间也存在着差异。因此,应用时应根据实验或手术的性质与动物种类的不同加以选择。麻醉的深浅可通过呼吸、某些反射的消失、肌肉的紧张程度和瞳孔大小加以判断。常用的方法有刺激角膜以观察角膜反射,夹捏皮肤或肌肉以观察其反应等。

理想的麻醉药应具备以下三个条件:第一,麻醉效果好,麻醉时间能满足实验要求;第二,对实验动物的副作用和对于所要观察的指标影响最小;第三,使用方便。

（二）几种常用的麻醉药及其使用方法

在药理学教学实验中,常用的麻醉药物有氨基甲酸乙酯、氯醛糖、巴比妥类等。

1. 巴比妥类 常用的巴比妥类药物有两种,戊巴比妥钠（sodium pentobarbital）和硫喷妥钠（sodium pentothal）。戊巴比妥钠为白色粉末,用时配成2%的水溶液,静脉或腹腔注射。动物麻醉后,常因麻醉药的作用及肌肉松弛和皮肤血管扩张,致使体温缓慢下降,故应设法保温。一次给药的麻醉时间为3～5h,使用剂量见表1-1。

表1-1 不同动物的戊巴比妥钠麻醉剂量

动物	兔	鼠	猫	狗
每公斤体重用量	35mg	35～50mg	40mg	25～35mg

硫喷妥钠,为浅黄色粉末,其水溶液不稳定,故需在临用前配制,常用浓度为2.5%～3%,静脉注射。一次给药的麻醉时效仅为0.5～1h,故在时间较长的实验中需重复给药,以维持一定的麻醉深度,使用剂量见表1-2。

表1-2 不同动物的硫喷妥钠麻醉剂量

动物	兔	猫	狗
每公斤体重用量	7～10mg	16～25mg	16～25mg

2. 氨基甲酸乙酯 也称乌拉坦（Urethane）。优点是价格低廉,使用简便,易溶于水,应用安全,且麻醉过程较平稳,动物无明显挣扎现象。缺点是苏醒慢,麻醉深度较难掌握。多数动物实验都可使用,更适用于小动物的麻醉。猫和家兔可采用静脉注射、腹腔注射或直肠灌注等多种途径给药。使用时可配制成10%～25%浓度的溶液。猫与家兔的给药剂量为0.75～1g/kg,蛙类为2g/kg,鸟类为1.25g/kg。

3. 乙醚 优点是麻醉深度较易掌握,比较安全,术后动物苏醒较快。缺点是麻醉初期有兴奋现象,对呼吸道黏膜有刺激,使黏液分泌增加,易阻塞呼吸道而发生窒息。可于麻醉前皮下注射阿托品0.1～0.3mg/kg,以对抗乙醚刺激呼吸道分泌黏液的作用。乙醚是吸入性麻醉药之一,可用于各种动物,尤其适用于短时间的手术或操作。在用乙醚麻醉小动物时,可将动物放入密闭的玻璃缸中,再将浸乙醚的纱布或脱脂棉放入玻璃缸中,待动物倒下后数分钟即可将动物取出,进行手术等操作。麻醉时间不可过长,以免过量致死。

4. 氯醛糖 本药溶解度较小,使用前需先在水浴中加热,促进其溶解,但加热温度不宜过高以免降低药效,常配制成1%的水溶液。用量为80～100mg/kg,经静脉或腹腔给药。

（三）使用麻醉药的注意事项

1. 不同动物个体对麻醉药的耐受性是不同的。因此,在麻醉过程中,除参照上述的一般用量标准外,必须密切注意观察动物的状态,以决定麻醉药的用量。

2. 静脉注射时,切不可将按体重计算出的用量匆忙进行注射,一般前1/3剂量的给药速度可稍快些,以使动物能快速顺利地度过兴奋期,后2/3剂量的给药速度要缓慢,且应密切观察动物生命体征的变化。如已达到所需麻醉效果,即可停止给药,避免麻醉过深,抑制呼吸中枢而导致动物死亡。动物达到最佳麻醉效果的表现是肢体呈自然倒下,皮肤夹捏反射消失,呼吸节律变得深慢而平稳,角膜反射迟钝,肢体肌肉松弛。

3. 如动物麻醉过浅,可临时补充麻醉药,但一次补药剂量不宜超过总量的 1/5。

五、实验动物被毛的去除方法

动物的被毛有时可能影响实验操作和观察结果,因此实验中常需去除或剪短动物的被毛。常用的被毛去除方法有剪毛、拔毛、脱毛三种。

（一）剪毛

实验动物被固定后,用粗剪刀紧贴皮肤表面剪去所需部位的被毛。注意剪毛过程中切不可提起被毛,以免剪伤皮肤,剪下的被毛不能遗留在手术野和手术台周围,应预先准备一个盛有自来水的杯子装载剪下来的被毛。

（二）拔毛

给兔耳缘静脉和鼠静脉注射或采血时,应拔去静脉注射或采血部位表面的被毛,便于操作。拔毛不但暴露了血管,而且可刺激静脉血管,使其更加充盈。

（三）脱毛

脱毛是指采用化学品脱去动物的被毛,适用于无菌手术野的准备及观察动物局部皮肤血液循环和病理变化。常用脱毛剂配方:

1. 硫化钠 8g 溶于 100mL 水中。
2. 硫化钠 3g,肥皂粉 1g,淀粉 7g,加水适量调至糊状。
3. 硫化钠 8g,淀粉 7g,糖 4g,硼砂 1g,甘油 5g,加水 75mL。
4. 硫化钠 10g,生石灰 15g,溶于 100mL 水中。

配方 1、2、3 适用于家兔、大鼠、小鼠等小动物的脱毛。配方 4 适用于犬等大动物的脱毛。

使用以上脱毛剂时,都应提前剪短局部被毛,以节省脱毛剂,并减少对皮肤的刺激反应。脱毛时用镊子夹棉球或纱布团蘸脱毛剂涂抹于已剪去被毛的部位,2～3min 后,用温水洗去脱下的被毛,再用干纱布将水擦干,涂上一层油脂即可。

六、实验动物的处死方法

1. **颈椎脱臼法** 适用于大鼠、小鼠。用左手拇指和示指按住鼠头,另一只手抓住鼠尾,用力稍向后上方一拉,使其颈椎脱臼而迅速死亡。

2. **空气栓塞法** 适用于家兔、猫和犬。用注射器将一定量的空气急速注入动物静脉,使之发生栓塞而死。一般兔与猫可注入 10～20mL 空气,犬可注入 70～150mL 空气。

3. **放血法** 适用于多种动物。用剪刀剪断动物的颈动脉或股动脉,使血液短时间内大量流出致死。较小的动物如大鼠、豚鼠、家兔等可用剪刀剪断颈动脉直接放血致死。狗可采用股动脉放血法处死。用硫喷妥钠 20～30mg/kg 静脉注射麻醉后,暴露其股三角区,用剪刀或手术刀切断股动脉放血,用一块湿纱布不断擦去股动脉切口处的血液和凝血块,同时不断用自来水冲洗流血,使血液流出通畅,动物一般在 3～5min 内可致死。

4. **断头处死法** 此法适用于小鼠、大鼠、蛙和蟾蜍。左手将动物固定,右手持普通剪刀用力将动物头剪下,使动物死亡。

（许卫锋）

第二章

药理学实验

实验一 不同药物剂量对药物作用的影响

【实验目的】

1. 观察不同药物剂量对药物作用的影响。
2. 掌握小白鼠腹腔注射操作技术。

【实验原理】

在一定的剂量范围内,药物效应强弱与血药浓度高低成正比,这种剂量与效应的关系称为剂量 – 效应关系。当药物产生的效应可用具体数值或最大反应的百分率表示时,称为量反应;当药物产生的效应不能计量,只能用有或无、阴性或阳性表示,结果以反应的阳性率和阴性率作为统计量时,称为质反应。一般情况下,药物剂量过小,药物效应不明显;药物剂量过大,则可能出现严重的不良反应。

【实验对象和材料】

小白鼠 3 只,大烧杯 3 个,电子秤 1 台,1mL 注射器 3 支,棉签,10% 水合氯醛溶液,苦味酸溶液。

【实验方法】

1. 取体重相近的小白鼠 3 只,称重标记编号甲乙丙,分别放入大烧杯内,观察 3 只小白鼠的正常活动情况。
2. 分别对甲乙丙鼠腹腔注射 10% 水合氯醛 0.05mL/10g、0.15mL/10g、0.5mL/10g。
3. 观察有无竖尾、惊厥、抽搐、翻正反射消失、死亡等现象,记录给药后发生的时间,并比较甲乙丙鼠反应发生的快慢及程度。

【实验结果】（表 2–1）

表 2–1 不同药物剂量对药物作用的影响

鼠号	体重 /g	给药剂量 /（mL·10g⁻¹）	用药前表现	用药后反应
甲				
乙				
丙				

【注意事项】

1. 药物必须准确注射到腹腔,给药量要准确。
2. 严格按照操作流程捉拿小白鼠,以免咬伤。

【分析与思考】

药物剂量对药物作用有什么影响?有什么临床意义?

（赵志鑫）

实验二　不同给药途径对药物作用的影响

【实验目的】

1. 观察不同给药途径对药物作用的影响。
2. 掌握家兔的肌内注射与耳缘静脉注射操作技术。

【实验原理】

采用不同的给药途径,药物发挥药效的快慢不同,药理作用也有可能不同。

【实验对象和材料】

家兔 2 只,兔固定器 2 个,电子秤 1 台,5mL 注射器 2 支,棉球,棉签,5% 异戊巴比妥钠注射液,75% 酒精,苦味酸溶液。

【实验方法】

1. 取家兔 2 只,称重标记编号甲乙,观察 2 只家兔正常活动情况（呼吸频率、幅度、翻正反射）。
2. 5% 异戊巴比妥钠注射液 1mL/kg 分别给药:甲兔耳缘静脉注射,乙兔肌内注射。
3. 分别记录给药时间,观察甲、乙两兔翻正反射消失时间及呼吸抑制程度有何不同。

【实验结果】（表 2-2）

表 2-2　不同给药途径对药物作用的影响

兔号	体重 /kg	给药剂量 /（mL·kg^{-1}）	给药途径	用药前表现	用药后反应
甲					
乙					

【注意事项】

掌握正确的家兔捉拿方法,肌内注射与静脉注射操作技术。

【分析与思考】

给药途径不同,一般情况下对药物的作用产生什么影响?在哪些情况下可使药物的作用产生质的差异？

（赵志鑫）

实验三 肝功能状态对戊巴比妥钠作用的影响

【实验目的】

1. 观察肝功能损伤对巴比妥类药物的影响。
2. 了解肝损伤模型的制作方法。

【实验原理】

戊巴比妥钠为白色结晶性颗粒或白色粉末，具有镇静、催眠和麻醉效果，主要经肝脏代谢灭活，并从肾脏排泄。肝功能状态可以直接影响到戊巴比妥钠药理作用的强弱。其在体内维持时间的长短，四氯化碳对肝脏有较大毒性，是建立中毒性肝损伤动物模型的常用工具药，可借以观察肝功能损伤对药物作用的影响。

【实验对象和材料】

小鼠 2 只，天平，组织剪，1mL 注射器，镊子，0.4% 戊巴比妥钠溶液，10% 四氯化碳。

【实验方法】

1. 肝损伤模型制备 实验前一天对小鼠进行 10% 四氯化碳 0.2mL/10g 皮下注射，损伤小鼠的肝功能。
2. 取体重相近的健康小鼠和已损害肝脏功能的小鼠各 1 只，称重并标记。
3. 分别由腹腔注射 0.4% 戊巴比妥钠溶液 0.1mL/10g，记录并比较两只小鼠麻醉潜伏时间和持续时间有何差别，并将结果记录。
4. 处死后解剖小鼠，直接观察两只小鼠肝脏有何不同。

【实验结果】（表 2-3）

表 2-3 肝功能状态对戊巴比妥钠作用的影响

影响因素	正常小鼠	肝损伤小鼠
体重 /g		
药量 /mL		
注射时间		
产生作用时间		
醒转时间		
维持时间		
肝脏肉眼观察		

【注意事项】

建立肝损伤模型时注意四氯化碳的剂量，以免剂量过大导致小鼠死亡。

【分析与思考】

1. 肝功能不同状态下对巴比妥类药物有什么影响?

2. 当肝功能损伤时,对药物作用有何影响? 临床用药时,对有严重肝脏疾病的患者应注意哪些问题?

（付婷婷）

实验四　肾功能对链霉素作用的影响

【实验目的】

1. 观察肾功能状态对药物作用的影响。
2. 了解肾损伤模型的制备方法。

【实验原理】

链霉素主要经肾脏排泄,肾脏功能状态的不同可以直接影响其消除的速率。氯化汞可导致肾小管细胞坏死,造成肾功能损伤。

【实验对象和材料】

小鼠,鼠笼,小烧杯,2.5% 硫酸链霉素溶液,0.1% 氯化汞溶液,注射器,电子天平。

【实验方法】

1. 肾损伤模型的制备　实验前提前腹腔注射 0.1% 氯化汞溶液,按 0.1mL/10g 计算给药量。
2. 取体重相近的健康小鼠和已损害肾脏功能的小鼠各 1 只,称重并标记。
3. 分别给两只小鼠腹腔注射 2.5% 硫酸链霉素溶液,按 0.2mL/10g 体重给药,比较两只小鼠麻醉潜伏时间和持续时间有何差别,并记录结果。
4. 观察两只小鼠的表现(肌张力、呼吸情况、口唇黏膜颜色、死亡),并记录结果。

【实验结果】(表 2-4)

表 2-4　肾功能对链霉素作用的影响

组别	体重 /g	剂量 /mL	表现
正常组			
肾损害组			

【注意事项】

如实验室室温较低(在 20℃以下),需给小鼠保暖。

【分析与思考】

1. 肾脏功能状态为什么会影响药物的作用?

2. 肾脏功能状态对临床用药有何影响?

（付婷婷）

实验五　传出神经系统药物对兔瞳孔的影响

【实验目的】

1. 观察 M 胆碱受体激动药毛果芸香碱和 M 胆碱受体阻断药阿托品对兔瞳孔的作用,分析其作用机制并联系临床应用。

2. 掌握家兔的滴眼给药和瞳孔测量方法。

【实验原理】

瞳孔的大小受瞳孔括约肌和瞳孔开大肌的调控,瞳孔括约肌上主要分布有 M 受体,瞳孔开大肌上主要分布有 α_1 受体。毛果芸香碱滴眼后可激动瞳孔括约肌上的 M 受体,使瞳孔括约肌向眼的中心方向收缩,瞳孔缩小。阿托品滴眼后可阻断瞳孔括约肌上 M 受体,瞳孔括约肌松弛,使瞳孔开大肌收缩功能占优势,瞳孔扩大。

【实验对象和材料】

家兔 2 只,兔固定器,剪刀,量瞳尺,滴管,1% 硝酸毛果芸香碱溶液,1% 硫酸阿托品溶液。

【实验方法】

1. 取健康家兔 2 只,标记,编为甲、乙两兔,放入兔固定器内,用剪刀剪去家兔眼睑的睫毛,在自然光线下用量瞳尺分别测定甲、乙两兔左眼瞳孔的大小,并记录（mm）。

2. 将两兔下眼睑拉成杯状,并用手指压迫鼻泪管,甲兔左眼滴入 3 滴 1% 硝酸毛果芸香碱溶液,乙兔左眼滴入 3 滴 1% 硫酸阿托品溶液,使药液在眼睑内保留 1min。1min 后放下眼睑,任由药液自然溢出。

3. 滴眼 15min 后,在自然光线下再用量瞳尺分别测量并记录两兔瞳孔的大小,并比较用药前后有何差异。

【实验结果】（表 2-5）

表 2-5　传出神经系统药物对兔瞳孔的影响

动物	滴眼药物	正常瞳孔直径 /mm	用药后瞳孔直径 /mm
甲兔	1% 硝酸毛果芸香碱溶液		
乙兔	1% 硫酸阿托品溶液		

【注意事项】

1. 测量家兔瞳孔直径时勿刺激角膜,且测量前后光线强度、角度和方向应保持一致,以保证实验结果的真实性。

2. 滴眼溶液的浓度应准确,滴药时应按压鼻内管,防止药液进入鼻腔。

3. 接受本次实验的家兔应为 1 周内未使用过眼药。

【分析与思考】

毛果芸香碱和阿托品对瞳孔的作用有何差异?其机制是什么?两药的临床用途有哪些?

(阮耀祥)

实验六　传出神经系统药物对兔动脉血压的影响

【实验目的】

1. 掌握动脉插管直接测量动脉血压的实验方法。

2. 观察传出神经系统药物对麻醉家兔动脉血压的影响,分析药物的作用机制。

【实验原理】

传出神经系统药物通过激动或者拮抗心脏和血管平滑肌上相应的 α 受体、β 受体而产生心血管效应,导致血压的变化。

【实验对象和材料】

家兔 1 只,0.5% 肝素溶液,生理盐水,20% 乌拉坦溶液,0.1% 硫酸阿托品溶液,0.001% 乙酰胆碱溶液,0.002% 盐酸肾上腺素溶液,0.002% 酒石酸去甲肾上腺素溶液,0.002% 硫酸异丙肾上腺素溶液,1% 酚妥拉明溶液,0.25% 普萘洛尔溶液,手术刀,手术剪,粗剪刀,止血钳,动脉插管,气管插管,动脉夹,玻璃分针,注射器,头皮静脉注射针头,压力换能器,电脑,BL-420N 生物信号记录系统,铁支架,螺旋夹,棉线,纱布数块。

【实验方法】

1. 取健康家兔一只,称重,耳缘静脉缓慢注射 20% 乌拉坦 4mL/kg,边注射边观察家兔反应情况。待家兔麻醉成功后,背位固定于手术台上,术中根据家兔需要可适当追加 0.2 ~ 0.4mL/kg 的 20% 乌拉坦。

2. 颈部剪毛,正中切开颈部皮肤,止血钳钝性分离气管。在气管下方穿一棉线,轻提气管,做一倒 "T" 字形切口,插入气管插管,结扎固定。

3. 在气管一侧的颈动脉鞘内分离颈总动脉(注意有迷走神经伴行,应用玻璃分针细心分离)。在颈总动脉下方近心端、远心端各穿一根棉线,远心端结扎,动脉夹夹闭近心端,在靠近结扎处用眼科剪剪一"V"形小口,向心脏方向插入装有肝素溶液的动脉插管,插管深度为 2 ~ 3cm,用近心端备用线将套管尖端固定于动脉血管内,以防滑脱。

4. 将压力换能器与动脉插管相连并连接在生物信号采集系统中,慢慢松开颈总动脉夹,打开电脑,点击桌面上的 BL-420 图标,进入血压实验系统。

5. 先描记一段正常血压曲线,然后依次由耳缘静脉注射下列药物,观察给药后引起的家兔血压变化。待血压恢复原水平或波形平稳后,再给下一药物。每次给药完成时应立即推注 2mL 生理盐水,以将残留药冲入静脉内。

（1）观察拟肾上腺素药物对血压的影响:盐酸肾上腺素溶液 0.1mL/kg;酒石酸去甲肾上腺素溶液 0.1mL/kg;硫酸异丙肾上腺素溶液 0.1mL/kg。

（2）观察 α 受体阻断药对拟肾上腺素药作用的影响:酚妥拉明 0.1mL/kg 待血压波形平稳后,分别加入肾上腺素、去甲肾上腺素、异丙肾上腺素 0.1mL/kg,观察血压变化情况。

（3）观察 β 受体阻断药对拟肾上腺素药作用的影响:普萘洛尔 0.1mL/kg 待血压波形平稳后,分别加入肾上腺素、去甲肾上腺素、异丙肾上腺素 0.1mL/kg,观察血压变化情况。

（4）观察拟胆碱药物对血压的影响:乙酰胆碱 0.1mL/kg。

（5）观察抗胆碱药物对拟胆碱药物作用的影响:阿托品 0.1mL/kg 待血压波形平稳后,加入乙酰胆碱 0.1mL/kg,观察血压变化情况。

【实验结果】(表 2-6)

表 2-6 传出神经系统药物对兔动脉血压的影响

先注射药物	后注射药物	收缩压 /mmHg		舒张压 /mmHg	
		给药前	给药后	给药前	给药后
无	肾上腺素				
无	去甲肾上腺素				
无	异丙肾上腺素				
酚妥拉明	肾上腺素				
酚妥拉明	去甲肾上腺素				
酚妥拉明	异丙肾上腺素				
普萘洛尔	肾上腺素				
普萘洛尔	去甲肾上腺素				
普萘洛尔	异丙肾上腺素				
无	乙酰胆碱				
阿托品	乙酰胆碱				

【注意事项】

1. 手术器械及时清点,实验完后冲洗擦干,压力换能器用完后应用针筒冲洗。

2. 家兔的耐受性较差、个体差异明显,部分实验结果可能不典型,需要汇总多组数据进行综合分析。

3. 静脉通路在不给药时应连续、缓慢地推注生理盐水,以防血栓堵塞静脉通路。

【分析与思考】

1. 肾上腺素、去甲肾上腺素、异丙肾上腺素对家兔血压的影响有何差异,差异的原因是什么?

2. 预先给予酚妥拉明,待血压波形平稳后再分别给予肾上腺素、去甲肾上腺素、异丙肾上腺素,对血压的影响是否与之前单独给药一致?请解释原因。

（阮耀祥）

实验七　传出神经系统药物对离体兔肠的作用

【实验目的】

1. 了解胆碱能神经释放的神经递质乙酰胆碱（ACh）和局部炎性介质组胺对兔肠平滑肌上 M 受体和 H_1 受体的激动作用。

2. 验证阿托品对 M 受体的阻断作用及氯苯那敏（扑尔敏）对 H_1 受体的阻断作用。

【实验原理】

动物的离体肠肌上分布有 M 受体、α 受体、β 受体等，肠肌在适宜的营养环境中，仍具有舒缩性。当向营养液中加入 ACh、毛果芸香碱、阿托品时可以使相应的受体产生激动或阻断作用，引起肠肌收缩或舒张。氯化钡是一种非受体作用的有毒化合物，对肠肌有直接的兴奋收缩作用，常用于药理实验中。

【实验对象和材料】

家兔 1 只（雌雄皆可），台氏液，氯乙酰胆碱溶液，硫酸阿托品溶液，硝酸毛果芸香碱溶液；BL–420N 生物信号处理系统，恒温水浴灌流泵，张力换能器，铁支架，离体器官灌流浴槽，L 型通气管，200mL 大烧杯，100mL 小烧杯，注射器，持针器，培养皿，镊子，手术线，记号笔。

【实验方法】

1. 取家兔 1 只，击头致死，立即解剖，轻轻剪下空肠和回肠上半段放入已备好的冷台氏液中，将肠壁上肠系膜分离后，用台氏液将肠内容物冲洗干净，将肠剪成 2cm 左右的肠段。

2. 实验前先调节恒温装置，使其温度保持在 37～38℃，在浴槽中装入台氏液，并标记好页面高度，经气泵注入空气（每秒 1～2 个气泡）。

3. 启动 BL–420N 生物信号处理系统，将张力换能器连接相对应通道，并将其固定于铁支架上。

4. 用手术线将肠段两端分别穿线，一端连接通气管小钩上放入浴槽，一端连接张力换能器。待肠肌稳定 5～10min 后，调试生物信号系统到正确的状态（设置增移、速度、打印通道等）。

5. 进入记录状态，描记一段肠肌正常的收缩曲线，继而按下述方法一次向浴槽中加入以下药物进行实验：

（1）0.001% ACh 溶液 0.2mL，当肠肌活动曲线降至基线时，用台氏液连续冲洗 3 次。

（2）重复（1），作用达到最高点时，再加 0.1% 阿托品 0.2mL，记录曲线变化后，用台氏液冲洗 3 次。

（3）加 1% 氯化钡 1.0mL，作用达高峰时立即加入 0.1% 阿托品 1.0mL，记录曲线变化。

（4）待肠肌活动稳定后加入 0.1% 毛果芸香碱 0.5mL，观察记录活动曲线后连续冲洗 3 次。

（5）加 0.1% 阿托品 0.5mL，作用明显时再加 0.1% 毛果芸香碱 0.5mL，观察记录活动曲线后连续冲洗 3 次。

【实验结果】

打印出实验曲线，并对曲线进行讨论。

【注意事项】

1. 实验动物在实验前保持 24h 禁食,以保证肠腔少粪便。

2. 培养皿中台氏液保证温度在 37~38℃,否则将影响肠肌的活性。

3. 加入一次药液,至作用明显后,用台氏液连续冲洗 3 次。等到曲线恢复到用药前水平,随之描记一段基线,再加入下一个药液。如果肠段反应失灵,可以更换一段新的。

4. 每次给药后,均用台氏液冲洗 3 次,每次进液保留时间不少于 1min。

【分析与思考】

哪些传出神经系统药物对肠肌的活动有明显影响?叙述其产生作用的机制?

（梁建云）

实验八 有机磷酸酯类中毒及解救

【实验目的】

1. 观察有机磷酸酯类农药敌百虫对家兔造成的急性中毒症状。

2. 掌握阿托品、解磷定的解毒机制及解救操作方法。

【实验原理】

有机磷酸酯类是一类脂溶性较高的农药,如果在短时间内通过口鼻或皮肤等途径被人体大量吸收,由于其在体内能够持久的抑制胆碱酯酶,造成乙酰胆碱大量蓄积而过度的激动胆碱受体,引起 M 样或 M、N 样中重度的中毒症状。阿托品是胆碱受体阻断药,如早期反复多次的使用,可有效解除 M 样的中毒症状,迅速缓解病情。解磷定如早期使用可恢复胆碱酯酶的活性,从而从病因上达到解救的目的。

【实验对象和材料】

家兔 2 只,2.5% 敌百虫溶液,0.1% 硫酸阿托品注射液,5% 解磷定注射液,婴儿磅秤一台,5mL 注射器,10mL 注射器,量瞳尺。

【实验方法】

1. 取家兔 2 只,分别称重,标号。首先观察并记录下两只家兔各自的正常生理指标:活动情况、呼吸(次数、有无呼吸困难、呼吸道有无分泌等)、瞳孔大小、唾液分泌、大小便、肌张力以及有无肌震颤等。

2. 将甲乙两兔固定,分别由耳缘静脉注入 2.5% 敌百虫溶液 2.5mL/kg,密切观察上述指标的变化并及时快速记录,一般在给药后 10~15min 内出现症状,如 15min 后中毒症状不明显可追加注射 0.5mL/kg。待家兔出现明显的 M 样或 M、N 样的中毒症状后尽快进行解救。

3. 甲兔耳缘静脉注射 0.1% 硫酸阿托品注射液 1mL/kg。乙兔耳缘静脉注射 0.1% 硫酸阿托品注射液 1mL/kg 加 5% 解磷定注射液 2mL/kg。然后每隔 5min 观察甲乙两兔中毒症状的改善,如中毒较重可反复多次给予阿托品药物,直至有关中毒症状明显消失。将观察结果记录到表格内,并比较两药的解救效果。

【实验结果】(表2-7)

表2-7 有机磷酸酯类中毒及解救

动物	用药情况	瞳孔直径/mm	呼吸频率/（次·min^{-1}）	唾液分泌	有无大小便	活动情况	有无肌震颤
甲兔	用药前						
	注射2.5%敌百虫后						
	给0.1%硫酸阿托品后						
乙兔	用药前						
	给2.5%敌百虫后						
	给2.5%解磷定后						

【注意事项】

1. 在家兔注射完敌百虫前,应事先准备好硫酸阿托品和解磷定注射液,方便在家兔出现症状后立刻进行注射。

2. 注射解磷定是速度不可过快,否则药物本身将会引起动物死亡。

【分析与思考】

分析阿托品与解磷定在救治有机磷中毒中的效果差异。

(李晓亚)

实验九　局部麻醉药的表面麻醉作用比较

【实验目的】

比较普鲁卡因和丁卡因的表面麻醉作用强度大小。

【实验原理】

局部麻醉药是一类可逆地阻滞神经冲动的发生和传导,在意识清醒的条件下,使有关神经支配的部位出现暂时性感觉丧失的药物。

表面麻醉是指将穿透力强的局麻药通过点滴、喷洒或涂抹到黏膜表面,使黏膜下神经末梢麻醉的一种局麻方式。此种麻醉方式一般用于眼、鼻、咽喉、气道、尿道等部位的手术。

局部麻醉药按结构分为酯类和酰胺类。普鲁卡因和丁卡因均属于酯类局麻药,普鲁卡因对黏膜穿透力弱,一般不用于表面麻醉;但丁卡因因为穿透力强,可用于表面麻醉。

【实验对象和材料】

家兔1只,家兔固定器,1%盐酸普鲁卡因,1%盐酸丁卡因,滴管2支。

【实验方法】

1. 取无眼疾的家兔 1 只,并放入家兔固定器中,剪去双眼睫毛,用兔须轻触角膜的上、中、下、左、右 5 个位点,观察记录正常角膜反射情况(有无眨眼反射)。刺激 5 点均引起眨眼反射应记为 5/5(全部阳性),5 点均不眨眼记为 0/5(全部阴性)。

2. 将家兔左侧下眼睑用一只手拉成杯状,并按压住鼻泪管后,滴入 1% 盐酸普鲁卡因溶液 3 滴,轻揉下眼睑,待药液与角膜充分接触 1min 后松手,任药液外流。用同法向右眼中滴入 1% 盐酸丁卡因 3 滴。

3. 滴药后双眼每隔 5min 分别测试角膜反射 1 次,共测 6 次,比较两药麻醉作用有何不同。

【实验结果】(表 2-8)

表 2-8 局部麻醉药的表面麻醉作用比较

兔眼	药物	角膜反射					
		用药前	用药后 /min				
			5	10	15	20	25	30
左	1% 盐酸普鲁卡因						
右	1% 盐酸丁卡因						

【注意事项】

1. 刺激角膜用的兔须要软硬适中,并且要用同一根兔须,保持刺激强度一致,勿触及眼睑以免影响实验结果。

2. 滴眼时要压住鼻泪管,防止药液经过鼻泪管流入鼻腔经黏膜吸收中毒。

【分析与思考】

根据实验结果比较普鲁卡因和丁卡因的作用特点及临床应用。

(梁建云)

实验十　中枢兴奋药和中枢抑制药的对抗作用比较

【实验目的】

1. 学习如何利用中枢兴奋药诱发惊厥的操作方法。
2. 观察中枢抑制药和中枢兴奋药的对抗作用。

【实验原理】

二甲弗林是直接兴奋呼吸中枢的中枢兴奋药,剂量过大可引起整个中枢广泛兴奋,诱发惊厥。镇静催眠药等中枢抑制药均可明显抑制中枢,从而产生抗惊厥的作用。

【实验对象和材料】

小鼠 12 只,18 ~ 22g,雌雄皆可。注射器,电子秤,0.07% 二甲弗林,0.5% 苯巴比妥钠,

0.1% 地西泮注射液,生理盐水。

【实验方法】

1. 小鼠编号,称重,分 A、B、C 三组,每组 4 只。

2. A 组(生理盐水组) 腹腔注射生理盐水 0.01mL/g,30min 后,皮下注射二甲弗林 0.01mL/g。观察惊厥症状(痉挛、跌倒、强制或死亡)及各症状出现的时间。

3. B 组(苯巴比妥组) 腹腔注射苯巴比妥钠 0.01mL/g,30min 后,皮下注射二甲弗林 0.01mL/g。观察惊厥症状(痉挛、跌倒、强制或死亡)及以上各症状出现的时间。

4. C 组(地西泮组) 皮下注射二甲弗林 0.01mL/g。观察惊厥症状(痉挛、跌倒、强制或死亡)及以上各症状出现的时间,惊厥症状出现时立即腹腔注射地西泮 0.01mL/g。

【实验结果】

记录下 A、B、C 三组给药物后小鼠体征随时间的变化趋势,并且分析出药物之间的对抗作用。

【注意事项】

捉拿小鼠方法要正确。

【分析与思考】

根据地西泮的作用机制分析其药理作用及临床应用。

(梁建云)

实验十一 硫酸镁过量中毒的解救

【实验目的】

1. 观察硫酸镁过量中毒的症状及钙剂的解救特点。
2. 掌握家兔肌内注射和耳缘静脉注射的操作方法。

【实验原理】

硫酸镁注射具有抗惊厥、降压及抗肌肉痉挛(解痉)的作用。其中解痉的原理是由于镁离子与钙离子化学结构相似,注射硫酸镁后镁离子可特异性竞争钙离子的作用。运动神经末梢在钙离子的参与下可释放乙酰胆碱并激动运动终板上的胆碱受体引发骨骼肌收缩。如果钙离子被镁离子拮抗,会导致乙酰胆碱释放减少,骨骼肌松弛。

此外,由于硫酸镁注射的安全范围窄,血镁过高可提高中枢神经系统细胞外液中镁离子的浓度,产生抑制延髓呼吸中枢和血管运动中枢的作用,引起呼吸抑制、血压骤降和心搏骤停的毒性反应。出现中毒反应后,可缓慢注射钙剂(氯化钙或葡萄糖酸钙等)加以对抗。

【实验对象和材料】

家兔 1 只,20% 硫酸镁溶液,5% 氯化钙溶液,婴儿磅秤一台,5mL 注射器,10mL 注射器。

【实验方法】

1. 取家兔 1 只,称重、标号。首先将家兔后肢外侧毛剪去备用,观察家兔的正常活动情况、呼吸及肌张力。

2. 给家兔深部肌内注射 20% 硫酸镁 5mL/kg,给药后继续观察家兔的活动情况、呼吸及肌张力的变化。

3. 待家兔出现活动明显减少、呼吸减慢、不能站立时,立即耳缘静脉缓慢注射 5% 氯化钙溶液 4 ~ 10mL,直至家兔四肢能站立为止。

【实验结果】(表 2–9)

表 2–9 硫酸镁过量中毒的解救

动物	用药情况	活动情况	呼吸	肌张力(站立)
家兔	用药前			
	用 20% 硫酸镁后			
	用 5% 氯化钙后			

【注意事项】

1. 钙剂需缓慢注射,应小于 2mL/min。因钙离子可促进心肌兴奋 – 收缩耦联的形成,故高浓度的钙可引起心律失常,甚至心搏骤停。

2. 抢救后虽四肢站立,但可能再次出现麻痹,此时应再次注射钙剂。此外因钙剂有强烈的刺激性,故注射时不可漏于管外,以免出现剧痛及组织坏死。

3. 两种药物都应事先备好,以便及时解救。

【分析与思考】

1. 硫酸镁不同的给药途径可产生不同的作用,除静脉注射外,硫酸镁的其他给药途径分别具有什么药理作用和临床用途?

2. 讨论新斯的明是否可用于硫酸镁注射过量的中毒解救?

（李 申）

实验十二　药物的镇痛作用

【实验目的】

1. 观察镇痛药物对小鼠的镇痛作用。
2. 掌握镇痛药的给药方法。

【实验原理】

动物躯体在接触到一定温度的刺激后,便会产生疼痛反应。将小鼠放置在温度为 55℃的金属板上,观察小鼠给药前后出现舔后足的时间(舔后足是小鼠产生疼痛反应后的直观表现），此时间即为实验动物在给药前后的痛阈值。观察痛阈值的变化，反应药物的镇痛作用。

【实验对象和材料】

雌性小白鼠2只，0.2%哌替啶，生理盐水，电子天平，热板仪，1mL注射器，秒表。

【实验方法】

1. 筛选动物。取小白鼠，将其放在温度为55℃的热板仪内，测量其舔后足的时间。测量两次，每次间隔时间为5min。若发现痛觉反应时间小于10s，或者大于30s，应将这类型小鼠放弃，再加入痛觉反应时间两次都在10~30s的小鼠，此类小鼠为合格实验动物。将两次痛觉反应时间取平均值，此值即为该小鼠给药前的痛觉反应时间。

2. 将选出的小白鼠称重标记，给1号小白鼠腹腔注射0.9%的生理盐水0.1mL/10g，给2号小鼠腹腔注射哌替啶溶液0.1mL/10g。

3. 给药完成后，分别在5min、15min、30min、60min后测定两只小鼠的痛觉反应时间，记录在实验结果中。当测试小鼠在60s后仍不出现舔后足的现象，则立刻将小鼠取出，避免实验动物受伤，时间则记为60s。

【实验结果】（表2-10）

表2-10 药物的镇痛作用

动物	给药	体重/g	痛觉反应时间/s					
			给药前	5min	10min	15min	30min	60min
1号小鼠	0.9%生理盐水 0.1mL/10g							
2号小鼠	0.2%哌替啶 0.1mL/10g							

【注意事项】

1. 由于雄性小鼠在受到热刺激后阴囊下坠，而造成反应敏感，所以只能使用雌性小鼠。

2. 小鼠在热板上除了舔后足之外，也会出现舔前足、不安等症状，这些症状都不能作为疼痛指标，实验中注意区分。

【分析与思考】

1. 镇痛药的镇痛机制有哪些？

2. 实验结果与理论知识是否一致，若不一致试分析出原因。

（李晓亚）

实验十三　药物的抗惊厥作用

【实验目的】

1. 学习动物惊厥模型及研究抗惊厥药物的实验方法。

2. 观察地西泮对尼可刹米致惊厥的保护作用。

【实验原理】

尼可刹米可吸收入血,以至出现兴奋、抽搐、惊厥。地西泮作用于边缘系统,加强了γ– 氨基丁酸(GABA)能神经元的抑制作用,可有效地对抗中毒性惊厥。

【实验对象和材料】

小白鼠 2 只,0.5% 安定溶液,2.5% 尼可刹米溶液,生理盐水,电子秤 1 台,1mL 注射器 3 支,大烧杯 2 个。

【实验方法】

1. 取小鼠 2 只,称重。甲鼠腹腔注射 0.5% 地西泮溶液 0.1mL/10g,乙鼠腹腔注射生理盐水 0.1mL/10g 作对照。

2. 10 分钟后两鼠皮下注射 2.5% 尼可刹米溶液 0.1mL/10g。随即将它们置于大烧杯内,观察有无惊厥发生,程度速度。

【实验结果】(表 2–11)

表 2–11 药物的抗惊厥作用

鼠号	体重 /g	药物及剂量 /mL	2.5% 尼可刹米 /mL	有无惊厥	持续时间 /min
甲		0.5% 地西泮溶液			
乙		生理盐水			

【注意事项】

1. 安定过量中毒时,可导致动物昏迷,呼吸抑制,故腹腔注射安定时速度要慢。
2. 仔细观察小鼠惊厥表现,以后肢强直为惊厥指标。

【分析与思考】

分析地西泮的抗惊厥作用机制。

(刘秀敏)

实验十四　氯丙嗪的降温作用

【实验目的】

1. 观察氯丙嗪的降温作用。
2. 掌握氯丙嗪降温作用的特点。

【实验原理】

实验用恒温动物给氯丙嗪后,其体温可随环境而变化。通过测定家兔体温的变化了解氯丙嗪降温作用特点。

【实验对象和材料】

家兔2只,体温计,兔固定箱,婴儿秤,注射器,冰袋,1%盐酸氯丙嗪溶液,生理盐水,苦味酸溶液,液体石蜡。

【实验方法】

1. 取家兔2只,分别称重,编号。待安静后将兔臀部抬高,将体温计甩到35℃以下,末端涂液体石蜡少许,插入兔肛门约5cm。3min后取出,分别读数计入表中。记录其正常体温(家兔正常体温在38.0~39.2℃),并观察正常活动。

2. 然后给甲兔肌内注射1%盐酸氯丙嗪溶液1mL/10kg(1mg/kg),乙兔肌内注射等量生理盐水。给药后立即在甲、乙兔腹股沟放置冰袋,分别于给药后20min、40min、60min各测体温1次记录于表中。

【实验结果】(表2-12)

表2-12 氯丙嗪的降温作用

动物	体重/kg	用药情况	给药前体温/℃	给药后体温/℃		
				20min	40min	60min
甲兔		1%盐酸氯丙嗪溶液+冰袋				
乙兔		0.9%生理盐水+冰袋				

【注意事项】

1. 室温影响实验结果,必须在30℃以下进行实验。
2. 无冰袋时也可在大盆中放入冰块,造成局部环境低温进行实验。

【分析与思考】

1. 根据实验结果,说明氯丙嗪降温作用的特点与临床应用。
2. 请解释为何在用药后需要加冰袋或需要创造一个低温环境?

(李翠萍)

实验十五 尼可刹米对抗吗啡的呼吸抑制作用

【实验目的】

观察尼可刹米对抗吗啡对呼吸抑制作用并分析其机制。

【实验原理】

利用直接测定呼吸方法。将马利氏气鼓、口鼻罩与张力传感器构成密闭系统,便可记录血压波动曲线。

【实验材料】

家兔,5% 尼可刹米,1% 吗啡,兔固定箱,婴儿秤,兔鼻插管或口罩,橡皮管,张力传感器,马利氏气鼓,注射器铁支架,双凹夹等。

【实验方法】

1. 取 1.5kg 以上 1 只家兔 1 只,称重,装入兔箱内,观察家兔正常的呼吸频率。
2. 实验装置　生物信息采集处理系统,连接张力传感器→导尿管插入兔的一侧鼻孔内→用胶布固定→接入马利氏气鼓→接传感器。记录一段正常呼吸曲线及呼吸频率后,由兔耳缘静脉缓慢注射 1% 吗啡溶液 1mL/kg,继续记录曲线,待呼吸抑制明显时耳缘静脉注射 5% 尼可刹米溶液 1mL/kg,并记录呼吸曲线的变化情况与呼吸频率。

【实验结果】（表 2–13）

表 2–13　尼可刹米对抗吗啡的呼吸抑制作用

动物	体重 /kg	记录项目	正常状态	给吗啡后	给尼可刹米后
		呼吸曲线			
		呼吸频率 /（次·min^{-1}）			

【注意事项】

1. 给吗啡前要准备好抢救药品（尼可刹米）。
2. 吗啡注射速度应缓慢,以控制其出现潮式呼吸为止。
3. 尼可刹米注射不宜过快,否则易引起惊厥。

【分析与思考】

各种中枢兴奋药兴奋呼吸的作用机制有什么不同? 临床如何选择应用?

（何　文）

实验十六　解热镇痛药物的解热作用

【实验目的】

1. 观察解热镇痛药物的退热作用及特点。
2. 掌握家兔体温的测量方法及腹腔注射的操作方法。

【实验原理】

发热多是由于外界的致热原进入人体后,在体内产生和释放了内热原,进一步诱导中枢神经系统内生成前列腺素等致热因子作用于体温调节中枢,使体温调定点上移,体温升高。解热镇痛药具有抑制中枢内前列腺素生成的作用,从而降低体温。

动物种属、年龄等特点的不同,都会对发热反应产生不同的影响。家兔最易产生发热反应,且发热反应典型、恒定,因而常用。但应注意,年龄在 20～30d 内的家兔不发生发热反应,应选择 30d 以上,且体重在 2kg 左右的家兔最合适。

【实验对象和材料】

家兔 2 只,伤寒－副伤寒菌苗(菌苗不低于 100 亿/mL),10% 复方氨基比林溶液(氨基比林、非那西丁、苯巴比妥),0.9% 生理盐水,婴儿秤一台,5mL 注射器,10mL 注射器,液体石蜡,体温计。

【实验方法】

1. 取家兔 2 只,分别称重、标号。首先分别测量其正常直肠体温(兔正常体温在 38.0～39.2℃内),并记录。

2. 甲、乙两兔由耳缘静脉注射伤寒－副伤寒菌苗 0.5～2mL/kg。0.5～1h 后测甲、乙两兔的直肠温度,待甲、乙两兔体温升高 1～1.5℃后,甲兔腹腔注射 10% 复方氨基比林溶液 2mL/kg,乙兔腹腔注射 0.9% 生理盐水 2mL/kg。

3. 用药后 30min、60min、90min 时分别测量体温并记录。比较甲、乙两兔用药前后的体温变化。

【实验结果】(表 2-14)

表 2-14　解热镇痛药物的解热作用

动物	正常体温/℃	给菌苗 0.5～1h 后体温/℃	用药后体温/℃		
			30min	60min	90min
甲兔					
乙兔					

【注意事项】

1. 测温时需注意保持室内安静,给药时勿使家兔挣扎以免影响体温。

2. 测温操作需注意将体温计的水银柱甩至 37℃以下并涂抹液体石蜡,使其润滑后再插入动物肛门。插入时要注意顺势而进,切勿在遇明显阻力的情况下硬插。家兔一般插入 3～4cm 即可。

3. 注射伤寒－副伤寒菌苗需注意,菌苗注入 1～2h 直肠温度即可上升 1～1.5℃,可持续 3～4h。

【分析与思考】

1. 请列举 3～4 种临床上常用的解热镇痛抗炎药,并说明他们的退热机制。

2. 请列举解热镇痛抗炎药的代表药阿司匹林在不同剂量下的药理作用、临床用途和不良反应和使用注意事项?

3. 腹腔注射的操作方法及使用注意事项。

(李　申)

实验十七　呋塞米对家兔的利尿作用

【实验目的】

1. 观察高效利尿药呋塞米（速尿）对家兔尿排泄量的影响。
2. 掌握导尿管法和输尿管插管法的操作。

【实验原理】

高效利尿药呋塞米作用于肾脏髓袢升支粗段的髓质部和皮质部，抑制该部位对 Na^+、Cl^- 等大量电解质的主动重吸收，导致管腔内离子浓度升高，管腔外髓质间液内离子浓度降低，使渗透压梯度差降低，肾小管浓缩尿液的功能下降，水和电解质被大量排泄，从而达到高效利尿的作用。

【实验对象和材料】

家兔 2 只，25% 乌拉坦（氨基甲酸乙酯）溶液，0.9% 生理盐水，1% 呋塞米注射溶液，2mL 注射器、5mL 注射器、10mL 注射器，50mL、100mL 烧杯各 1 个，20mL 量筒 1 个，婴儿秤一台，手术器械一套，开口器，8 号导尿管 2 根，细塑料管 1 根，BL–420N 信号采集与处理系统一套。

【实验方法】

1. 导尿管法　取雄性家兔 2 只，分别称重、标号。先按 30mL/kg 给家兔插管灌胃温水，观察 30min 无异样后，用 25% 乌拉坦溶液 4mL/kg 行耳缘静脉麻醉。然后将家兔仰卧固定在兔台上，将涂有液状石蜡的导尿管自尿道插入膀胱（插入长度 7～8cm），并用胶布将导尿管固定，以防滑脱，并压迫下腹部排空膀胱内的尿液。排空后，导尿管下端接一量筒，收集并记录给药前家兔的正常尿量，每 5～10min 记录一次，共记录 2～3 次。然后由耳缘静脉分别给甲、乙两兔缓慢注射 1% 呋塞米溶液和 0.9% 生理盐水 0.5mL/kg，收集并记录给药后家兔的尿量，每 5～10min 记录一次，共记录 2～3 次。最后还可将给药前和给药后的总尿液进行尿中离子浓度的测定，比较给药前后相同时间段内 Na^+、Cl^- 等电解质排出量的变化。

2. 输尿管插管法　取家兔 2 只，分别称重、标号。先按 30mL/kg 给家兔插管灌胃温水，观察 30min 无异样后，用 25% 乌拉坦溶液 4mL/kg 行耳缘静脉麻醉。然后将家兔仰卧固定在兔台上，下腹部剃毛，在耻骨联合上缘向上正中线作约 3～5cm 长的切口，暴露膀胱后，找到膀胱两侧底部的输尿管，轻轻分离一侧的输尿管，用细线结扎输尿管靠近膀胱的一端。在结扎口上剪一斜口，然后向肾脏方向的管腔内插入一细塑料管，用细线结扎固定。塑料管的另一端连接 BL–420N 信号采集与处理系统的记滴器。首先收集并记录给药前家兔 20～30min 内尿液的尿量曲线图。然后由耳缘静脉分别给甲、乙两兔缓慢注射 1% 呋塞米溶液和 0.9% 生理盐水 0.5mL/kg，收集并记录给药后家兔 20～30min 内尿液的尿量曲线图。最后每小组分别截取给药前和给药后相同时间节点内尿液尿量的变化曲线图，并进行尿量的比较及峰值出现时间点的不同，分析原因。

3. BL–420N 信号采集与处理系统　启动电脑，打开 BL–420N 信号采集与处理系统，点击顶级菜单栏上的"实验项目"，从下拉式菜单中选择泌尿实验中的"影响尿生成的因素"，对尿量变化进行测定。

【实验结果】

1. 导尿管法　见表 2-15。

表 2-15　呋塞米对家兔的利尿作用

动物	用药情况	5min 尿量 /mL	10min 尿量 /mL	15min 尿量 /mL	20min 尿量 /mL	25min 尿量 /mL	30min 尿量 /mL	平均 尿量 /mL
甲兔	用药前							
	用 1% 呋塞米后							
乙兔	用药前							
	用生理盐水后							

2. 输尿管插管法　直接在 BL-420N 信号采集与处理系统中提取实验数据,撰写实验报告并上传。

【注意事项】

1. 用药前灌胃温水应注意操作,以免家兔受伤或死亡,可先用温水润湿插管再进行操作。如已顺利插入 12～15cm 可将插管的外露端插入盛水的烧杯中,等待 1～2min 稍稍转动插管如不见气泡表示插管插入胃中,可注入温水。

2. 导尿管法用药前应尽量排空膀胱,避免影响实验结果。

3. 输尿管插管法是创伤性操作,为保证手术的顺利进行,麻醉的量及深度是否合适很关键,一定要根据体重选择合适的剂量。其次在行输尿管插管时注意剪口一定要合适,既要足够大保证插管顺利插入而不剪断,也要注意剪口较小可因用力向前插而导致断裂。

【分析与思考】

1. 家兔灌胃的操作方法及注意事项。

2. 利尿药的种类及各类代表药的利尿作用机制。

（李　申）

实验十八　利多卡因的抗心律失常作用

【实验目的】

1. 了解心律失常的造模方法。

2. 观察利多卡因的抗心律失常作用。

【实验原理】

氯化钡能抑制心肌细胞钾离子外流,促使钠离子内流,提高舒张期的去极化速率,从而诱发室性心律失常,而利多卡因可以促进心肌细胞钾离子外流,抑制心肌细胞钠离子内流,对抗室性心律失常。

【实验对象和材料】

家兔两只,3% 戊巴比妥钠溶液,0.4% 氯化钡溶液,1% 利多卡因溶液,生理盐水,电子秤 1 台,BL-420N 生物信号采集系统,心电导线,5 颗针头,三通管,兔台,1mL 注射器,2mL 注射器,5mL 注射器,头皮针,棉签。

【实验方法】

1. 取健康家兔 2 只,称重标记编号甲乙,分别耳缘静脉注射 3% 戊巴比妥钠 1mL/kg。
2. 麻醉后,将家兔仰卧固定于兔台上,针头插入家兔四肢皮下。将心电导线与 BL-420N 生物采集系统相连,引导电极与针头相连(红色夹 – 右前肢,黄色夹 – 左前肢,蓝或绿色夹 – 左后肢,黑色夹 – 右后肢),用 BL-420N 生物采集系统记录甲、乙家兔的正常心电图。
3. 甲兔耳缘静脉注射 0.4% 氯化钡溶液 1mL/kg,观察心电图变化,当出现心律失常时立即耳缘静脉注射 1% 利多卡因 0.5mL/kg,观察并记录心电图变化情况,待恢复窦性心律,记录此时间,从出现心律失常到恢复窦性心律即为心律失常的持续时间。乙兔耳缘静脉注射 0.4% 氯化钡溶液 1mL/kg,观察心电图变化,当出现心律失常时立即耳缘静脉注射同等剂量的生理盐水,观察心电图变化情况,并记录心律失常的持续时间。
4. 在主菜单下选择"数据编辑"命令,然后通过剪切,选择剪切区域,将记录结果编辑在一个或两个屏幕中。在主菜单下进行打印模式设置,记入测量及实验信息,预览,打印。

【实验结果】

记录甲、乙兔心律失常维持时间和心电图变化情况。

【注意事项】

1. 氯化钡需现配现用,静脉注射速度要快。
2. 将针头插入家兔四肢皮下,不能插入肌肉,以防肌电干扰。
3. 利多卡因需缓慢注射。
4. 在注射利多卡因前应记录一小段氯化钡所致心律失常曲线。

【分析与思考】

利多卡因对哪一种心律失常效果较好,为什么?

(裴燕芳)

实验十九 强心苷对离体蛙心的强心作用

【实验目的】

1. 了解离体蛙心的灌流方法。

2. 观察强心苷对离体蛙心的作用。

【实验原理】

青蛙的心脏离体后,把含有任氏液的蛙心套管插入心室,用人工灌流的方法保持心脏新陈代谢的顺利进行,以维持蛙心有节律地收缩和舒张。通过生物信号处理系统,记录心脏搏动情况。该实验利用离体蛙心,观察强心苷的强心作用。

【实验对象和材料】

青蛙,任氏液,低钙任氏液,5% 洋地黄溶液,1% 氯化钙溶液,BL-420 生物信息采集系统,张力换能器,蛙心夹,铁支架,双凹夹,蛙心插管,蛙类手术器械(毁髓探针、玻璃分针、粗剪刀、眼科剪、手术剪、镊子等),滴管,缝线。

【实验方法】

1. 取青蛙 1 只,用毁髓探针破坏脑和脊髓,将蛙背位固定于蛙板上。剪开胸部皮肤,剪除胸部肌肉和胸骨,打开胸腔,剪开心包膜,暴露心脏。

2. 在主动脉分支处下穿一线,打好松结,备用。左主动脉上剪一“V”形小口,将装有任氏液的蛙心套管由此开口插入,通过主动脉球转向左后方,同时用镊子轻提动脉球,向插管前进的方向拉,即可使套管尖端顺利进入心室。此时可见插管内液体喷入血液,当套管内液面随心脏搏动上下搏动后,将松结扎进并固定于套管上。结扎右侧主动脉,剪断主动脉,持套管提起心脏,自静脉窦以下把其他血管结扎,分离周围组织,在结扎处下剪断血管,使心脏离体。用新鲜的任氏液更换插管内含血的任氏液,直到插管内任氏液完全清澈,使插管内保留约 1.5mL 任氏液。

3. 将蛙心插管固定于铁架台上,用蛙心夹夹住心尖部。

4. 启动电脑和 BL-420 系统。记录一段正常心搏曲线后,依次加入下列药液。观察加药后,心脏收缩强度、心率等方面的变化。加入低钙任氏液,当心脏收缩明显减弱时,向套管内加入 0.5% 洋地黄溶液 0.1 ~ 0.2mL;当心脏明显收缩时,再加入 1% 氯化钙 2 ~ 3 滴。

5. 打印实验数据。

【实验结果】

记录给药前后离体蛙心的曲线。

【注意事项】

1. 实验中,应保持套管内液面高度不变,以保证心脏稳定的负荷。
2. 实验中,基线的位置、放大倍数、描记速度应始终保持一致。

【分析与思考】

强心苷的药理作用有哪些?

（裴燕芳）

实验二十　糖皮质激素的抗炎作用

【实验目的】

观察蛋清的致炎作用和糖皮质激素的抗炎作用。

【实验原理】

异体蛋白进入机体后,可在短时间内引起组织的急性炎症反应。炎症部位明显肿胀,体积增大。本实验用蛋清为异种蛋白质,注入大鼠足跖内,可致局部急性炎症反应,使局部组织肿胀。通过测定炎症部位的体积,观察炎症的发生及氢化可的松的抗炎作用。

糖皮质激素是由肾上腺皮质分泌的类固醇激素,以氢化可的松、可的松、地塞米松为代表,主要影响糖、脂肪和蛋白质的代谢,并能对抗炎症反应。

【实验对象和材料】

大鼠、大鼠后足容积测量器、注射器、电子秤、新鲜蛋清、氢化可的松(或地塞米松)溶液、生理盐水等。

【实验方法】

1. 取大鼠 2 只,标记,称重,分别腹腔注射下列药物,1 号鼠注射生理盐水 1mL/kg,2 号鼠注射氢化可的松(或地塞米松)溶液 15mg/kg(0.5% 溶液 3mL/kg)。

2. 取带有侧管的大鼠后足容积测量器,将注射器与侧管相连,盛入水,使液面与 20mL 处平齐。

3. 将 1 号、2 号两鼠右踝关节以下的突起点处用圆珠笔划一圈作标志,依次将各鼠右后足放入容积测量器内,使右后肢暴露在筒外,浸入的深度以划圈处与 20mL 刻度重合为度。该足进入液体以后,液面升高,液体自侧管溢出,流入注射器中,记录溢出液体的毫升数。

4. 在各鼠腹腔注射药物 15min 后,从右后足掌心向掌跖关节方向皮下注射新鲜蛋清 0.1mL。

5. 在注射蛋清后 20min、40min、60min、80min,分别测量右后足的体积,记录溢出液体的毫升数。

各鼠致炎以后的体积减去正常的体积,即为各个时间右后足肿胀度。

根据公式计算:

右后足肿胀率(%)=(致炎后最大容积 – 致炎前的容积)/ 致炎前的容积 ×100%

【实验结果】(表 2–16)

表 2-16　糖皮质激素的抗炎作用

组别	剂量 /（mg·kg⁻¹）	致炎前容积 /mL	致炎后肿胀度				右后足肿胀率 /%
			20min	40min	60min	80min	
生理盐水组							
氢化可的松组							

【注意事项】

1. 蛋清应实验当天现行配置,置于4℃冰箱保存。

2. 致炎剂注入足趾皮下时,应将动物后肢拉直,针头刺入足趾中部皮下先向上注射一部分,再调转针头向下注完。

3. 每次测定的部位要固定,测定足趾容积时,大鼠踝关节的记号线必须与后足容积测量器筒内液体水平线保持一致。

4. 注意操作的一致性,测量要有专人负责,尽量减小误差。

【分析与思考】

结合本次实验结果,讨论氢化可的松的抗炎作用。

（潘晓悦）

实验二十一　胰岛素的过量反应及解救

【实验目的】

1. 观察胰岛素过量导致低血糖反应及解救方法,验证胰岛素对血糖的影响。
2. 练习小鼠腹腔注射法。

【实验原理】

胰岛素是由胰岛 β 细胞分泌的一种蛋白质激素,其主要生理功能是调节代谢。胰岛素是机体内唯一降低血糖的激素,同时又促进糖原、脂肪、蛋白质的合成。给小鼠注射大量胰岛素之后,可导致血糖降低,引起低血糖性休克,发生精神不安、惊厥等现象。

【实验对象和材料】

小鼠,普通天平或电子秤,1mL 注射器,大烧杯,小鼠笼,酸性生理盐水,50% 葡萄糖注射液,胰岛素溶液（2U/mL）。

【实验方法】

1. 取小鼠 3 只,编号为甲、乙、丙并进行标记,称重,甲、乙为实验组,丙为对照组。

2. 给实验组甲、乙两只小鼠腹腔注射 2U/mL 胰岛素溶液 0.1mL/10g,给对照组小鼠注射酸性生理盐水 0.1mL/10g。

3. 将两组小鼠都放在 30～37℃环境中,记下时间,注意观察并比较两组小鼠的神态、姿势及活动情况。当实验组小鼠出现明显反应时,给甲鼠注射 50% 葡萄糖注射液 0.1mL/10g 进行解救,乙鼠不进行解救处理。

4. 比较甲、乙、丙鼠的活动情况,进行记录并分析结果。

【实验结果】（表 2-17）

表 2-17 胰岛素的过量反应及其解救

鼠号	体重 /g	药物及剂量 /mL	用药后反应
甲		2U/mL 胰岛素溶液 0.1mL/10g	
		50% 葡萄糖注射液 0.1mL/10g	
乙		2U/mL 胰岛素溶液 0.1mL/10g	
丙		酸性生理盐水 0.1mL/10g	

【注意事项】

1. 小鼠在实验前 18~24h 禁食。

2. 酸性生理盐水配置　将 10mL 0.1mol/L HCl 加入 300mL 生理盐水中,调节其 pH 在 2.5~3.5。

3. 2U/mL 胰岛素溶液配置　宜使用普通胰岛素,因普通胰岛素显效快,实验现象明显;并应使用酸性生理盐水进行稀释至所需浓度,因胰岛素在酸性环境下才有效应。

4. 实验温度　夏季可为室温,冬季最好将注射胰岛素的小鼠放在 30~37℃环境中保温,因温度过低,反应出现较慢。

【分析与思考】

胰岛素的药理作用和临床用途有哪些? 胰岛素过量会引起什么不良反应? 如何抢救?

（潘晓悦）

实验二十二　可待因的镇咳作用

【实验目的】

1. 掌握可待因的镇咳作用。
2. 熟悉化学刺激引咳法。

【实验原理】

动物吸入化学刺激剂浓氨水后,可刺激其呼吸道,引起咳嗽。可待因又名甲基吗啡,属于阿片生物碱,作用与吗啡相似且稍弱。通过选择性抑制延髓咳嗽中枢而发挥迅速而持久的止咳作用。

【实验对象和材料】

小鼠 2 只,1mL 注射器 2 支,0.5% 可待因溶液,1mL 浓氨水溶液,1mL 0.9% 生理盐水溶液,天平 1 台,50mL 锥形瓶 1 个,250mL 烧杯 1 个,玻璃漏斗,棉球。

【实验方法】

1. 取体重 20g 左右小鼠 2 只分别称重、标号。观察两鼠正常活动及呼吸情况。

2. 甲鼠皮下注射 0.5% 可待因溶液 0.1mL/10g,乙鼠为对照皮下注射 0.9% 生理盐水溶液 0.1mL/10g。等待 30min。

3. 将 1mL 浓氨水溶液放入 50mL 锥形瓶中,锥形瓶颈放在薄木板中心的圆孔内,将锥形瓶放入有 60℃ 热水的烧杯中,用密闭玻璃漏斗盖住。

4. 将用药 30min 后的小鼠放入倒置的漏斗下,观察并记录咳嗽潜伏时间和 5min 内小鼠咳嗽次数。

【实验结果】(表 2–18)

表 2–18 可待因的镇咳作用

动物	用药情况	咳嗽潜伏期 /s	咳嗽次数 /5min
甲鼠	0.5% 可待因		
乙鼠	0.9% 生理盐水		

【注意事项】

1. 咳嗽潜伏时间指从吸入氨气开始到出现咳嗽时间。
2. 仔细观察小鼠咳嗽表现,张口、缩胸、抬头、有咳声等。

【分析与思考】

1. 可待因的镇咳作用机制是什么?
2. 可待因有哪些临床应用?

（王 芳）

实验二十三　硫酸镁的导泻作用

【实验目的】

1. 观察硫酸镁对肠道的导泻作用。
2. 熟悉其导泻作用原理。
3. 掌握鼠灌胃法和处死法。

【实验原理】

硫酸镁口服后,不易为肠壁所吸收,使肠道内渗透压升高,机体水分向肠腔移动,肠腔容积增加,引起肠壁扩张,因扩张刺激肠壁反射性地引起肠蠕动增强而导泻,其作用快而强。

【实验对象和材料】

小白鼠(饥饿 6h 以上),1mL 注射器 2 支,灌胃针头,手术剪,有齿眼科镊,蛙板,量尺,棉球,1% 卡红生理盐水,1% 卡红硫酸镁溶液（1% 卡红溶液加入 10% 硫酸镁溶液中）。

【实验方法】

1. 取禁食 6h 以上,体重 20g 左右鼠 2 只,分别标号。
2. 取甲鼠灌胃 1% 卡红硫酸镁溶液 1mL,乙鼠灌胃 1% 卡红生理盐水 1mL。

3. 40min 后,将两只小鼠颈椎脱臼处死,在蛙板上固定,立即沿腹正中线剖开,暴露腹腔,比较两鼠肠蠕动情况。

4. 分离幽门到直肠间肠系膜后,拉直肠管,测量肠管内卡红液距幽门的距离,并比较。

【实验结果】(表 2-19)

表 2-19 硫酸镁的导泻作用

动物	用药情况	卡红液距幽门距离 /cm	蠕动情况
甲鼠	1% 卡红硫酸镁溶液		
乙鼠	1% 卡红生理盐水		

【注意事项】

1. 食管插管时注意,不要误入气管或插破食管,误入气管可致窒息,插破食管严重可出现死亡。

2. 灌胃量力求准确,利于比较结果。

3. 打开腹腔后应尽量减少刺激内脏,并用少量盐水湿润。

【分析与思考】

1. 硫酸镁的导泻原理及临床用途?

2. 硫酸镁的药理作用是什么?

3. 小鼠灌胃的操作方法及注意事项?

（王 芳）

实验二十四 药物的体外抗凝血作用

【实验目的】

1. 采用试管内凝血法观察双香豆素、肝素、枸橼酸钠的抗凝血作用特点。
2. 分析双香豆素、肝素、枸橼酸钠的抗凝血作用机制。

【实验原理】

根据药物对加入氯化钙后的草酸钙抗凝血液凝血时间的影响,初步筛选具有体外抗凝血作用的药物并分析其抗凝血作用机制。

【实验对象和材料】

家兔 1 只,体重 2.0 ~ 3.0kg,0.1% 双香豆素溶液,125U/mL 肝素溶液,4% 枸橼酸钠溶液,5% 草酸钾溶液,0.3% 氯化钙溶液,1% 氯化钙溶液,生理盐水,大试管,小试管,恒温水浴锅,秒表。

【实验方法】

1. 取 4 支小试管,然后分别加入 0.1mL 的生理盐水、0.1mL 的 0.1% 双香豆素溶液、0.1mL 的 125U/mL 肝素溶液、0.1mL 的 4% 枸橼酸钠溶液。

2. 取 1 支大试管,加入 0.1mL 的 5% 草酸钾溶液。

3. 取 1 只健康家兔,从其心脏内取血 5mL,将针头摘下,然后把兔血迅速注入上述已经加有草酸钾溶液的大试管中,再将大试管中液体轻轻混匀。

4. 上述操作完成后立即向上述 4 支小试管中各加入上述大试管中已混匀的兔血 0.9mL,同时加入 0.3% 氯化钙溶液 0.1mL,然后将以上四支小试管中所加液体分别混匀后放入 37℃ 的恒温水浴中,启动秒表开始计时。

5. 每隔 30s 将上述放入水浴中的小试管轻轻地倾斜 1 次,以倾斜时血液不再流动作为该管的凝血时间予以记录。如果有两管在 20min 之内不出现凝血现象,则分别再加入 1% 氯化钙溶液 0.1mL,混匀后按上述方法继续观察凝血时间。

【实验结果】(表 2-20)

表 2-20　药物的体外抗凝血作用

药物	凝血时间 /min
生理盐水	
双香豆素	
肝素	
枸橼酸钠	

【注意事项】

1. 实验所用的大小试管均需清洁干燥,管径均匀。

2. 取血时动作要适当快些,以避免出现凝血现象。

3. 实验前如果血液中出现凝血块则不可再使用。

4. 四支小试管加入氯化钙溶液混匀后应立即放入水浴中,每管自加入氯化钙溶液到放入水浴中的时间间隔应尽量一致,一般应控制在 3min 以内。

【分析与思考】

双香豆素、肝素、枸橼酸钠的抗凝血作用特点和作用机制是什么?

（陈伯乐）

实验二十五　链霉素的急性中毒及其解救

【实验目的】

观察硫酸链霉素引起的肌肉麻痹反应及氯化钙的对抗作用。

【实验原理】

链霉素属于氨基糖苷类抗生素,用量过大可对神经 – 肌肉接头产生阻滞作用。表现为四肢无力,呼吸麻痹,严重者可因呼吸抑制死亡。可能是由于药物与突出前膜钙结合部位结合,抑制了神经末梢 ACh 的释放而引起。此时给予钙剂可对抗链霉素的这一毒性反应。

【实验对象和材料】

家兔 2 只,25% 硫酸链霉素溶液,5% 氯化钙溶液,5mL、10mL 注射器各 1 支,酒精棉球,婴儿秤一台,剪刀一把。

【实验方法】

1. 取家兔 2 只,分别标记,称重。分别观察两只家兔的呼吸情况、翻正反射及四肢肌张力。分别将两只家兔兔后肢外侧毛剪去备用。

2. 分别给两只家兔肌内注射 25% 硫酸链霉素溶液,剂量为 2.4mL/kg,给药 20min 后观察两只家兔有何反应,并记录。

3. 待症状明显后,立即给甲兔耳缘静脉注射 5% 氯化钙溶液进行抢救,剂量为 1.6mL/kg,注意观察以上症状有何变化,乙兔不注射氯化钙作对照。

4. 观察注射硫酸链霉素前后及注射氯化钙后两只家兔的呼吸、肌张力及翻正反射等方面的变化。

【实验结果】（表 2–21）

表 2–21　链霉素的急性中毒及其解救

动物	用药情况	呼吸	肌张力	翻正反射
甲兔	用药前			
	用链霉素后			
	用氯化钙后			
乙兔	用药前			
	用链霉素后			

【注意事项】

硫酸链霉素肌内注射后,一般在 20 ~ 60min 出现中毒反应,并逐渐加重。氯化钙溶液应缓慢注射,以免发生高钙性惊厥。

【分析与思考】

1. 硫酸链霉素急性中毒后出现那些症状?
2. 氯化钙为什么能对抗硫酸链霉素的中毒症状?

（许卫锋）

实验二十六　磺胺类药物的溶解性

【实验目的】

1. 观察 pH 值对磺胺类药物溶解性的影响。
2. 理解尿液的酸碱度与磺胺类药物不良反应的关系。

【实验原理】

尿液的酸碱度不同,磺胺类药物在尿液当中的溶解度也不同。在酸性尿液中,磺胺类药物的溶解度低,容易析出结晶而损害肾小管,出现结晶尿、蛋白尿、血尿等症状。而在碱性尿液中,磺胺类药物的溶解度高,不宜析出结晶。

【实验对象和材料】

磺胺嘧啶粉,10% 氢氧化钠溶液,1:3 醋酸溶液,pH 试纸,试管 5 支,滴管 2 支,吸管 1 支。

【实验方法】

1. 取清洁试管 1 支,加入磺胺嘧啶粉 10mg,再加入蒸馏水 3mL,震荡,观察是否溶解。

2. 向试管中加入 10% 氢氧化钠溶液 1~2 滴,边加边震荡,观察是否溶解。测试 pH 值并记录。

3. 再于试管中加入 1:3 醋酸溶液 1~5 滴,边加边震荡,观察试管内有何变化,测试 pH 值并记录。

4. 将上述加醋酸后溶液分为三等份,置于试管①、②、③中。

5. 试管①作对照。试管②加 10% 氢氧化钠约 3 滴,边滴边摇,观察有何变化,并记录。试管③加入蒸馏水 3 滴,边加边摇,有何变化? 然后再加蒸馏水 3mL 充分摇荡,有何变化? 最后加入少量 10% 氢氧化钠溶液结果又如何? 记录。

【实验结果】(表 2-22)

表 2-22 磺胺类药物的溶解性

步骤	药物	是否溶解及 pH 值有何变化
1	加磺胺嘧啶粉 10mg,蒸馏水 3mL	
2	加入 10% 氢氧化钠溶液 1~2 滴	
3	加入 1:3 醋酸溶液 1~5 滴	
4	加醋酸后三等份的溶液	
	①对照管	
	②加 10% 氢氧化钠 3 滴	
	③加入蒸馏水 3 滴,再加蒸馏水 3mL	
	再加 10% 氢氧化钠	

【分析与思考】

在不同 pH 值溶液中,磺胺类药物的溶解性有何不同? 为什么?

(许卫锋)

第二部分

学习指导

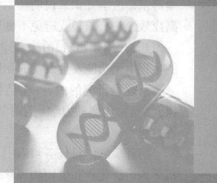

第三章

绪　论

药理学是一门研究药物与机体之间相互作用及作用规律的学科，它与各基础和临床医学学科关系密切。它用生理学、病理生理学、生物化学、病理学、分子生物学、微生物学、免疫学等基础医学知识来说明药物与机体间的相互作用和作用机制，进而指导临床合理用药，提高疗效，减少、减轻或避免不良反应。

药物：用于预防、治疗、诊断疾病（包括计划生育），规定了一定的用法和用量，能使机体的生理生化功能发生改变的物质。

药理学研究的内容：①药物效应动力学（药效学）是研究药物对机体的作用及作用规律；②药物代谢动力学（药动学）是研究机体对药物的作用及作用规律，即机体对药物的处置过程。

药理学的学科任务：阐明药物与机体的相互作用；进行新药药效学和药动学研究；阐明机体内生物化学和生物物理学现象。

处方药：指患者必须凭执业医师或执业助理医师处方才可以购买、调配和使用的药物。

非处方药（简称OTC）：指患者不需要凭执业医师或执业助理医师的处方，可以自行判断、购买和使用的药物。根据其安全性，可以将其分为甲、乙两类。

【习题】

一、单项选择题

1. 药理学是研究
A. 药物对机体的作用
B. 机体对药物的处置
C. 药物作用及其临床用途的科学
D. 药物与机体相互作用及其原理的科学
E. 研究药物对生理过程的影响的科学

2. 药物代谢动力学研究的内容是
A. 药物作用动力学
B. 药物作用的动态变化规律
C. 药物在体内的代谢变化与分布
D. 药物的作用强度随时间的消长规律
E. 药物在体内吸收、分布、代谢、排泄及血药浓度随时间的消长规律

3. 药物效应动力学研究的内容是
A. 药物的临床疗效
B. 治疗作用及其不良反应产生的机制
C. 药物对机体的作用及其相关问题
D. 影响药物疗效的因素
E. 药物在体内的变化规律

4. 用于预防、诊断、治疗疾病及计划生育的一类化学物质称为

A. 药物 　　　　 B. 毒物 　　　　 C. 动物 　　　　 D. 植物 　　　　 E. 矿物

5. 药理学的学科任务**不包括**

A. 为临床合理用药提供理论依据

B. 探索细胞生理、生化及病理过程

C. 开发老药的新用途

D. 为其他生命学科的发展提供重要和科学依据

E. 选择合适的给药时间及正确的给药方法

6. 列入国家药品标准的药品名称,无论何处生产的同一种药品都可使用的名称,称为

A. 通用名 　　 B. 化学名 　　 C. 商品名 　　 D. 品牌名 　　 E. 别名

7. OTC 为下列哪项的英语缩写

A. 处方药 　　 B. 非处方药 　　 C. 天然药物 　　 D. 合成药 　　 E. 基因工程药

8. POM 为下列哪项的英语缩写

A. 处方药 　　 B. 非处方药 　　 C. 天然药物 　　 D. 合成药 　　 E. 基因工程药

9. 药品批准文号中"H"代表的是

A. 中药 　　　　　　　　 B. 生物制品 　　　　　　　　 C. 保健药品

D. 进口分装药品 　　　　 E. 化学药品

10. 药品批准文号中"Z"代表的是

A. 中药 　　　　　　　　 B. 生物制品 　　　　　　　　 C. 保健药品

D. 进口分装药品 　　　　 E. 化学药品

11. 药品批准文号中"B"代表的是

A. 中药 　　　　　　　　 B. 生物制品 　　　　　　　　 C. 保健药品

D. 进口分装药品 　　　　 E. 化学药品

12. 药品批准文号中"J"代表的是

A. 中药 　　　　　　　　 B. 生物制品 　　　　　　　　 C. 保健药品

D. 进口分装药品 　　　　 E. 化学药品

13. 药品批准文号中"S"代表的是

A. 中药 　　　　　　　　 B. 生物制品 　　　　　　　　 C. 保健药品

D. 进口分装药品 　　　　 E. 化学药品

二、问答题

简述药理学学科任务。

【参考答案】

一、单项选择题

1. D　　2. E　　3. C　　4. A　　5. E　　6. A　　7. B　　8. A　　9. E　　10. A

11. C　　12. D　　13. B

二、问答题（略）

（梁建云）

第四章

药物效应动力学

学习目标
1. 掌握:基本概念包括防治作用(对症治疗、对因治疗)与不良反应(副作用、毒性作用等)、治疗量、治疗指数;受体激动药与受体拮抗药。
2. 熟悉:药物有哪些作用机制及受体的调节。

药效学:主要研究药物对机体的作用及作用规律的学科。

药物作用:指药物对机体组织细胞的初始作用。

药物效应:指机体对药物作用的反应,是药物作用的结果,常表现为机体功能和/或组织形态的变化。

药物作用:可被描述为直接作用、间接作用;原发作用、继发作用;局部作用、全身作用等。

基本作用:兴奋和抑制。药物效应的表现形式是多样的,大多数情况下可被描述为兴奋或抑制。使器官(或细胞、组织)原有功能水平提高为兴奋,降低为抑制。

防治作用:指有利于预防、治疗疾病的药物作用。防代表预防;治代表治疗,分为对因治疗和对症治疗;两者的用药目的分别在于消除原发致病因子和缓解疾病的症状。

治疗量或有效量:指能产生明显生物效应,而不引起机体组织毒性反应的剂量。

不良反应:指不属于用药目的,用药后给机体带来不适甚至危害的反应。它包括副作用、毒性反应(包括三致作用)、后遗效应、停药反应、变态反应、依赖性等。

副作用:指药物在治疗量时出现的与治疗作用无关的、可给患者带来不适或痛苦的作用。副作用一般轻微,多半是可恢复性功能变化;一般是药物的选择性低所致。

毒性反应:一般是用药量过大(急性毒性反应)或用药时间过久(慢性毒性反应)所引起的有害于患者的作用。

后遗效应:指停药后,血浆药物浓度已降至最低有效浓度以下所残存的生物效应。

变态反应:也称过敏反应,为一种与药物本来的药理作用无关的不良反应(故针对相应药物作用性质的特效解毒药对此反应无效),是药物引起的免疫病理反应。与药物的剂量无关;仅见于少数个体;其临床表现有皮疹、皮炎、发热、腺体分泌增加、平滑肌痉挛、血管扩张、血压下降等,最严重的是过敏性休克。

停药反应:指长期用药,突然停药后所出现的症状,常表现为原有疾病的加剧,故又称反跳现象。

依赖性:分为精神依赖性和躯体依赖性;指应用具有依赖性的药物后(多在多次用药后),机体对这种药物所产生的精神(心理)或躯体的依赖或用药渴求。

三致作用:指药物的致突变、致畸胎和致癌作用。

药物的量效关系:药物的量是指药物的剂量或浓度。药物的量效关系是指药物剂量或浓度与药物效应的强弱之间的关系。浓度–效应关系比剂量–效应关系更密切,但是临床上更常使用剂量–效应关系。

阈剂量（浓度）或最小有效量：药物引起生物效应所需要的最小的剂量或浓度。

药物的最大效应（效能）：药物所能引起的最大反应（效应）。

药物的效价强度：又称等效剂量，指多个作用相同的药物引起等效（一般采用最大效应的 50%）反应时的相对剂量。

量反应：在个体上，以药物引起某一指标的数或量的变化程度来反映药物效应的强度，药物效应的强弱为连续增减的量变，如呼吸频率的增减、血压的升降、心率增减、尿量增减的毫升数等。

质反应：以给药后某一效应在群体中的发生率来反映药效强度，对群体中的个体而言只有该效应的出现或不出现（阳性或阴性、有或无）之分，如死亡、治愈、惊厥等。

半数×××量：指 50% 受试者用药后出现某一效应所需要的剂量，如半数致死量（LD_{50}）、半数有效量（ED_{50}）等。

治疗指数 = 半数致死量（LD_{50}）/ 半数有效量（ED_{50}），此为评估药物安全性的重要指标，治疗指数越大，药物越安全。

选择性：在一定剂量下，药物对机体的某些细胞、组织或器官产生明显的影响，而对另一些细胞、组织或器官影响较小或无影响，这一特性称为选择性。

选择性高的药物影响范围小、针对性强、不良反应少；选择性是相对的，许多药随剂量的增加，药物的影响范围扩大。

受体的基本概念：受体是构成细胞的物质成分，指位于细胞膜或细胞浆中，能特异性的与相应的受体结合，传递信息，产生特定生物学效应的一类大分子蛋白质。

受体的特性：①灵敏性，微量的配体或激动剂与受体结合可引发显著的生物效应；②特异性，对配体的要求有严格的立体专一性；③可逆性，配体与受体的结合是可逆的，可结合也可解离；④多样性，同一受体可分布于不同的组织细胞，产生不同的效应；⑤饱和性，受体数目有限，因而同一受体的配体之间可存在竞争现象。

受体脱敏：指受体对激动剂敏感性和反应性降低的现象，反之称为受体增敏。有时又把受体的脱敏和增敏分别称为下调和上调。

激动药：指与受体有较强的亲和力，也有较强的内在活性的药物。

阻断药（阻滞药，也称对抗药或拮抗药）：与受体只有较强的亲和力而无内在活性的药物。

【习题】

一、单项选择题

1. 能使机体功能活动增强的作用称为
A. 局部作用　　B. 吸收作用　　C. 直接作用　　D. 兴奋作用　　E. 抑制作用

2. 能使机体功能活动减弱的作用称为
A. 局部作用　　B. 吸收作用　　C. 直接作用　　D. 兴奋作用　　E. 抑制作用

3. 属于局部作用的是
A. 呋塞米的利尿作用　　B. 阿司匹林的解热作用　　C. 安定的抗惊厥作用
D. 吗啡的镇痛作用　　E. 普鲁卡因对感觉神经的麻醉作用

4. 属于对因治疗的是
A. 阿司匹林治疗发热　　B. 阿托品解救有机磷酸酯类中毒
C. 青霉素治疗流行性脑膜炎　　D. 异丙肾上腺素治疗支气管哮喘急性发作

E. 肾上腺素治疗青霉素休克

5. 下列对药物选择性作用的描述**错误的**是

A. 选择性高的药物药理效应强　　　　　　B. 选择性高的药物作用特异性强

C. 选择性低的药物治疗针对性差　　　　　D. 选择性低的药物副作用多

E. 选择性高的药物治疗针对性较好

6. 药物作用的两重性是指

A. 防治作用与副作用　　　　B. 对因治疗和对症治疗　　　　C. 防治作用和不良反应

D. 预防作用和毒性反应　　　　E. 预防作用与治疗作用

7. 提前用药防止疾病发生的作用是

A. 防治作用　　　　B. 预防作用　　　　C. 不良反应　　　　D. 治疗作用　　　　E. 副作用

8. 关于不良反应的说法,**不正确的**概念是

A. 副作用在治疗剂量下出现　　　　　　　B. 变态反应与剂量大小无关

C. 毒性反应一般与剂量过大有关　　　　　D. 有的不良反应在停药后仍可残存

E. 不良反应均为药物作用的延续

9. 关于不良反应的概念**错误的**是

A. 副作用是治疗剂量下出现的　　　　　　B. 变态反应与剂量大小无关

C. 毒性反应一般与剂量过大有关　　　　　D. 特异质反应仅发生在极少数患者

E. 药物大于治疗量时出现的有害于患者的反应

10. **不属于**不良反应的是

A. 久服四环素引起假膜性肠炎　　　　　　B. 服麻黄碱引起中枢兴奋症状

C. 肌内注射青霉素 G 钾盐引起局部疼痛　　D. 镇静催眠药引起的次日宿睡现象

E. 麻醉前给阿托品抑制腺体分泌

11. 药物的不良反应**不包括**

A. 副作用　　　　B. 毒性反应　　　　C. 过敏反应　　　　D. 局部作用　　　　E. 特异质反应

12. 在治疗量时出现的与防治作用**无关的**作用称

A. 副作用　　　　B. 毒性反应　　　　C. 变态反应　　　　D. 继发反应　　　　E. 三致作用

13. 有关副作用的认识**错误的**是

A. 治疗量下出现的,可避免　　　　　　　B. 治疗量下出现的,故难避免

C. 一般反应轻,可以恢复　　　　　　　　D. 与药物的选择性低有关

E. 治疗作用和不良反应随治疗目的的不同而相互转化

14. 产生副反应的剂量是

A. 治疗量　　　　B. 中毒量　　　　C. 极量　　　　D. 半数致死量　　　　E. 无效量

15. 用药剂量过大、用药时间过长或机体对某些药物特别敏感所发生的机体生理生化功能异常或形态结构方面的病理变化称为

A. 副作用　　　　B. 毒性反应　　　　C. 变态反应　　　　D. 继发反应　　　　E. 后遗效应

16. 停药后血浆药物浓度降至最低有效浓度以下时残存的药理现象是

A. 精神依赖性　　　　B. 躯体依赖性　　　　C. 变态反应　　　　D. 后遗效应　　　　E. 三致作用

17. 属于后遗效应的是

A. 青霉素过敏性休克　　　　　　　　　　B. 地高辛引起的心律性失常

C. 呋塞米所致的心律失常　　　　　　　　D. 保泰松所致的肝肾损害

E. 巴比妥类药催眠后所致的次晨宿醉现象

18. 突然停药后原有疾病复发或加剧的现象是

A. 停药反应　　B. 后遗效应　　C. 毒性反应　　D. 副作用　　E. 变态反应

19. 临床上为了使药物既能发挥疗效又比较安全,常采用比最小有效量大些,比极量小一些的剂量称为

A. 有效量　　B. 中毒量　　C. 最大治疗量　　D. 常用量　　E. 安全剂量

20. 能引起最大效应而又不至于中毒的剂量称为

A. 无效量　　B. 治疗量　　C. 常用量　　D. 极量　　E. 最小中毒量

21. 能引起等效反应所需的相对浓度或剂量称为

A. 阈浓度　　　　B. 最小有效浓度　　　　C. 效价强度

D. 效能　　　　　E. 治疗指数

22. 甲、乙两药产生同等效应时,甲比乙的用药剂量大若干倍,说明

A. 甲药较乙药的效能低　　　　　　B. 甲药较乙药的效价强度大

C. 甲药较乙药的效能高　　　　　　D. 甲药较乙药的效价强度小

E. 甲药较乙药的药理效应强

23. 下列哪个参数反映药物的安全性

A. 最小有效量　　　B. 极量　　　　C. 治疗指数

D. 最大有效量　　　E. 半数有效量

24. 治疗指数是指

A. LD_{50} 与 ED_{50} 的比值　　B. ED_{50} 与 LD_{50} 的比值　　C. LD_{50} 与 ED_{95} 的比值

D. LD_5 与 ED_{50} 的比值　　E. ED_{95} 与 LD_{50} 的比值

25. 安全范围是指

A. 有效剂量的范围　　　　　　B. 最小中毒量与治疗量间的距离

C. 最小治疗量至最小致死量间的距离　　D. ED_{95} 与 LD_5 间的距离

E. 最小治疗量与最小中毒量间的距离

26. 半数致死量(LD_{50})

A. 引起 50% 实验动物有效的剂量　　B. 引起 50% 实验动物中毒的剂量

C. 引起 50% 实验动物死亡的剂量　　D. 与 50% 受体结合的剂

E. 达到 50% 有效血药浓度的剂量

27. 受体**不具备**的特性有

A. 与配体的结合具有饱和性　　　　B. 与配体的结合具有可逆性

C. 与配体有高度亲和力　　　　　　D. 对配体具有高度选择性

E. 受体的数目是无限的

28. 药物的内在活性(效应力)是指

A. 药物与受体结合后产生效应的能力　　B. 药物对受体的激动能力

C. 药物与受体结合的能力　　　　　　D. 药物对受体亲和力高低

E. 药物在体内存在的能力

二、问答题

1. 药物作用的两重性是什么?

2. 比较不良反应和副作用,后遗效应和停药反应的概念?

3. 受体的特性主要有哪些?

【参考答案】

一、单项选择题

1. D　2. E　3. E　4. C　5. A　6. C　7. B　8. E　9. E　10. E
11. D　12. A　13. B　14. A　15. B　16. D　17. E　18. A　19. D　20. D
21. C　22. D　23. C　24. A　25. D　26. C　27. E　28. A

二、问答题(略)

（梁建云）

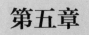

第五章

药物代谢动力学

学习目标	1. 掌握:药物代谢动力学的基本概念。 2. 熟悉:血浆半衰期的计算;药物的生物转化及其相关概念。

药物代谢动力学,简称药动学,主要研究药物的体内过程及血浆和/或组织药物浓度随时间变化的规律。药物的体内过程指药物经过给药部位进入体内直至排出体外的过程,主要包括药物从用药部位吸收入血、在体内的转运分布、代谢变化及排泄过程。

药物无论是从给药部位(包括再吸收过程)进入血液,还是从血液进入或离开组织(包括作用靶组织、代谢组织、排泄组织、储存组织等)都需要跨过生物膜。

药物的跨膜转运方式主要有被动转运、主动转运和易化扩散,此外还有胞饮转运等。

被动转运:又称顺浓度梯度转运,即药物从浓度高的一侧向低的一侧扩散渗透,不消耗能量,不需载体,没有饱和限速及竞争性抑制现象。但扩散速度受药物的理化特性(如分子大小、脂溶性、极性、解离度)的影响。分子越大、脂溶性越低、极性越大、解离度越大时,药物越不易通过生物膜,药物的扩散速度越慢。

主动转运:又称逆浓度(或电位)梯度转运。这种转运需要细胞膜上的载体,需要能量,有饱和性(载体转运能力有限)和竞争性抑制现象(即如有两个以上的药物同时使用同一种载体时,互相竞争载体而影响另一药物的转运)。

易化扩散:介于主动转运和被动转运之间,其特点为顺浓度差、不耗能,但需细胞膜上的载体。易化扩散亦有饱和性和竞争性抑制现象。

药物从用药部位吸收入血的速度主要受药物的理化特性、给药途径和药物的剂型及其生物利用度(生物可用度)等因素的影响。

常见几种给药途径吸收快慢顺序一般为吸入、舌下、直肠、肌内注射、皮下注射、口服、皮肤。除少数脂溶性很大的药物易经皮肤吸收外,大多数的药物不易穿透正常完整的皮肤。

首过消除(first-pass effect,第一关卡效应):某些药物在通过肠黏膜及肝时,被代谢灭活,使进入循环的药量减少,此效应称首过消除。

药物在体内的存在形式和意义:药物在体内的存在可呈游离型和结合型。药物入血后可与血浆蛋白(主要为白蛋白)发生可逆性结合;药物在组织中也可以与各种器官组织中的蛋白质或其他成分结合,其结合大多是可逆的。

在血液中与血浆蛋白结合型药物具有以下特征或意义:①药物与血浆蛋白的结合是疏松的、可逆的,故结合型药物又相当于药库;②结合型药物不能跨膜转运,故只有游离型才起作用;③促进药物从用药部位的吸收;④药物与血浆蛋白的结合有饱和性及竞争性排挤现象;⑤血浆白蛋白减少性疾病(如肾炎、肝硬化等)可使血浆游离药物浓度增加。

分布是指药物从血液循环进入各组织器官、组织间液及细胞内的过程。一般药物先向血流量较大的组织器官分布,然后向血流量较少的组织器官转移,此现象称为再分布。影响药物体内分布的因素:药物的理化特性;组织器官的血流量、药物在体内的再分布;膜屏障如血脑屏障;不同区间体液 pH 值有所不同,因而不同区间同一药物的解离度不同;某些组织细胞的特有机制使有些药物浓集,如甲状腺细胞有特殊摄取碘的功能。

药物的起效取决于药物的吸收与分布,作用的终止则取决于消除。消除的方式主要有两种,即生物转化(又称药物的代谢)和排泄。

药物的生物转化一般有两个步骤:

1. 氧化、还原或水解 经此步骤大多数药物成为无活性或活性较低的代谢产物。但有的药物代谢产物的药理活性更强。

2. 结合 即药物或其代谢产物与体内某种代谢物的结合。结合后一般极性增高,水溶性加大,药理活性减弱或消失。体内常见可与药物结合的代谢产物有葡萄糖醛酸、甘氨酸、硫酸、甲基等。

代谢药物的酶主要为肝微粒体酶,又称肝药酶,是具有混合功能的氧化酶系统。现已知的肝药酶种类多,其作用专一性很低,活性有限,故有竞争性抑制现象,肝药酶个体差异大,受遗传、年龄、营养状态、健康状态等因素的影响,药物等化学物质也可影响肝药酶的活性。

肝药酶诱导剂:能加速肝药酶合成或增其活性者,如巴比妥类,苯妥英钠,利福平等;相反者为肝药酶抑制剂如异烟肼、氯霉素、奎尼丁等。

排泄药物的器官主要有肾、胆、肺、汗腺、乳腺、肠黏膜等。

肾是最重要的排泄器官。游离药物经肾小球毛细血管膜入肾小管,水被重吸收药物被浓缩,有重吸收现象。药物在肾小管被重吸收的多少取决于药物的理化特性及尿的 pH 值。尿液 pH 值影响解离药物与非解离药物的比值。解离型药物不容易被肾小管重吸收;脂溶性高的药物易被肾小管重吸收,不易经肾排出。

某些药物经肝生物转化后向胆管分泌,胆有浓缩作用,故某些药物在胆汁的浓度可超过血浆浓度。药物随胆汁入肠,有些药物可被重吸收形成肝肠循环。

时量关系指给药后,血浆药物浓度(简称血药浓度)随时间变化的动态过程,以给药后时间为横坐标,血药浓度为纵坐标作图即为时量曲线。一般药效强弱是随血药浓度的高低而相应变化的。因此,人们也常观察药效与时间的关系,即时效关系。

用药初期,药物吸收大于消除,形成曲线的上升部分,称为药物吸收分布相;当药物吸收与消除的速度相等时,达到峰浓度(peak concentration);以后药物吸收小于消除,形成曲线的下降部分,称为药物代谢排泄相。

潜伏期:用药后到开始发生疗效的一段时间,反映吸收和分布过程。

峰浓度:指药物在血浆内所达到的最大浓度,出现峰浓度的时间叫达峰时间。吸收快的药,峰浓度高,而达峰时间小,即作用快而较强。

持续期:血药浓度维持最小有效浓度以上或维持基本疗效的时间。

残留期:血药浓度降于最小有效浓度以下,但尚未完全消除的一段时间,残留期较长往往提示所用药物在体内有储存库,因此反复用药易致蓄积中毒。

恒比消除(一级动力学消除):每单位时间内消除恒定比例的药物,每单位时间血浆药物浓度按等比例衰减,绝大多数药物属此类消除。

恒量消除(零级动力学消除):单位时间内消除的药量相等,血浆药物单位时间恒量减少。恒量消除多数情况下是药量过大,超出机体最大消除能力所致。

生物利用度:给药后药物制剂被机体吸收进入体循环的相对量(百分数)和速度。

药物半衰期($t_{1/2}$):人们常说的半衰期一般指药物的血浆半衰期,即血浆药物浓度下降50%所需的时间。恒比消除者 $t_{1/2}$ 为一常数,与血药浓度无关。

稳态血浆药物浓度:又称坪值浓度,指连续多次给药血药浓度趋于稳定时的浓度。一般每隔一个 $t_{1/2}$ 给一次药,经 4~5 个 $t_{1/2}$,机体接受药物的速度与消除速度达到平衡,血药浓度稳定于一定水平。

首次剂量加倍的给药方法可使血药浓度迅速达坪值。

【习题】

一、单项选择题

1. 大多数药物跨膜转运的方式是

A. 滤过　　　　B. 简单扩散　　　　C. 易化扩散　　　　D. 膜泵转运　　　　E. 胞饮

2. 药物被动转运的特点是

A. 需要消耗能量　　　　B. 有饱和抑制现象　　　　C. 可逆浓度差转运

D. 需要载体　　　　E. 顺浓度差转运

3. 药物通过主动转运跨膜的特点是

A. 需要载体,耗能,无饱和性、竞争性抑制现象

B. 不需要载体,不耗能,有饱和性、竞争性抑制现象

C. 需要载体,不耗能,无饱和性、竞争性抑制现象

D. 不需要载体,不耗能,无饱和性、竞争性抑制现象

E. 需要载体,耗能,有饱和性、竞争性抑制现象

4. 下列何种情况下药物在远曲小管重吸收率高而排泄慢

A. 弱酸性药物在偏酸性尿液中　　　　B. 弱碱性药物在偏酸性尿液中

C. 弱酸性药物在偏碱性尿液中　　　　D. 尿量较少时

E. 尿量较多时

5. 在酸性尿液中,弱酸性药物

A. 解离多、再吸收多、排泄慢　　　　B. 解离少、再吸收多、排泄慢

C. 解离少、再吸收少、排泄快　　　　D. 解离多、再吸收少、排泄快

E. 解离少、再吸收多、排泄快

6. 弱酸性药物在碱性尿液中

A. 解离多、再吸收多、排泄慢　　　　B. 解离多、再吸收多、排泄快

C. 解离多,再吸收少,排泄快　　　　　　D. 解离少,再吸收少,排泄快

E. 解离少,再吸收多,排泄慢

7. 在碱性尿液中弱碱性药物

A. 解离多,再吸收多,排泄慢　　　　　　B. 解离多,再吸收少,排泄快

C. 解离少,再吸收多,排泄慢　　　　　　D. 解离少,再吸收少,排泄快

E. 解离少,再吸收少,排泄慢

8. 药物自用药部位进入血液循环的过程称为

A. 通透性　　　B. 吸收　　　C. 分布　　　D. 转化　　　E. 代谢

9. 药物产生作用的快慢取决于

A. 药物的吸收速度　　　　B. 药物的排泄速度　　　　C. 药物的转运方式

D. 药物的光学异构体　　　E. 药物的代谢速度

10. 药物被吸收的速度主要影响

A. 药物产生效应的快慢　　　　　　　　B. 药物产生效应的强弱

C. 药物肝内代谢的程度　　　　　　　　D. 药物肾脏排泄的速度

E. 药物血浆半衰期长短

11. 药物首过消除可能发生于

A. 口服给药后　　　　　B. 舌下给药后　　　　　C. 皮下给药后

D. 吸入给药后　　　　　E. 动脉给药后

12. 具有简便、安全、经济的优点,适用于大多数药物和患者的给药途径是

A. 口服用药　　　B. 注射用药　　　C. 直肠给药　　　D. 吸入给药　　　E. 皮肤给药

13. 临床最常用的给药途径是

A. 静脉注射　　　B. 雾化吸入　　　C. 口服给药　　　D. 肌内注射　　　E. 动脉给药

14. 对胃刺激性强的药物,其服药时间为

A. 饭前　　　B. 饭中　　　C. 饭后　　　D. 空腹　　　E. 睡前

15. 对血浆蛋白结合型药物的**错误**描述是

A. 延缓药物从血液向组织的分布过程　　　　　　B. 加速药物的生物转化

C. 和游离型药物间为一动态平衡　　　　　　　　D. 是药物在血中的贮存形式

E. 暂时失去药理活性

16. 药物与血浆蛋白结合的量愈多,药物的作用

A. 起效愈快,维持时间愈长　　　　　　B. 起效愈慢,维持时间愈短

C. 起效愈快,维持时间愈短　　　　　　D. 起效愈慢,维持时间愈长

E. 与起效快慢维持时间长短无关

17. 大多数药物的代谢场所是

A. 心脏　　　B. 肾脏　　　C. 大脑　　　D. 肺脏　　　E. 肝脏

18. 药物的肝肠循环可影响

A. 药物的药理活性　　　　B. 药物作用快慢　　　　C. 药物作用持续时间

D. 药物的分布　　　　　　E. 药物的吸收

19. 药物的主要排泄途径是

A. 汗腺　　　B. 肾脏　　　C. 胆汁　　　D. 肺　　　E. 肝脏

20. 药物血浆半衰期是指

A. 药物的效应下降一半所需要的时间

B. 药物被消除 50% 所需要的时间

C. 血浆游离药物浓度下降一半所需要的时间

D. 血浆中药物的浓度下降一半所需要的时间

E. 血浆结合型药物浓度下降一半所需要的时间

21. 血浆半衰期反映了药物在体内的

A. 吸收的多少   B. 分布的范围   C. 消除的速度

D. 吸收的多少、分布的范围   E. 分布的范围、消除的速度

22. 药物的一级动力学消除是指

A. 药物完全消除至零   B. 单位时间内消除恒量的药物

C. 药物的吸收量与消除量达到平衡   D. 药物的消除速率常数为零

E. 单位时间内消除恒定比例的药物

23. 药物的零级动力学消除是指

A. 药物完全消除至零   B. 单位时间内消除恒量的药物

C. 药物的吸收量与消除量达到平衡   D. 药物的消除速率常数为零

E. 单位时间内消除恒定比例的药物

24. 地高辛的半衰期是 36h，估计每日给药 1 次，达到稳态血药浓度的时间应该是

A. 约 1d   B. 约 1.5d   C. 约 2d   D. 约 7d   E. 约 3d

25. 生物利用度是指

A. 药物进入机体的量   B. 药物被机体吸收利用的程度

C. 药物进入机体的速度   D. 药物被排出的量

E. 药物被排出的速度

26. 当每个 $t_{1/2}$ 给药一次时，为了迅速达到稳态的血浓度可将首次剂量

A. 增加半倍   B. 增加一倍   C. 增加二倍   D. 增加三倍   E. 增加四倍

27. 决定每天用药次数的主要因素是

A. 药物吸收快慢   B. 药物作用强弱   C. 体内分布速度

D. 体内转化速度   E. 体内消除速度

二、问答题

1. 药物的在体内的过程包括几步？

2. 什么是首过消除？

3. 分析药物血浆蛋白结合率的高低与药效作用发挥快慢和持续时间的关系？

【参考答案】

一、单项选择题

1. B   2. E   3. E   4. A   5. B   6. C   7. C   8. B   9. A   10. A

11. A   12. A   13. C   14. C   15. B   16. D   17. E   18. C   19. B   20. D

21. C   22. E   23. B   24. D   25. B   26. B   27. E

二、问答题

1. 药物在体内的过程包括吸收、分布、代谢、排泄这四步。

2. 略。

3. 游离型药物越多,药物与血浆蛋白结合率越低,药效发挥作用越快,持续时间越短;反之,药效发挥作用越慢,持续时间越长。

（梁建云）

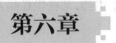

影响药物作用的因素

药物通过作用于机体发挥预防、治疗及诊断的作用,因此,影响药物作用的主要因素是药物因素和机体因素。一方面如果不了解药物的服用剂量、服用次数及给药途径等药物因素就无法使用;另一方面如果不考虑患者的具体情况即机体因素,如给儿童服用成人药成人剂量易发生中毒反应。

一、药物方面因素

（一）药物结构

药物的化学结构是产生药理作用的物质基础。药物的化学结构与药物效应之间的特殊关系称为构效关系。一般来说,化学结构相似的药物有相似的作用机制,可引起相似的药理作用,但少数药物的化学结构虽相似,药理作用却相反。

（二）药物剂量

用药剂量是影响药物作用的主要因素。一般来说,药物作用的强度取决于体内药物的浓度,而体内药物的浓度又取决于给药剂量。在一定范围内,剂量越大,血药浓度越高,作用也就越强。但血药浓度不断提高,超过安全范围后,会出现中毒反应甚至死亡。因此,在临床用药时,要严格掌握用药剂量,发挥其防治作用,防止毒性反应。与剂量相关的概念需掌握无效量、最小有效量、最大治疗量、常用量、最小中毒量、致死量、效能、效价强度、安全范围和治疗指数。

（三）药物制剂

同一种药物不同的制剂类型可有不同的给药途径,以产生理想的药效。

（四）给药途径

不同的给药途径可影响药物作用的强弱和快慢。在常用的给药途径中,除静脉给药,其他由快至慢的顺序为吸入给药、舌下给药、肌内或皮下注射、口服给药、皮肤给药。但也有例外,因此,医护人员应熟悉各种给药途径的特点,选择最恰当的给药方式。

（五）给药时间和次数

给药时间是决定药物能否发挥应有作用的重要因素。给药次数或给药间隔一般根据疾病需要和药物的半衰期来确定。

（六）给药速度

给药速度不当可影响部分药物的疗效或不良反应的发生。尤其静脉滴注的滴速应根据患者的具体情况和药物的性质确定。

（七）疗程

药物使用都有一定的疗程。一般疾病通常症状消失后即可停止用药，某些慢性病需按医嘱长期用药和调整用药，感染性药物应严格按照规定疗程用药等。

（八）联合用药

临床上为了增强疗效，减少不良反应，延缓耐药性的产生，通常采用联合用药。联合用药是指两种或两种以上的药物同时或先后使用的方法，又称配伍用药。配伍用药后产生的药物作用即药物的相互作用。药物的相互作用包括药效学和药动学两个方面：前者是指药物作用之间的相互影响；后者则是指药物的体内过程中被其他药物所干扰，导致有效血药浓度改变，药物的效应增强或减弱。

联合用药的目的主要有预防治疗、提高疗效、减少不良反应、避免耐药性、降低毒性等。

二、机体方面因素

（一）年龄

一般药物的常用量是适用于18～60岁成年人的平均剂量。由于小儿各组织器官发育还不完善，老年人各器官功能逐渐减退，因此，需要专门的儿童用药和老人用药，或者根据体重或合并各种基础病的复杂情况选择个体用药方案。

（二）性别

临床上，虽然性别对药物的反应无明显差别，但女性的月经、妊娠、分娩、哺乳等特殊生理期，对药物的反应较一般情况有所不同，用药时应适当考虑。

（三）心理因素

人体的生理功能会受到心理和精神活动的调节和影响，因此积极、乐观的心理状态，加上主动配合治疗，就能更好地发挥药物的治疗作用。

（四）病理因素

疾病能改变机体处理药物的能力，并影响机体对药物反应的敏感性，因此需注意病理状态下，药物在机体内产生的效应会发生一定的变化。

（五）遗传因素

遗传因素可导致某些患者对某些药物产生过度效应或增加某些不良反应的发生。

（六）营养因素

一般情况下，营养不良的患者在服用与成人相同剂量的情况下，药物的作用更强或对药物更敏感，因此，对严重营养不良的患者应慎重选择药物和剂量。

（七）个体差异

一般在年龄、性别和体重等条件相同的情况下，患者对药物作用的反应是相似的，但也有不少患者由于遗传因素的影响对药物作用的反应与一般人不同，这种现象可称作个体差异。在这里要掌握的概念分别是特异质反应、高敏性、耐受性和耐药性。

【习题】

一、单项选择题

1. 以下给药途径中起效最快的是

A. 口服 　　　　 B. 静脉注射 　　 C. 肌内注射 　　　 D. 皮下注射 　　　 E. 舌下给药

2. 每日用药次数(给药间隔),除根据病情需要外,主要依据是

A. 药物的剂量 　 B. 给药途径 　　 C. 药物半衰期 　 D. 效价强度 　　 E. 给药速度

3. 休克患者最适宜的给药途径是

A. 皮下注射 　　 B. 舌下注射 　　 C. 静脉注射 　　　 D. 肌内注射 　　 E. 心室内注射

4. 麻醉药品长期应用后,突然停药会出现戒断症状,这属于药物的

A. 习惯性 　　　 B. 耐受性 　　　 C. 过敏性 　　　　 D. 成瘾性 　　　 E. 耐药性

5. 快速耐受性

A. 是由于患者不规律用药所致 　　　　　 B. 长时间反复用药,药效递减的现象

C. 短时间内不规律用药,血药浓度忽高忽低所致

D. 是由于患者的遗传因素所致 　　　　　 E. 短时间内反复用药,药效快速递减

二、名词解释

1. 常用量

2. 治疗指数

3. 耐受性

三、问答题

1. 安全范围及其意义?与治疗指数的相同点?治疗指数的意义?

2. 列举影响药物相互作用的两大途径及联合用药的目的?

3. 比较耐受性与耐药性?

【参考答案】

一、单项选择题

1. B 　　 2. C 　　 3. C 　　 4. D 　　 5. E

二、名词解释

1. 是最小有效量与最大治疗量之间的范围。一般适用于 18～60 岁成年人。

2. 略。

3. 是长期反复使用药物,造成个体对药物的敏感性降低,需加大给药剂量才能产生原有的效应。

三、问答题

1. ①安全范围是指最小有效量与最小中毒量之间的范围,或95% 有效量与5% 致死量之间的距离。其意义是安全范围越大药物越安全。②安全范围和治疗指数都是判定药物安全性的指标。③治疗指数越大药物越安全。

2. 略。

3. 耐受性是指长期反复应用药物后机体对药物的反应性降低,需增加剂量才能达到原来应有的效应;耐药性是指机体长期反复应用药物后,体内的病原体或肿瘤细胞对化学治疗药物的敏感性降低,需增加剂量才能达到杀灭或抑制病原体的作用。两者的相同点都是长期反复应用药物后,机体对药物的敏感性降低,需加大药量。不同点,耐受性是机体对药物产生了耐受,耐药性是机体内的病原体对药物产生了耐受。

（李 申）

第七章

传出神经系统药理概论

传出神经系统主要由自主神经系统和运动神经系统组成。作用于传出神经系统的药物可通过直接或间接影响传出神经与效应器之间的递质和受体,而改变效应器官的功能活动以发挥相应的药物效应。

一、传出神经系统的分类

（一）按解剖学分类

根据所衔接的效应器不同,分为自主神经和运动神经。

（二）按释放递质分类

按照传出神经系统所释放递质的不同,可分为胆碱能神经和去甲肾上腺素能神经。重点掌握组成。胆碱能神经包括全部自主神经的节前纤维、运动神经、副交感神经的节后纤维和少数交感神经节后纤维（汗腺和骨骼肌血管舒张神经）；去甲肾上腺素能神经包括几乎全部交感神经节后纤维。

二、传出神经系统的递质

本节主要介绍乙酰胆碱和去甲肾上腺素的"合成、储存、释放和消除"的代谢过程。重点掌握消除过程。乙酰胆碱释放后被胆碱酯酶水解；去甲肾上腺素释放后大多数被再摄取,少数被儿茶酚氧位甲基转移酶和单胺氧化酶水解。

三、传出神经系统受体的类型、分布及生理效应

传出神经系统受体主要有两类。能与乙酰胆碱结合的受体,称为乙酰胆碱受体,根据其所分布的效应器官不同又分为毒蕈碱受体（M受体）和烟碱受体（N受体）。与之相似,与去甲肾上腺素结合的受体称为肾上腺素受体,也可分为α肾上腺素受体（α受体）和β肾上腺素受体（β受体）。重点掌握分布在不同效应器官上的四种受体及其亚型被激动后的生理效应。

四、传出神经系统药物的作用方式及分类

传出神经系统药物的作用方式主要有两类,一是药物直接作用于受体,二是通过影响递质间接作用于受体。本节需重点掌握传出神经系统药物的分类,分别是受体激动药（拟似药）和受体阻断药（拮抗药）。

【习题】

一、单项选择题

1. 胆碱能神经释放的递质是

A. 氨甲胆碱　　　B. 乙酰胆碱　　　C. 琥珀胆碱　　　D. 胆碱　　　　　E. 密胆碱

2. 去甲肾上腺素能神经释放的递质是

A. 去甲肾上腺素　　　　　B. 肾上腺素　　　　　　　C. 异丙肾上腺素

D. 多巴胺　　　　　　　　E. 儿茶酚胺

3. 胆碱能神经**不包括**

A. 运动神经　　　　　　　B. 副交感神经的节前纤维　　　C. 交感神经的节前纤维

D. 副交感神经的节后纤维　　E. 绝大多数交感神经的节后纤维

4. 释放到突触间隙的去甲肾上腺素,除与受体结合外,主要的消除方式是

A. 被胆碱酯酶水解　　　　　　　　B. 被单胺氧化酶代谢

C. 被儿茶酚胺氧位甲基转移酶代谢　　D. 被神经末梢再摄取

E. 被肝脏代谢

5. 乙酰胆碱的主要消除方式是

A. 被胆碱酯酶水解　　　　　　　　B. 被单胺氧化酶代谢

C. 被儿茶酚胺氧位甲基转移酶代谢　　D. 被神经末梢再摄取

E. 被肝脏代谢

6. 以下**不是** M 受体被激动的效应是

A. 心率减慢　　　　　B. 腺体分泌减少　　　　　C. 支气管平滑肌收缩

D. 胃肠道平滑肌收缩　　E. 胃酸分泌增加

7. 心脏 β_1 受体兴奋**不会**引起

A. 心率减慢　　　　　B. 传导加速　　　　　C. 收缩力加强

D. 耗氧量增加　　　　E. 心排血量增多

8. β_2 受体主要分布于

A. 心脏　　　　　　　B. 胃肠道平滑肌　　　　C. 血管平滑肌和支气管平滑肌

D. 睫状肌　　　　　　E. 骨骼肌

二、名词解释

1. 胆碱受体
2. 肾上腺素受体
3. 受体激动药
4. 受体阻断药

三、问答题

1. 胆碱能神经的种类?
2. 简述 M 受体的分布及其激动效应?
3. 请列举传出神经系统药物的作用方式?

【参考答案】

一、单项选择题

1. B　　2. A　　3. E　　4. D　　5. A　　6. B　　7. A　　8. C

二、名词解释

1. 能选择性的与乙酰胆碱结合的受体,主要分为 M 受体和 N 受体。

2. 能选择性的与去甲肾上腺素结合的受体,主要分为 α 受体和 β 受体。

3. 能与受体结合并激动受体产生激动效应的药物。

4. 可直接与受体结合但不激动受体,并阻碍递质或激动药与受体结合,产生与递质相反的作用。

三、问答题

1. 略。

2. M 受体主要分布在副交感神经节后纤维所支配的效应器细胞膜上。M 受体激动所产生的效应主要包括:①抑制心脏引起心率、心肌收缩力、心肌传导及心脏输出量降低等;②增加腺体分泌如泪腺、汗腺、唾液腺等分泌增加引起流泪、盗汗、流涎等症状;③收缩内脏平滑肌可引起呼吸困难、恶心呕吐、腹痛腹泻、尿频、尿失禁等;④收缩虹膜括约肌引起瞳孔缩小、眼痛、视物模糊;⑤对中枢的作用是先兴奋后抑制。

3. ①直接作用于受体。大部分药物能直接与胆碱受体或肾上腺素受体结合。结合后产生与递质相似的作用,称为受体激动药(拟似药)。结合后产生与递质相反的作用,称为受体阻断药(拮抗药)。②通过影响递质间接作用于受体。如有些药物通过影响递质的合成、储存、释放和消除的任何环节增加或减少递质的释放从而间接激动或拮抗受体。

(李　申)

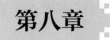

胆碱受体激动药与胆碱酯酶抑制药

> 学习目标
> 1. 掌握:胆碱受体激动药代表药毛果芸香碱和胆碱酯酶抑制药代表药新斯的明的药理作用、临床应用、不良反应和注意事项。
> 2. 熟悉:其他胆碱受体激动药和胆碱酯酶抑制药的作用特点。
> 3. 了解:M、N 胆碱受体激动药卡巴胆碱的作用特点及临床用途。

所谓胆碱受体激动药又称拟胆碱药,是能直接或间接与胆碱受体结合并激动该受体,产生与胆碱能神经递质乙酰胆碱作用相似的药物。根据作用机制不同,拟胆碱药又分为直接激动胆碱受体的药物(胆碱受体激动药)和间接激动胆碱受体的药物(胆碱酯酶抑制药)。

一、M、N 胆碱受体激动药

卡巴胆碱

卡巴胆碱为人工合成胆碱受体激动药,与乙酰胆碱相似全身给药可激动 M、N 受体,作用广泛但不良反应也较多,目前仅限局部用于眼科的治疗。滴眼可用于青光眼的治疗,注射可作为快速强效缩瞳剂或用于人工晶状体植入、白内障摘除、角膜移植等眼科手术。

二、M 胆碱受体激动药

毛果芸香碱

毛果芸香碱是从毛果芸香属植物中提取的生物碱。现在临床上主要使用其人工合成品硝酸毛果芸香碱,又名匹鲁卡品。

药理作用和临床用途:

1. 对眼可产生缩瞳、降低眼内压和调节痉挛等作用。其用于开角型或闭角型青光眼、激光虹膜造孔术前后、眼科手术或应用扩瞳剂后、白内障人工晶状体植入术等治疗。

2. 增加腺体的分泌,以汗腺和唾液腺分泌最明显,可用于唾液腺功能减退或口腔干燥症。

3. 对抗阿托品等 M 受体阻断药中毒的解救。

不良反应及注意事项:

1. 局部可出现暂时性近视、头痛、眼痛、眼痒、视物模糊及结膜充血等。

2. 全身吸收可出现流涎、多汗、腹痛、腹泻等由于吸收过量导致 M 受体被过度激动的作用。每次眼部滴药后可嘱咐患者轻压眼内眦 2 ~ 3min,以防吸收引起全身不良反应。

3. 避光保存。

三、胆碱酯酶抑制药

胆碱酯酶抑制药是一类能与胆碱酯酶结合,使酶丧失活性,致胆碱能神经末梢释放的乙酰胆碱不能被消除间接激动 M 和 N 受体的药物,因此也属于拟胆碱药。根据胆碱酯酶抑制药与胆碱酯酶结合的难易,可将胆碱酯酶抑制药分为易逆性胆碱酯酶抑制药和难逆性胆碱酯酶抑制药。

（一）易逆性胆碱酯酶抑制药

新斯的明

药理作用和临床用途:

1. 兴奋骨骼肌作用最强,目前仍是治疗重症肌无力的首选。

2. 兴奋胃肠道和膀胱平滑肌作用较强,可用于手术后的腹胀气和尿潴留。

3. 对心血管、腺体、眼和支气管平滑肌作用较弱,较大剂量,可用于阵发性室上性心动过速。

不良反应及注意事项:

1. 过量可引起恶心、呕吐、腹痛腹泻、流泪流涎、心动过缓、肌颤等症状。如达到中毒量可致"胆碱能危象",即药物导致神经肌肉麻痹而加重肌无力症状并伴有大汗淋漓、大小便失禁、心动过速的症状。故用药过程中应特别注意观察其肌无力症状是由疾病导致还是由药物所致。

2. 机械性肠梗阻、尿路梗阻和支气管哮喘等患者禁用。

3. 本药个体差异大,用量尽量个体化。

（二）难逆性胆碱酯酶抑制药

有机磷酸酯类

有机磷酸酯类属于有机磷农药,人体吸收主要引起中毒反应。有机磷酸酯类中毒机制是药物透皮或口鼻吸收进入血液后可与体内胆碱酯酶牢固结合,导致乙酰胆碱在体内蓄积过多,产生持久强烈过度激动 M 和 N 受体的作用,导致机体功能失调而引起一系列中毒症状。若不及时解救,有机磷酸酯类与胆碱酯酶的结合物会迅速发生老化,胆碱酯酶将永久失去活性,使解救更加困难。解救药物主要是胆碱受体阻断药代表药阿托品和胆碱酯酶复活药解磷定。

【习题】

一、单项选择题

1. 毛果芸香碱对眼睛的作用是
A. 缩瞳、降低眼内压、调节麻痹　　　　B. 缩瞳、升高眼内压、调节麻痹
C. 缩瞳、降低眼内压、调节痉挛　　　　D. 扩瞳、降低眼内压、调节痉挛
E. 扩瞳、升高眼内压、调节痉挛

2. 以下**不属于**新斯的明作用特点的是
A. 可用于重症肌无力的治疗　　　　　　B. 兴奋骨骼肌的作用最强
C. 可用于术后腹胀气和尿潴留　　　　　D. 为难逆性胆碱酯酶抑制药
E. 用量较大易导致胆碱能危象

3. 毒扁豆碱的主要作用特点是
A. 为难逆性胆碱酯酶抑制药　　　　　　B. 主要兴奋骨骼肌上的 N 受体
C. 可用于治疗重症肌无力　　　　　　　D. 可用于治疗青光眼
E. 可缩瞳、降低眼内压、调节麻痹

4. 在需要缩瞳的眼科手术中常局部注射给药用于人工晶体植入、白内障摘除等的药物是
A. 毛果芸香碱　　　　　　B. 卡巴胆碱　　　　　　C. 毛果芸香碱
D. 乙酰胆碱　　　　　　　E. 毒扁豆碱

5. 毛果芸香碱主要用于治疗
A. 重症肌无力　　　　　　B. 青光眼　　　　　　　C. 术后腹胀气
D. 房室传导阻滞　　　　　E. 心动过速

6. 治疗重症肌无力,应首选
A. 毒扁豆碱　　　　　　　B. 阿托品　　　　　　　C. 新斯的明
D. 胆碱酯酶复活药　　　　E. 琥珀胆碱

7. 患者男,55 岁,腹部手术后发生尿潴留,可选择治疗的药物是
A. 卡巴胆碱　　B. 毛果芸香碱　　C. 乙酰胆碱　　D. 新斯的明　　E. 毒扁豆碱

8. 患者女,45 岁。因眼睛剧烈疼痛并伴有恶心呕吐等症状就诊,被诊断为急性闭角型青光眼,可选择治疗的药物是
A. 卡巴胆碱　　B. 毛果芸香碱　　C. 毒扁豆碱　　D. 新斯的明　　E. 乙酰胆碱

二、名词解释

1. 调节痉挛
2. 胆碱能危象

三、问答题

1. 简述毛果芸香碱对眼睛的药理作用、临床用途及使用注意事项。
2. 比较毛果芸香碱和毒扁豆碱对眼睛的作用机制及作用特点的不同。
3. 简述新斯的明用于治疗重症肌无力的作用机制及使用注意事项。

【参考答案】

一、单项选择题

1. C 2. D 3. D 4. B 5. B 6. C 7. D 8. B

二、名词解释

1. 毛果芸香碱通过激动睫状肌上的 M 受体,使睫状肌向瞳孔中心方向收缩,导致悬韧带松弛,晶状体变凸,引起视近物清楚,视远物模糊。

2. 略。

三、问答题

1. 毛果芸香碱滴眼后可产生缩瞳、降低眼压和调节痉挛作用。在临床上单用可用于治疗青光眼,与扩瞳药交替使用可用于治疗虹膜睫状体炎。用药之前应告知患者,滴眼后可造成视远物不清,并在滴眼时压迫眼内眦 1~2min,避免药液流入鼻腔被吸收引起全身的不良反应。

2. 毛果芸香碱与毒扁豆碱对眼睛的药理作用相同,但作用机制和作用特点不同。①毛果芸香碱可直接与眼部的受体结合产生激动作用,毒扁豆碱是胆碱酯酶抑制药主要通过增加眼部乙酰胆碱的释放间接激动受体;②毛果芸香碱对眼睛的作用温和而短暂,毒扁豆碱作用强而持久,起效较毛果芸香碱快。在应用时,可先使用毒扁豆碱快速起效,再使用毛果芸香碱维持后续治疗。

3. 新斯的明为易逆性胆碱酯酶抑制药,通过抑制乙酰胆碱的水解酶而间接增加乙酰胆碱的含量,激动 M 和 N 受体。尤其对骨骼肌 N 受体的激动作用最强。在临床上是治疗重症肌无力的首选药。使用时一定注意药量适当。药量不足不能缓解症状,药量过量可导致骨骼肌细胞膜过度除极化,神经肌肉传导被阻断,肌无力症状加重,并伴有大汗淋漓、大小便失禁、心动过速等症状即胆碱能危象。

（李 申）

第九章

胆碱受体阻断药

> **学习目标**
> 1. 掌握:阿托品的作用、临床应用、不良反应及禁忌证。
> 2. 熟悉:其他 M 受体拮抗药的主要特点及临床应用。

胆碱受体拮抗药通过与胆碱受体结合,阻断乙酰胆碱和胆碱受体激动药与胆碱受体结合,从而产生抗胆碱作用。

M 胆碱受体拮抗药:①阿托品类生物碱包括阿托品、东莨菪碱、山莨菪碱;②阿托品的合成代用品有合成散瞳药、合成解痉药。

（一）阿托品

竞争性阻断 M 受体,随剂量的增加可依次出现下列现象:腺体分泌减少;瞳孔扩大和调节麻痹;膀胱和肠道平滑肌的兴奋性下降;心率加快;中毒剂量则出现中枢作用。

药理作用:

1. 抑制腺体分泌。

2. 对眼的影响 ①扩瞳;②眼内压升高;③调节麻痹:阻断睫状肌上 M 受体,睫状肌松弛而退向外缘,悬韧带拉紧,晶状体处扁平状态,屈光度下降,调节于远视,视近物模糊不清,称为调节麻痹。

3. 平滑肌 松弛许多内脏平滑肌,尤其对过度活动或痉挛的内脏平滑肌,松弛作用较显著。抑制胃肠道平滑肌的强烈痉挛,降低蠕动的幅度和频率,缓解肠绞痛;对膀胱逼尿肌也有解痉作用;对胆管、输尿管和支气管的解痉作用较弱;对子宫平滑肌影响较小。

4. 心血管系统 ①治疗剂量阿托品在部分患者可使心率轻度和短暂地减慢,较大剂量解除迷走神经对心脏的抑制作用,使心率加速。其加快心率程度取决于迷走神经张力的高低。迷走神经张力高的青壮年心率增加作用明显,多幼儿及老年人心率的影响则较小。②治疗量阿托品对血管与血压无显著影响。大剂量阿托品可解除小血管痉挛,尤其以皮肤血管扩张为显著,可出现皮肤潮红温热。扩血管作用与抗 M 胆碱作用无关,是阿托品直接扩张血管的作用。

5. 中枢神经系统 治疗量作用不明显;较大剂量兴奋延髓呼吸中枢;更大剂量兴奋大脑:焦虑不安、多言、谵妄;中毒剂量常致幻觉、定向障碍、运动失调和惊厥等;严重中毒时中枢神经由兴奋转入抑制,出现昏迷及呼吸麻痹而死亡。

临床应用:

1. 解除平滑肌痉挛 用于各种内脏绞痛:对胃肠绞痛效果好,对幽门梗阻、胆绞痛及肾绞痛的疗效较差。其他有小儿遗尿症,膀胱刺激症状。

2. 抑制腺体分泌 全身麻醉前给药、用于严重的盗汗和流涎症。

3. 眼科应用 ①虹膜睫状体炎;②检查眼底;③验光配眼镜。

4. 抗休克 用大剂量阿托品舒张外周血管,解除血管痉挛,改善微循环。

5. 慢性心律失常。

6. 解救有机磷酸酯类中毒。

不良反应:剂量由小到大依次为轻微心率减慢,略有口干及皮肤干燥;口干,心率加速,瞳孔轻度扩大;心悸,显著口干,瞳孔扩大,有时出现视近物模糊;上述症状加重,语言不清,烦躁不安,皮肤干燥发热,小便困难,肠蠕动减少;上述症状更重,脉速而弱,中枢兴奋现象严重,呼吸加快加深,出现谵妄、幻觉、惊厥等。严重中毒时,可由中枢兴奋转入抑制,产生昏迷和呼吸麻痹等。

阿托品中毒解救:①清除药物,洗胃、导泻等措施外;②对症治疗,如人工呼吸、吸氧;冰袋及酒精擦浴,以降低患者体温;③药物治疗,拟胆碱药(新斯的明、毒扁豆碱或毛果芸香碱等),其中毒扁豆碱可透过血脑脊液屏障对抗其中枢症状。

禁忌证:青光眼及前列腺肥大者禁用,后者因其可能加重排尿困难;老年人慎用。

(二)东莨菪碱

1. 特点 能通过血脑脊液屏障,对中枢抑制作用强,小剂量表现为镇静,大剂量有催眠作用。

2. 临床应用 主要用于麻醉前给药,抗晕动病、妊娠呕吐、放射病呕吐和抗震颤麻痹作用。常见不良反应为口干、偶见视物模糊。

3. 禁忌证　同阿托品。

（三）山莨菪碱（654-2）

1. 特点　外周抗胆碱作用明显,不易穿透血脑屏障,中枢兴奋作用很少;选择性高,副作用少。

2. 药理作用　解痉作用选择性较高,用于解除平滑肌痉挛,解除血管痉挛,改善微循环;对腺体、眼睛作用较弱。

3. 临床应用　胃肠绞痛及感染中毒性休克。

4. 不良反应与禁忌　同阿托品。

（四）合成扩瞳及解痉药

1. 后马托品　短效扩瞳药,用于一般眼底检查。

2. 溴丙胺太林　选择性强的解痉药,抑制腺体分泌、十二指肠溃疡、胃痉挛、泌尿道痉挛、妊娠呕吐及遗尿症。

【习题】

一、单项选择题

1. 治疗胃肠绞痛应选择下列哪种药物

A. 吗啡　　　　　B. 阿托品　　　　C. 阿司匹林　　D. 后马托品　　　E. 毛果芸香碱

2. 阿托品**禁用**于

A. 虹膜睫状体炎　B. 消化道溃疡　C. 青光眼　　　D. 胆绞痛　　　　E. 高血压

3. 阿托品类药物中毒可选用下列哪种药物解救

A. 呋塞米　　　　B. 酚妥拉明　　　C. 新斯的明　　D. 毛果芸香碱　E. 山莨菪碱

4. 感染性休克常选用下列哪种药物治疗

A. 肾上腺素　　　B. 乙酰胆碱　　　C. 新斯的明　　D. 毛果芸香碱　E. 山莨菪碱

5. 具有中枢抑制作用的阿托品类药物是

A. 东莨菪碱　　　B. 山莨菪碱　　　C. 阿托品　　　D. 后马托品　　　E. 毛果芸香碱

6. 用于治疗胆绞痛的药物是

A. 哌替啶　　　　B. 山莨菪碱　　　C. 阿托品　　　D. 吗啡　　　　　E. 阿托品＋哌替啶

二、名词解释

胆碱受体拮抗药

三、问答题

1. 简述阿托品的药理作用。

2. 简述阿托品、山莨菪碱、东莨菪碱之间异同。

【参考答案】

一、单项选择题

1. B　　2. C　　3. D　　4. E　　5. A　　6. E

二、名词解释（略）

三、问答题

1. ①抑制腺体分泌;②扩瞳、升高眼压、调节麻痹（眼睛处在远视状态）;③缓解平滑肌痉挛;④兴奋心脏;⑤扩张血管、改善微循环;⑥中枢兴奋作用。

2. 阿托品作用强、范围广、选择性差,对中枢有兴奋作用;山莨菪碱对平滑肌选择性及作用强,中枢兴奋作用弱,不良反应少;东莨菪碱对腺体选择性及作用强,具有中枢抑制作用。

（赵志鑫）

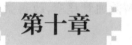

肾上腺素受体激动药

> **学习目标**
> 1. 掌握:肾上腺素的作用、临床应用、不良反应及禁忌证。
> 2. 熟悉:多巴胺、去甲肾上腺素、异丙肾上腺素的主要特点及临床应用。

肾上腺素受体激动药通过与肾上腺素受体结合,产生与交感神经兴奋相似的效应;分为 α、β 受体激动药,α 受体激动药,β 受体激动药。

第一节 α、β 受体激动药

肾上腺素

药理作用:

1. 兴奋心脏　显著增强心肌收缩力,心率增快,传导加速,心排血量增加。

2. 血管　皮肤、黏膜、腹腔内脏血管收缩（α_1 受体占优势）;骨骼肌和冠脉血管舒张（β_2 受体占优势）。

3. 血压　小剂量时,收缩压升高,舒张压不变或略降低（β_2 受体对低浓度 AD 较敏感）;大剂量时,收缩压和舒张压均升高（α_1 受体对高浓度肾上腺素较敏感）。先用 α 受体阻断药,肾上腺素的升压作用被翻转为降压作用（受体被阻断后,仅表现 β_2 受体激动的作用）。

4. 激动支气管平滑肌上 β_2 受体,支气管舒张。

5. 促进脂肪及肝糖原分解;机体基础代谢率增强,耗氧量增加。

临床应用:

1. 心搏骤停　用于溺水、严重疾病、药物中毒等所致的心搏骤停（静脉注射或心内注射）。

2. 抗休克　为抢救过敏性休克（如青霉素和破伤风抗毒素过敏性休克）的首选药。

3. 支气管哮喘发作及其他速发型变态反应性疾病如荨麻疹、血管神经性水肿。

4. 与局麻药配伍和局部止血。

不良反应:心悸、血压升高、心律失常等。禁用于器质性心脏病、高血压、冠心病、脑血管硬化。

麻黄碱

药理作用:直接激动 α、β 受体;间接拟肾上腺素作用:促进神经末梢释去甲肾上腺素;对心血管和支气管的作用与肾上腺素相似,但起效慢,作用弱而持久;对中枢神经系统的兴奋作用较肾上腺素强。

临床应用：

1. 支气管哮喘　轻症和预防发作。

2. 充血性鼻塞。

3. 防治某些低血压状态如腰麻引起的低血压。

4. 某些变态反应疾病如荨麻疹。

不良反应：失眠，头痛等。

多巴胺

药理作用：

1. 兴奋心脏　直接激动 β_1 受体；促进神经末梢释放去甲肾上腺素。

2. 血管和血压　激动多巴胺受体，肾、肠系膜和脑血管及冠状动脉舒张；激动 α 受体，皮肤黏膜血管及骨骼血管收缩；收缩压升高，舒张压略升高或不变。

3. 肾　肾血管舒张，肾血流及肾滤过率增加；直接抑制小管对 Na^+ 重吸收，排钠利尿。

临床应用：

1. 休克　感染性、心源性和出血性休克，尤适用于心排血量降低、肾功能不全、尿量少的休克，是最常用的抗休克药。

2. 充血性心力衰竭。

3. 急性肾衰竭　常与利尿药合用。

不良反应：药液漏出血管外引起局部缺血坏死，处理同 NA 外渗。

第二节　α受体激动药

去甲肾上腺素

药理作用：

1. 心脏　激动 β_1 受体，心缩力增加，传导加速，在整体情况下，由于血压升高，可使心率减慢。

2. 血管和血压　激动 α 受体，血管收缩，收缩压和舒张压均显著升高。

临床应用：

1. 休克和低血压　仅限于某些休克，如早期神经源性休克和药物中毒，腰麻等引起的低血压。

2. 上消化道出血（口服）。

不良反应：

1. 局部组织缺血坏死　因静滴过久，药液浓度过高或外漏，用酚妥拉明或普鲁卡因局部浸润注射治疗。

2. 急性肾衰竭　因用药过大、过久使肾血管强烈收缩。

间羟胺（阿拉明）

药理作用：

1. 直接激动 α 受体，对 β 受体作用弱。

2. 促进神经末梢释放去甲肾上腺素。

3. 兴奋心脏、收缩血管、升压作用弱而持久，收缩肾血管较弱。

临床应用：常代替 NA 用于各型休克早期和药物中毒或腰麻引起的低血压。

第三节 β受体激动药

异丙肾上腺素

药理作用:激动 β_1 和 β_2 受体,对 α 受体几乎无作用。

1. 兴奋心脏,心排血量显著加。

2. 舒张冠状血管、骨骼肌和腹腔内脏。

3. 收缩压升高,舒张压略下降,脉压增大。

4. 舒张支气管平滑肌。

5. 促进糖原、脂肪分解、增加组织耗氧量。

临床应用:

1. 心搏骤停 心内注射。

2. Ⅱ、Ⅲ度房室传导阻滞。

3. 支气管哮喘 舌下或气雾吸入能控制急性发作。

4. 休克 适用于血容量已补足而心输出较低、外周阻力较高的休克。

不良反应:

1. 心悸、心动过速、室颤。

2. 反复应用易产生耐受性。

多巴酚丁胺

选择性地激动 β_1 受体,对心脏有强大的正性肌力作用,心排血量增加。它可用于心源性休克如急性心肌梗死和心脏手术后所致的休克、充血性心力衰竭的治疗。

【习题】

一、单项选择题

1. 抢救青霉素过敏性休克首选下列哪种药物

A. 去甲肾上腺素　　　B. 肾上腺素　　　C. 异丙肾上腺素

D. 多巴胺　　　E. 麻黄碱

2. 肾上腺素与局麻药配伍的目的是

A. 使局部血管收缩,减少出血　　　B. 减少局麻药吸收,延长局麻药的作用

C. 防止局麻药引起的低血压　　　D. 防止过敏性休克

E. 防止局麻药引起的中枢抑制

3. 伴有高血压的急性支气管炎哮喘患者宜选用下列哪种药物平喘

A. 异丙肾上腺素　　　B. 肾上腺素　　　C. 多巴胺

D. 麻黄碱　　　E. 去甲肾上腺素

4. 对伴有心肌收缩力减弱、尿量减少,但血容量已补足的中毒性休克患者,宜选用下列哪种药物

A. 肾上腺素　　　B. 去甲肾上腺素　　　C. 异丙肾上腺素

D. 多巴胺　　　E. 间羟胺

5. 去甲肾上腺素抗休克时正确的给药方法是

A. 立即皮下注射　　　B. 静脉滴注　　　C. 口服稀释液

D. 肌内注射　　　　　　E. 静脉注射

6. 可用于预防腰麻引起的低血压的药物是

A. 异丙肾上腺素　　　　B. 肾上腺素　　　　　　C. 多巴胺

D. 麻黄碱　　　　　　　E. 去甲肾上腺素

二、名词解释

肾上腺素受体激动药

三、问答题

1. 简述肾上腺素的药理作用及临床用途。

2. 简述肾上腺素升压作用的翻转。

【参考答案】

一、单项选择题

1. B　　2. B　　3. A　　4. D　　5. B　　6. D

二、名词解释（略）

三、问答题

1. 略。

2. 事先服用 α 受体拮抗药,阻断了肾上腺素的缩血管作用,再服用肾上腺素后,肾上腺素激动 β_2 受体所在的骨骼肌血管和管状血管,导致血管舒张,血压下降,这种现象称为肾上腺素升压作用的翻转。

（赵志鑫）

第十一章

肾上腺素受体拮抗药

> 学习
> 目标
> 1. 掌握:β 受体拮抗药普萘洛尔的作用、临床应用、不良反应及禁忌证。
> 2. 熟悉:α 受体拮抗药酚妥拉明的主要特点及临床应用。

　　肾上腺素受体拮抗药是一类能与肾上腺素受体结合并阻断受体,从而发挥抗肾上腺素作用的药物。其分为 α 受体拮抗药和 β 受体拮抗药两大类。

第一节　α受体拮抗药

酚妥拉明

药理作用:

1. 阻断 α_1 受体扩张血管,血压下降。

2. 兴奋心脏　阻断突触前膜 α_2 受体,使去甲肾上腺素释放增多所致。

3. 其他作用　拟胆碱作用、组胺样作用。

临床应用：

1. 外周血管痉挛性疾病　如肢端动脉痉挛的雷诺综合征、血栓闭塞性脉管炎及冻伤后遗症。

2. 去甲肾上腺素静滴外漏处理。

3. 肾上腺嗜铬细胞瘤的诊断和治疗。

4. 抗休克。

5. 急性心肌梗死、难治性心功能不全。

第二节　β受体拮抗药

药理作用：

1. β受体阻断作用

（1）心血管系统：心肌收缩力减弱、心率减慢、心排血量减少、血压下降。

（2）支气管平滑肌：阻断支气管平滑肌β_2受体，支气管平滑肌收缩，增加呼吸道阻力，诱发或加重支气管哮喘。

（3）影响代谢：可抑制交感神经兴奋引起脂肪分解、糖原分解。普萘洛尔不影响正常人血糖水平。

（4）抑制肾素分泌：β受体阻断药可阻断肾小球球旁细胞β_1受体而抑制肾素分泌，这是其降压作用机制之一。

2. 内在拟交感活性　某些β受体阻断药与β受体结合后除能阻断β受体外，对β受体还有激动作用，称为内在拟交感活性。

3. 膜稳定作用　有些β受体阻断药具有局部麻醉和奎尼丁样作用，这两种作用由于降低细胞膜对离子的通透性所致，故称为膜稳定作用。

4. 其他作用　普萘洛尔具有抗血小板聚集作用，噻吗洛尔有降低眼内压作用，与其减少房水的形成有关。

临床应用：

1. 抗心律失常。

2. 抗心绞痛和心肌梗死。

3. 抗高血压。

4. 充血性心力衰竭。

5. 其他　抗甲亢、也可用于嗜铬细胞瘤和肥厚性心肌病。

不良反应：

1. 心血管反应　出现心脏功能抑制，甚至引起重度心功能不全、肺水肿、房室传导完全阻滞以致心搏骤停等严重后果。

2. 诱发或加重支气管哮喘。

3. 反跳现象　长期应用β受体阻断药时如突然停药，可引起原来病情加重。

禁忌证：禁用于严重左室心功能不全、窦性心动过缓、重度房室传导阻滞和支气管哮喘的患者。心肌梗死患者及肝功能不良者应慎用。

【习题】

一、单项选择题

1. 用于治疗外周血管痉挛性疾病的药物是

A. 酚妥拉明　　B. 阿托品　　　　C. 普萘洛尔　　D. 多巴胺　　E. 麻黄碱

2. 纠正酚妥拉明引起的低血压可选择下列哪种药物

A. 肾上腺素　　B. 去甲肾上腺素　C. 异丙肾上腺素　D. 多巴胺　　E. 间羟胺

3. 下列哪种药物可用于诊断嗜铬细胞瘤

A. 肾上腺素　　B. 去甲肾上腺素　C. 酚妥拉明　　D. 多巴胺　　E. 普萘洛尔

4. 下列哪种病症**不是**β受体拮抗药的适应证

A. 甲亢　　　　B. 窦性心动过速　C. 高血压　　　D. 心绞痛　　E. 支气管哮喘

5. 长期应用β受体拮抗药突然停药可产生

A. 心动过缓　　B. 血压过低　　　C. 支气管哮喘　D. 反跳现象　E. 耐受性

二、名词解释

反跳现象

三、问答题

1. 简述酚妥拉明的临床用途。

2. 简述长期服用普萘洛尔突然停药引起反跳现象的可能机制。

【参考答案】

一、单项选择题

1. A　　2. B　　3. C　　4. E　　5. D

二、名词解释（略）

三、问答题

1. 略。

2. 普萘洛尔为β受体拮抗药,长期规律服用可导致受体向上调节,即受体敏感性增强和/或受体数目增加,突然停药后受体激活过度导致原有病情加重。

（赵志鑫）

第十二章

局部麻醉药

学习目标

1. 掌握:常用局麻药的作用特点、应用及不良反应。

2. 熟悉:影响局麻药作用的因素。

3. 了解:常用的局麻方法。

局部麻醉药是一类以适当的浓度应用于局部神经末梢或神经干周围,在意识清醒的条件下可使局部痛觉等感觉暂时消失的药物。局麻药通过抑制神经细胞膜 Na^+ 内流,阻止神经动作电位的产生和冲动的传导而产生局麻作用。

表面麻醉常选用穿透力强的药物如丁卡因或利多卡因。

浸润麻醉常选用毒性小的局麻药如利多卡因或普鲁卡因,可与少量肾上腺素(1∶200 000)配伍,减缓局麻药物的吸收,延长作用时间。

神经阻滞麻醉常用于口腔科和四肢手术,所需的局麻药浓度较高,但用量较小,常选用利多卡因、普鲁卡因、布比卡因。

蛛网膜下腔麻醉(腰麻),常用利多卡因、丁卡因和普鲁卡因。因蛛网膜下腔与颅腔相通,低比重药溶液有扩散入颅腔引起中枢麻痹的危险。常伴有血压下降,可取轻度的头低位或事先应用麻黄碱预防。

硬膜外麻醉常选用普鲁卡因、利多卡因和布比卡因。用药量大,若误入蛛网膜下腔,可引起血压下降和心脏抑制,可用麻黄碱防治。

【习题】

一、单项选择题

1. **不宜**用于表面麻醉的药物是

A. 利多卡因　　　B. 丁卡因　　　　C. 普鲁卡因　　　D. 布比卡因　　　E. 罗哌卡因

2. **不宜**用于浸润麻醉的药物是

A. 利多卡因　　　B. 丁卡因　　　　C. 普鲁卡因　　　D. 布比卡因　　　E. 罗哌卡因

3. 有全能局麻药之称的药物是

A. 利多卡因　　　B. 丁卡因　　　　C. 普鲁卡因　　　D. 布比卡因　　　E. 罗哌卡因

4. 用前需做皮肤过敏试验的局麻药是

A. 利多卡因　　　B. 丁卡因　　　　C. 普鲁卡因　　　D. 布比卡因　　　E. 罗哌卡因

5. 对普鲁卡因过敏的患者最常用下列何药代替

A. 利多卡因　　　B. 丁卡因　　　　C. 普鲁卡因　　　D. 布比卡因　　　E. 罗哌卡因

6. 下列关于局麻药的**错误**叙述是

A. 局麻作用是可逆的　　　　　　　　　B. 只能抑制感觉神经纤维

C. 可使动作电位降低,传导减慢　　　　D. 阻滞细胞膜 Na^+ 通道

E. 敏感性与神经纤维的直径成反比

7. 可用于各种局麻方法的局麻药是

A. 普鲁卡因　　　　　　　B. 丁卡因　　　　　　　C. 利多卡因

D. 普鲁卡因胺　　　　　　E. 布比卡因

8. 浸润麻醉时,在局麻药中加入少量肾上腺素的目的是

A. 用于止血　　　　　　　B. 预防心搏骤停　　　　C. 抗过敏

D. 预防吸收所致低血压　　E. 减少吸收,延长局麻时间

9. 蛛网膜下腔麻醉时合用麻黄碱的目的是

A. 防止过敏反应　　　　　B. 延长局麻时间　　　　C. 缩短起效时间

D. 防止中枢抑制　　　　　E. 预防麻醉时出现低血压

10. 丁卡因最常用于

A. 浸润麻醉 B. 蛛网膜下腔麻醉 C. 传导麻醉

D. 硬膜外麻醉 E. 表面麻醉

11. 表面麻醉是

A. 将局麻药涂于黏膜表面使神经末梢被麻醉

B. 将局麻药注入手术切部位使神经末梢被麻醉

C. 将局麻药注入黏膜内使神经末梢被麻醉

D. 将局麻药注入神经干附近使其麻痹

E. 将局麻药注入硬脊膜外腔麻醉脊神经

12. 对局麻药最敏感的是

A. 触、压觉纤维 B. 运动神经 C. 自主神经

D. 痛、温觉纤维 E. 温、触觉纤维

13. 适用于下腹部或下肢手术的麻醉方式是

A. 表面麻醉 B. 蛛网膜下隙麻醉（腰麻） C. 浸润麻醉

D. 传导麻醉 E. 硬膜外麻醉

14. 局麻药引起中枢神经系统的反应是

A. 兴奋 B. 抑制 C. 先兴奋后抑制

D. 先抑制后兴奋 E. 无兴奋作用

15. 延长局麻药作用时间的常用办法是

A. 增加局麻药浓度 B. 增加局麻药溶液的用量 C. 加入少量肾上腺素

D. 注射麻黄碱 E. 调节药物溶液 pH 至微碱性

16. 蛛网膜下腔麻醉及硬脊膜外麻醉时常合用麻黄碱，其目的是防止局麻传到麻醉药

A. 抑制呼吸 B. 血压降低 C. 引起心律失常

D. 局麻作用过快消失 E. 扩散吸收

17. 丁卡因**不宜**用于下列哪种麻醉

A. 表面麻醉 B. 浸润麻醉 C. 传导麻醉 D. 硬膜外麻醉 E. 腰麻

二、问答题

1. 简述局部麻醉药发挥局麻作用的机制。

2. 简述局部麻醉药吸收入血后的毒性反应，如何纠正这些毒性反应？

【参考答案】

一、单项选择题

1. C 2. B 3. A 4. C 5. A 6. B 7. C 8. E 9. E 10. E

11. A 12. D 13. B 14. C 15. C 16. B 17. B

二、问答题

1. 局麻药主要作用于神经细胞膜，阻断电压门控性钠通道，阻滞 Na^+ 内流，使细胞膜不能去极化，导致神经细胞失去兴奋性和传导性，引起局麻作用。局麻药低浓度时阻断感觉神经冲动的发生和传导，高浓度时对任何神经都有阻断作用。

2. 局麻药用药量过大或误入血管可引起中枢毒性和心血管抑制。中枢症状有头晕、不安、肌震颤、肌张力增高、惊厥，随后出现呼吸衰竭和昏迷。心血管抑制表现为心肌收缩力减弱、心率减慢、房室传导阻滞甚至心脏停搏。为此，用药过程需严格把握好时间和剂量，给药

前回抽无回血方可注入。若出现前述症状,应及时给予吸氧、补液升压、用地西泮控制中枢
兴奋。

（阮耀祥）

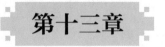

镇静催眠药

学习目标

1. 掌握:地西泮和巴比妥类药物的作用、机制、临床应用及不良反应。
2. 熟悉:硝西泮、艾司唑仑、三唑仑的作用特点及应用。
3. 了解:水合氯醛的作用特点及主要不良反应。

镇静催眠药抑制中枢神经系统,可引起安静和近似生理性睡眠。它主要包括苯二氮䓬
类、巴比妥类及其他类药物(如水合氯醛)。目前苯二氮䓬类药物已经基本上成为临床上最
常用的镇静催眠药

地西泮又称安定,是苯二氮䓬类的代表药物,主要有抗焦虑、镇静催眠、抗惊厥、抗癫痫
以及中枢性肌肉松弛等药理作用。地西泮小于镇静量就能产生良好的抗焦虑作用,对各种
原因引起的焦虑都有效果,临床上可以用于焦虑症的治疗。

地西泮发挥镇静催眠作用具有以下优点:①镇静作用快而确实,可产生短暂性记忆缺
失;②对快动眼睡眠(REMS)影响较小,停药后反跳轻,依赖性小;③主要延长非快动眼睡
眠(NREMS)第 2 期,明显缩短慢波睡眠(SWS),因此可减少发生于此时期的夜惊或夜游
症;④治疗指数高,对呼吸影响小,安全范围大;⑤对肝药酶几无诱导作用,不影响其他药物
的代谢。

地西泮静脉注射是治疗癫痫持续状态的首选药物。地西泮有较强的肌肉松弛作用,在
发挥肌松作用时不影响正常活动,临床上可用于脑血管意外、脊髓损伤引起的肌强直、局部
关节病变、腰肌劳损所致的肌痉挛等。

地西泮中枢抑制作用机制与药物作用于脑内不同部位 GABA(γ- 氨基丁酸)A 受体密
切相关,地西泮与其苯二氮䓬类受体结合后,可促进 GABA(γ- 氨基丁酸)与 GABAA 受体
结合,通过增加 Cl⁻ 通道开放的频率而促使更多的 Cl⁻ 进入神经细胞内,增强 GABA 的突触
抑制作用。最常见的不良反应是嗜睡、头昏、乏力和记忆力下降;静脉注射过快可引起呼吸、
循环抑制,可用氟马西尼解救;长期应用可以产生耐受性和依赖性;可通过胎盘,也可通过
乳汁排出,故孕妇及哺乳妇禁用。

同类药还有硝西泮、艾司唑仑、氟西泮、三唑仑等。

巴比妥类具有镇静催眠、抗惊厥、麻醉及麻醉前给药、增强中枢抑制药等药理作用。与
苯二氮䓬类比较,巴比妥类药物在发挥镇静催眠作用时有以下几方面缺点:①明显缩短
REMS 时相,停药后反跳性梦境增多严重,患者对药物依赖性大。②安全范围小。大剂量可
导致麻醉,抑制呼吸、循环中枢。③是肝药酶诱导剂,影响自身及其他药物的代谢。本类药

物中苯巴比妥有较强抗惊厥、抗癫痫作用。巴比妥类药物可促进 GABA 与 GABAA 受体结合,通过增加 Cl⁻ 通道开放的时间增强 GABA 神经突触抑制,巴比妥类还可抑制兴奋性氨基酸谷氨酸的作用而发挥中枢抑制作用。不良反应有后遗效应、耐受性、依赖性、呼吸抑制以及过敏反应和肝功能损害等。

【习题】

一、单项选择题

1. 关于苯二氮䓬类的作用特点,**错误的**是
A. 小于镇静剂量时,即有良好抗焦虑作用
B. 可引起暂时性记忆缺失　　　　　C. 其诱导的催眠与生理性睡眠较近似
D. 剂量加大可引起麻醉　　　　　E. 有良好的抗癫痫作用

2. 苯二氮䓬类发挥药理作用主要与下列哪一物质有关
A. 前列腺素　　　　B. 白三烯　　　　C. γ- 氨基丁酸
D. 乙酰辅酶 A　　　　E. 去甲肾上腺素

3. 苯二氮䓬类急性中毒时,可用哪种药物解毒
A. 尼可刹米　　B. 纳洛酮　　C. 氟马西尼　　D. 呋塞米　　E. 贝美格

4. 苯二氮䓬类与巴比妥类的共同特点**不包括**
A. 都具有抗惊厥、抗癫痫作用　　　　B. 都具有镇静催眠作用
C. 都具有嗜睡作用　　　　D. 剂量加大都有麻醉作用
E. 可致乏力、困倦

5. 苯二氮䓬类常用于麻醉前给药的药理学基础**不包括**
A. 镇静兼有镇痛作用　　　　B. 缓解对手术的恐惧
C. 减少麻醉药用量　　　　D. 患者对术中不良刺激在术后不复记忆
E. 加强麻醉药的肌肉松弛效果

6. GABA 与 GABAA 受体结合时,使 Cl⁻ 通道开放频率增加的药物是
A. 地西泮　　B. 巴比妥类　　C. 丙戊酸钠　　D. 硫酸镁　　E. 苯妥英钠

7. **不属于**地西泮药理作用的是
A. 镇静、催眠、抗焦虑　　B. 抗抑郁　　　　C. 抗惊厥
D. 中枢性肌肉松弛　　E. 抗癫痫

8. **不属于**苯二氮类药物的是
A. 氯氮䓬　　B. 氟西泮　　C. 奥沙西泮　　D. 三唑仑　　E. 甲丙氨酯

9. 患者女,癫痫病史 10 年,因受惊吓突然倒地,四肢抽搐,口吐白沫,牙关禁闭,意识不清,持续 30min 仍不缓解,入院诊断为癫痫持续状态,应首选的药物是
A. 异戊巴比类　　　　B. 苯巴比妥　　　　C. 静注地西泮
D. 水合氯醛　　　　E. 苯妥英钠

10. 地西泮临床**不用于**
A. 焦虑症　　　　B. 诱导麻醉　　　　C. 小儿高热惊厥
D. 麻醉前用药　　　　E. 脊髓损伤引起肌肉强直

11. 癫痫持续状态的首选药物是
A. 地西泮　　B. 硫喷妥钠　　C. 水合氯醛　　D. 吗啡　　E. 硫酸镁

12. 苯二氮䓬受体拮抗剂是

　　A. 氟马西尼　　　B. 三唑仑　　　　C. 地西泮　　　　　D. 硫喷妥钠　　　E. 甲丙氨酯

13. 通过延长 Cl⁻ 通道开放时间而增强 GABA 抑制效应的药物是

　　A. 苯二氮䓬类　　B. 巴比妥类　　　C. 丙戊酸钠　　　D. 硫酸镁　　　　E. 苯妥英钠

14. 临床常用于癫痫大发作和癫痫持续状态的巴比妥类药物是

　　A. 去氧苯比妥　　B. 硫喷妥钠　　　C. 司可巴比妥　　D. 异戊巴比妥　　E. 苯巴比妥

15. 苯巴比妥急性中毒时,为加速其从肾脏排泄,应采取的措施是

　　A. 静滴生理盐水　　　　　　B. 静滴碳酸氢钠溶液　　　　　　C. 静滴 5% 葡萄糖溶液

　　D. 静滴甘露醇　　　　　　　E. 静滴低分子右旋糖酐

16. 作静脉麻醉的首选药物是

　　A. 地西泮　　　　B. 硫喷妥钠　　　C. 水合氯醛　　　D. 吗啡　　　　　E. 硫酸镁

17. 起效最快的药物是

　　A. 氟马西尼　　　B. 三唑仑　　　　C. 地西泮　　　　D. 硫喷妥钠　　　E. 甲丙氨酯

18. 巴比妥类药物急性中毒时静脉滴注碳酸氢钠的目的是

　　A. 中和巴比妥类,使其毒性降低　　　　　　　B. 纠正酸中毒

　　C. 碱化尿液,加速毒物排泄　　　　　　　　　D. 促进药物代谢

　　E. 促进药物从外周转入中枢

19. 下列哪种药理作用与巴比妥类药物无关

　　A. 抗焦虑　　　　B. 镇静　　　　　C. 催眠　　　　　D. 抗惊厥　　　E. 麻醉作用

20. 巴比妥类急性中毒时为加速其排泄应采取的主要措施是

　　A. 静滴碳酸氢钠　　　　　　B. 静滴低分子右旋糖酐　　　　　C. 静滴 10% 葡萄糖

　　D. 静滴生理盐水　　　　　　E. 静滴氯化铵

21. 巴比妥类药物作用快慢主要取决于

　　A. 药物分子的大小　　　　　B. 药物的脂溶性　　　　　　　C. 用药剂量

　　D. 用药途径　　　　　　　　E. 用药时间

22. 具有镇静、催眠、抗惊厥、抗癫痫作用的药物是

　　A. 苯妥英钠　　　　　　　　B. 苯巴比妥　　　　　　　　　C. 水合氯醛

　　D. 扑米酮　　　　　　　　　E. 戊巴比妥钠

23. 巴比妥类药物中具有抗癫痫作用的是

　　A. 巴比妥　　　　　　　　　B. 戊巴比妥　　　　　　　　　C. 苯巴比妥

　　D. 异戊巴比妥　　　　　　　E. 硫喷妥钠

24. 巴比妥类中毒时,对患者最危险的是

　　A. 呼吸麻痹　　　　　　　　B. 心跳停止　　　　　　　　　C. 深度昏迷

　　D. 吸入性肺炎　　　　　　　E. 肝损害

25. 某男,服用苯巴比妥类药中毒,抢救此药物中毒最重要的措施是

　　A. 排空胃内容物及结合残留的毒物　　　　　B. 碱化尿液以促进毒物排泄

　　C. 保持呼吸道通畅及充分的肺通气量　　　　D. 输液以增加回心血量及心排血量

　　E. 静滴间羟胺以升高血压

26. 因对胃刺激性大,宜稀释后口服或直肠给药的是

　　A. 地西泮　　　　B. 苯巴比妥　　　C. 水合氯醛　　　D. 苯妥英钠　　　E. 氯丙嗪

二、问答题
简述地西泮药理作用和主要临床用途。

【参考答案】

一、单项选择题
1. D 2. C 3. C 4. D 5. A 6. A 7. B 8. E 9. C 10. B
11. A 12. A 13. B 14. E 15. B 16. B 17. D 18. C 19. A 20. A
21. B 22. B 23. C 24. A 25. C 26. C

二、问答题
地西泮具有抗焦虑、镇静催眠、抗惊厥、抗癫痫和中枢性肌肉松弛作用。口服用于治疗焦虑（首选药）、失眠，静脉注射为治疗癫痫持续状态的首选药。

（阮耀祥）

第十四章

抗癫痫药和抗惊厥药

学习目标
1. 掌握：苯妥英钠的作用、抗癫痫机制、应用及主要不良反应。
2. 熟悉：硫酸镁的作用、应用及不良反应。
3. 了解：癫痫的主要发作类型和抗癫痫药的作用机制。

常用的抗癫痫药物包括苯妥英钠、苯巴比妥、卡马西平、乙琥胺、丙戊酸钠、氯硝西泮等。

苯妥英钠
苯妥英钠能具有抗癫痫、抗心律失常作用。能阻断异常放电神经元的钠通道，抑制异常放电及放电的扩散，对多种细胞（神经细胞和心肌细胞）膜具有膜稳定作用，并阻断电压依赖性钙通道（L型和N型），增强GABA的突触后抑制效应。苯妥英钠对癫痫大发作、单纯部分性发作、精神运动性发作疗效好，对小发作无效甚至使之恶化。还可用于治疗三叉神经痛，舌咽神经痛，坐骨神经痛等外周神经痛，并具有抗心律失常作用。不良反应表现为局部刺激性、齿龈增生、神经系统反应、造血系统反应、骨骼系统反应、过敏反应等。

苯巴比妥可用于防治癫痫大发作及癫痫持续状态，对单纯部分性发作及精神运动性发作也有效，对小发作无效。

卡马西平
卡马西平对精神运动性发作、大发作，单纯部分发作疗效较好，对小发作、肌阵挛发作疗效差或无效，对癫痫并发精神症状亦有效。临床上可以用于抗癫痫、治疗外周神经痛以及治疗躁狂症。

地西泮静脉注射首选用于癫痫持续状态。乙琥胺仅对小发作有效，对其他型癫痫无效，为防治小发作的首选药。

丙戊酸钠对多种癫痫发作均有效,对大发作疗效不及苯妥英钠、苯巴比妥,对小发作疗效优于乙琥胺,对精神运动性发作疗效与卡马西平相似,是大发作合并小发作时的首选药物。主要的不良反应是肝损害,用药期间应定期检查肝功能。扑米酮对大发作疗效优于苯巴比妥,对部分性发作疗效不及苯妥英钠和卡马西平,对小发作无效。

氯硝西泮

氯硝西泮为广谱抗癫痫药,对各型癫痫均有效,尤对癫痫小发作、非典型失神发作和肌阵挛发作疗效佳。

硫酸镁

硫酸镁因给药途径不同可以产生不同的药理效应。口服硫酸镁有泻下和利胆的作用,静脉给药具有抗惊厥和降血压的作用。由于 Mg^{2+} 竞争性地与 Ca^{2+} 受点结合,抑制 Ca^{2+} 内流,使运动神经末梢乙酰胆碱释放减少,阻断神经肌肉接头传递,发挥抗惊厥作用。临床主要用于治疗子痫、破伤风等。过量中毒可以引起呼吸抑制、血压剧降和心搏骤停。肌腱反射消失是中毒的先兆。中毒时应立即行人工呼吸,并缓慢静脉注射氯化钙或葡萄糖酸钙予以解救。

【习题】

一、单项选择题

1. 用于治疗癫痫持续状态的首选药物是

A. 静注苯妥英钠　　　　　　B. 静注苯巴比妥　　　　　　C. 静注地西泮

D. 口服水合氯醛　　　　　　E. 静注硫酸镁

2. 癫痫小发作的首选药物是

A. 卡马西平　　B. 丙戊酸钠　　C. 地西泮　　D. 乙琥胺　　E. 苯巴比妥

3. 治疗癫痫大发作应首选

A. 苯妥英钠　　B. 苯巴比妥　　C. 卡马西平　　D. 丙戊酸钠　　E. 苯巴比妥

4. 患者,两岁时被诊断为癫痫,3 年来一直持续服用抗癫痫药物,这期间虽偶有癫痫小发作,但症状都能很快得到控制。数天前,患儿父母因忙于生意没有顾得上取药。停药后第 8d 一大早,患儿突然出现紧咬牙关、双眼上翻、四肢抖动、口吐白沫的惊厥症状。在送医院的路上,频繁抽动达 20 多次,最后一次抽搐持续一个多小时不能缓解,请问应选用何药

A. 静注苯妥英钠　　　　　　B. 静注苯巴比妥　　　　　　C. 静注地西泮

D. 口服水合氯醛　　　　　　E. 静注硫酸镁

5. 治疗癫痫大发作和精神运动性发作宜选

A. 苯二氮䓬类　　　　　　　B. 乙琥胺　　　　　　　　　C. 苯巴比妥钠

D. 卡马西平　　　　　　　　E. 丙戊酸钠

6. 对癫痫大发作或部分性发作疗效好的药物是

A. 苯妥英钠　　B. 乙琥胺　　C. 苯巴比妥钠　　D. 地西泮　　E. 丙戊酸钠

7. 治疗小发作疗效好而对其他型癫痫无效的药物是

A. 苯二氮䓬类　　B. 乙琥胺　　C. 苯巴比妥钠　　D. 卡马西平　　E. 丙戊酸钠

8. 对癫痫并发躁狂症疗效较好的药物是

A. 苯二氮䓬类　　B. 乙琥胺　　C. 苯巴比妥钠　　D. 卡马西平　　E. 丙戊酸钠

9. 下列何药长期应用可引起牙龈增生

A. 苯巴比妥　　　B. 卡马西平　　　C. 苯妥英钠　　　D. 乙琥胺　　　E. 丙戊酸钠

10. 哪种药物长期应用可引起巨幼细胞贫血

A. 苯巴比妥　　　B. 卡马西平　　　C. 苯妥英钠　　　D. 乙琥胺　　　E. 丙戊酸钠

11. 治疗外周神经痛宜选用

A. 苯妥英钠　　　B. 吲哚美辛　　　C. 阿托品　　　D. 哌替啶　　　E. 地西泮

12. 治疗三叉神经痛和舌咽神经痛疗效较好的药物

A. 苯巴比妥　　　B. 卡马西平　　　C. 地西泮　　　D. 哌替啶　　　E. 阿托品

13. 下列哪项**不属于**苯妥英钠的临床用途

A. 癫痫大发作　　　　　B. 癫痫局限性发作　　　　　C. 失眠

D. 快速型心律失常　　　E. 癫痫小发作

14. 卡马西平的主要临床用途**不包括**

A. 癫痫大发作　　　　　B. 癫痫部分性发作　　　　　C. 三叉神经痛

D. 缓慢型心律失常　　　E. 躁狂症

15. 关于苯妥英钠用途的叙述,**错误的**是

A. 癫痫大发作和局限性发作可作首选　　　B. 癫痫小发作无效,反而加重

C. 中枢疼痛综合征有效　　　　　　　　　D. 强心苷中毒引起的室性心律失常有效

E. 尿崩症有效

16. 长期应用苯妥英钠应补充

A. 维生素 B_{12}　　　　　B. 维生素 B_6　　　　　C. 二氢叶酸

D. 甲酰四氢叶酸　　　　E. 铁剂

17. 苯妥英钠对下列何种类型癫痫治疗无效

A. 小发作　　　　　　　B. 局限性发作　　　　　C. 大发作

D. 精神运动性发作　　　E. 强直－阵挛性发作

18. 大发作合并小发作的首选药是

A. 卡马西平　　　B. 苯妥英钠　　　C. 丙戊酸钠　　　D. 乙琥胺　　　E. 苯巴比妥

19. 苯妥英钠的不良反应**不包括**

A. 眼球震颤　　　　　　B. 肾脏严重损害　　　　　C. 齿龈增生

D. 胃肠道反应　　　　　E. 巨幼细胞贫血

20. 不但对癫痫无效,甚至可诱发发作的是

A. 苯巴比妥　　　B. 苯妥英钠　　　C. 丙戊酸钠　　　D. 乙琥胺　　　E. 氯丙嗪

21. 治疗精神运动性发作的首选药是

A. 卡马西平　　　B. 苯妥英钠　　　C. 地西泮　　　D. 乙琥胺　　　E. 扑米酮

22. 硫酸镁抗惊厥的作用机制是

A. 特异性竞争 Ca^{2+} 受点,拮抗 Ca^{2+} 作用　　　B. 阻滞神经元的钠离子通道

C. 减弱谷氨酸的兴奋性作用　　　　　　　　　　　D. 增强 GABA 的作用

E. 抑制中枢多突触反射

23. 硫酸镁中毒应选用下列哪种药物对抗

A. 氯化钾　　　B. 碳酸氢钠　　　C. 氯化钙　　　D. 地西泮　　　E. 葡萄糖

24.(妊娠)子痫宜选用

A. 地西泮　　　B. 苯巴比妥钠　　　C. 水合氯醛　　　D. 口服硫酸镁　　　E. 注射硫酸镁

25. 竞争性抑制 Ca^{2+} 的抗惊厥药是

A. 乙琥胺　　　B. 苯妥英钠　　　C. 卡马西平　　　D. 硫酸镁　　　E. 丙戊酸钠

二、问答题

简述常用抗癫痫药物有哪些？试述各药的临床用途。

【参考答案】

一、单项选择题

1. C　2. D　3. A　4. C　5. D　6. A　7. B　8. D　9. C　10. C

11. A　12. B　13. E　14. D　15. E　16. D　17. A　18. C　19. B　20. E

21. A　22. A　23. C　24. E　25. D

二、问答题（略）

（阮耀祥）

第十五章

治疗中枢神经退行性疾病药物

学习目标

1. **掌握**：左旋多巴的作用特点、临床应用及不良反应。

2. **熟悉**：左旋多巴增效药物和苯海索的作用特点、临床应用。

3. **了解**：抗帕金森病药物分类；其他抗帕金森病药物的作用特点；治疗阿尔茨海默病药物分类及作用特点。

一、抗帕金森病药

帕金森病主要表现为进行性锥体外系功能障碍的中枢退行性病变的一种疾病。症状主要为静止震颤、肌肉强直、运动迟缓和共济失调，多伴有智力减退。其发病机制可能与黑质–纹状体通路多巴胺能与胆碱能神经功能平衡失调，胆碱能神经元活性相对增高有关。

（一）拟多巴胺类药

1. 多巴胺的前体药　左旋多巴。

主要补充纹状体中多巴胺的不足；治疗帕金森病和肝昏迷。不良反应：①胃肠道反应；②心血管反应；③运动多动症，表现为口–舌–颊三联征；④症状波动及"开关现象"；⑤精神障碍。

2. 左旋多巴的增效药　卡比多巴增加进入中枢神经系统的左旋多巴。

3. DA 受体激动药　溴隐亭。

4. 促多巴胺释放药　金刚烷胺。

5. 抗胆碱药　苯海索阻断中枢性 M 胆碱受体。

二、治疗阿尔茨海默病药

阿尔茨海默病是与年龄相关的,主要表现为进行性认知障碍和记忆减退的中枢神经系统退行性变。

(一)胆碱酯酶抑制药

他克林。

(二)M 受体激动药

占诺美林。

【习题】

一、单项选择题

1. 卡比多巴治疗帕金森病的机制主要是
A. 激动中枢多巴胺受体　　　　　　B. 抑制外周芳香氨基酸脱羧酶
C. 阻断中枢多巴胺受体　　　　　　D. 抑制多巴胺再摄取
E. 促进多巴胺释放

2. 溴隐亭治疗帕金森病的主要是
A. 激动中枢多巴胺受体　　　　　　B. 抑制外周氨基酸脱羧酶
C. 阻断中枢多巴胺受体　　　　　　D. 抑制多巴胺再摄取
E. 促进多巴胺释放

3. 左旋多巴抗帕金森病是因为
A. 在中枢转变为多巴胺　　　　　　B. 阻断中枢胆碱受体
C. 阻断中枢多巴胺受体　　　　　　D. 直接激动中枢多巴胺受体
E. 促进中枢多巴胺释放

4. 苯海索抗帕金森病是因为
A. 提高中枢多巴胺浓度　　　　　　B. 阻断中枢胆碱受体
C. 阻断中枢多巴胺受体　　　　　　D. 激动中枢多巴胺受体
E. 促进中枢多巴胺释放

5. 司来吉兰抗帕金森病是因为
A. 抑制外周多巴脱羧酶　　　　　　B. 抑制中枢单胺氧化酶 B
C. 抑制中枢单胺氧化酶 A　　　　　D. 激动中枢多巴胺受体
E. 激动中枢去甲肾上腺素受体

6. 卡比多巴与左旋多巴合用是因为
A. 提高脑内多巴胺浓度,增强疗效　　B. 减慢左旋多巴肾脏排泄,增强疗效
C. 直接激动多巴胺受体,增强疗效　　D. 抑制多巴胺再摄取,增强左旋多巴中枢疗效
E. 抑制中枢氨基酸脱羧酶,提高脑内多巴胺浓度

7. 吩噻嗪类抗精神病药引起的帕金森综合征宜选用的对抗药物是
A. 左旋多巴　　B. 金刚烷胺　　C. 司来吉兰　　D. 溴隐亭　　E. 苯海索

8. 关于卡比多巴,下列哪项是**不正确**的
A. 不易透过血脑屏障　　　　　　　B. 属于外周氨基酸脱羧酶抑制药
C. 可提高左旋多巴中枢疗效　　　　D. 可减少左旋多巴外周不良反应

E. 单用对帕金森病疗效较好

9. 关于左旋多巴抗帕金森病作用特点的描述，**不正确的**是

A. 口服吸收好，但显效慢

B. 对轻症和年轻患者疗效较好，对重症和年老体弱者疗效较差

C. 对肌肉强直和运动困难疗效好，对肌肉震颤疗效差

D. 对吩噻嗪类抗精神病药引起的帕金森综合征疗效较好

E. 疗效和疗程与黑质病损程度有关

10. 应用左旋多巴早期最常见的不良反应是

A. 迟发性运动障碍　　　　　B. 开－关现象　　　　　C. 胃肠道反应

D. 精神障碍　　　　　E. 心律失常

11. 维生素 B_6 与左旋多巴合用表现为

A. 增强左旋多巴的中枢疗效　　　　　B. 维生素 B_6 拮抗左旋多巴

C. 增强左旋多巴外周脱羧作用　　　　　D. 减少左旋多巴外周脱羧作用

E. 减少左旋多巴外周副作用

12. 有抗流感病毒作用的抗震颤麻痹药物是

A. 左旋多巴　　　B. 卡比多巴　　　C. 溴隐亭　　　D. 金刚烷胺　　　E. 司来吉兰

13. 有关卡比多巴的叙述，下述哪项是**不正确的**

A. 是外周多巴脱羧酶抑制剂　　　　　B. 能提高 L-Dopa 的疗效

C. 单用有抗震颤麻痹作用　　　　　D. 能减轻 L-Dopa 外周的副作用

E. 能提高脑内多巴胺的浓度

14. 金刚烷胺治疗帕金森病患者的主要作用机制是

A. 转化为多巴胺而起作用　　　　　B. 抗胆碱作用

C. 阻断多巴胺受体　　　　　D. 促进多巴胺释放

E. 激动 D_2 受体

15. 左旋多巴治疗肝昏迷的机制是

A. 转变成 NA，恢复正常的神经活动　　　　　B. 改善肝功能

C. 破坏苯乙醇胺和羟苯乙胺，患者苏醒　　　　　D. 激动纹状体 D_2 受体

E. 激动 M 受体

16. 有关苯海索的叙述，下列**不正确的**是

A. 对震颤麻痹的疗效弱　　　　　B. 外周抗胆碱作用弱

C. 对氯丙嗪引起的帕金森综合征无效　　　　　D. 对僵直及运动迟缓疗效差

E. 有口干副作用

17. 用左旋多巴治疗帕金森病时，应与下列哪种药物合用

A. 维生素 B_6　　　B. 多巴　　　C. 苯乙肼　　　D. 卡比多　　　E. 多巴胺

二、问答题

1. 简述左旋多巴抗帕金森病的作用机制。

2. 简述左旋多巴抗帕金森病的不良反应。

【参考答案】

一、单项选择题

1. B　2. A　　3. A　　4. B　　5. B　　6. A　　7. E　　8. E　　9. D　　10. C

11. C　12. D　13. C　　14. D　　15. A　　16. A　　17. D

二、问答题（略）

（王　芳）

第十六章

抗精神失常药

抗精神失常药物主要改善患者由各种原因引起的思维活动、情感和行为异常等精神障碍的药物。它包括抗精神病药、抗躁狂药和抗抑郁药。

一、抗精神病药

（一）吩噻嗪类

氯丙嗪（冬眠灵）

作用机制：阻断脑内边缘系统的多巴胺受体。

药理作用和临床用途：

1. 对中枢神经系统的作用

（1）镇静、抗精神病：正常人服用后镇静。它可用于治疗精神分裂症，不能根治，需长期用药。

（2）镇吐作用：小剂量抑制催吐化学感受器，大剂量直接抑制呕吐中枢。可用于化学药物和疾病引起的呕吐，对晕动症引起的呕吐无效。

（3）对体温调节的影响：抑制下丘脑体温调节中枢，使体温调节失灵。可用于低温麻醉和人工冬眠。冬眠合剂包括氯丙嗪、异丙嗪和哌替啶。

（4）增强中枢抑制药物的作用：增强镇静催眠药、麻醉药、镇痛药的作用。

2. 对自主神经系统的作用　①阻断 α 受体；②阻断 M 受体。

3. 对内分泌的作用　促进催乳素的分泌，抑制促性腺激素、生长激素和促皮质激素的分泌。

不良反应：

1. 局部刺激。

2. 中枢抑制。

3. M 受体阻断。

4. α 受体阻断。

5. 锥体外系反应　帕金森综合征、静坐不能、急性肌张力障碍和迟发性运动障碍等。

（二）其他抗精神病药物

氯氮平

氯氮平：最主要优点是几乎无锥体外系反应。

二、抗躁狂药

碳酸锂

药理作用：锂离子抗躁狂疗效显著。

临床应用：

1. 治疗躁狂症。

2. 控制精神分裂症的躁狂兴奋症状。

不良反应：

1. 胃肠道反应。

2. 抗利尿激素作用。

3. 抗甲状腺作用。

4. 锂盐中毒。

三、抗抑郁药

丙米嗪（米帕明）

药理作用：

1. 抗抑郁作用。

2. 阻断 M 受体。

3. 心血管系统作用。

临床应用：

1. 治疗各种原因引起的抑郁症。

2. 遗尿症。

3. 抗焦虑和恐惧。

不良反应：

1. 常见阿托品样作用。

2. 从抑制转变成躁狂。

【习题】

一、单项选择题

1. 氯丙嗪可阻断的受体有

A. 5- 羟色胺受体　　　　B. 去甲肾上腺素再摄取　　　　C. 肌醇生成

D. 多巴胺受体　　　　E. N 胆碱受体

2. 氯丙嗪抑制下丘脑体温调节中枢可引起的主要表现是

A. 抗精神病作用　　　　　　　B. 镇吐作用　　　　　　　　　C. 体温调节失灵

D. 锥体外系反应　　　　　　　E. 催乳素分泌

3. 氯丙嗪阻断中脑 – 边缘叶和中脑 – 皮质通路中的多巴胺受体引起

A. 抗精神病作用　　　　　　　B. 镇吐作用　　　　　　　　　C. 体温调节失灵

D. 锥体外系反应　　　　　　　E. 催乳素分泌

4. 氯丙嗪抗精神病作用机制是

A. 阻断中脑 – 边缘系统通路中的 DA 受体

B. 阻断中脑 – 边缘系统通路和中脑 – 皮质通路中的 DA 受体

C. 阻断黑质 – 纹状体通路中的 DA 受体

D. 阻断结节漏斗通路中的 DA 受体和黑质 – 纹状体通路中的 DA 受体

E. 激动中脑 – 边缘系统通路中的 DA 受体

5. 小剂量氯丙嗪镇吐的主要作用部位是

A. 胃黏膜感受器　　　　　　　B. 大脑皮质　　　　　　　　　C. 延脑呕吐中枢

D. 延髓催吐化学感受区　　　　E. 中枢 α 受体

6. 氯丙嗪阻断结节 – 漏斗部多巴胺受体可引起

A. 抗精神病作用　　　　　　　B. 镇吐作用　　　　　　　　　C. 体温调节失灵

D. 锥体外系反应　　　　　　　E. 催乳素分泌

7. 氯丙嗪阻断黑质 – 纹状体通路多巴胺受体可引起

A. 抗精神病作用　　　　　　　B. 镇吐作用　　　　　　　　　C. 体温调节失灵

D. 锥体外系反应　　　　　　　E. 催乳素分泌

8. 丙咪嗪临床主要用于治疗

A. 躁狂症　　　　B. 精神分裂症　　　C. 抑郁症　　　　D. 焦虑症　　　　E. 癌痛

9. 治疗量氯丙嗪可引起正常人的作用是

A. 烦躁不安　　　　　　　　　B. 情绪高涨　　　　　　　　　C. 紧张失眠

D. 安静、淡漠、易入睡　　　　E. 焦虑抑郁

10. 冬眠合剂的组成包括

A. 氯丙嗪 + 异丙嗪 + 哌替啶　　　　　　B. 氯丙嗪 + 异丙嗪 + 地西泮

C. 氯丙嗪 + 地西泮 + 哌替啶　　　　　　D. 氟哌啶醇 + 异丙嗪 + 哌替啶

E. 氟哌啶醇 + 芬太尼 + 异丙嗪

11. 几乎**不引起**锥体外系反应的抗精神病药物是

A. 氯氮平　　　B. 氟哌啶醇　　　C. 氟奋乃静　　　D. 泰尔登　　　E. 五氟利多

12. 氯丙嗪临床**不用于**

A. 躁狂抑郁症的躁狂症状　　　B. 晕车呕吐　　　　　　　　　C. 低温麻醉

D. 人工冬眠　　　　　　　　　E. 顽固性呃逆

13. 氯丙嗪引起低血压主要阻断

A. 中枢多巴胺受体　　　　　　B. 外周多巴胺受体　　　　　　C. α 受体

D. M 受体　　　　　　　　　　E. β 受体

14. 氯丙嗪引起的直立性低血压救治宜选用

A. 肾上腺素　　　　　　　　　B. 多巴胺　　　　　　　　　　C. 麻黄碱

D. 去甲肾上腺素　　　　　　　E. 异丙肾上腺素

15. 纠正氯丙嗪引起的低血压**禁用**

A. 去甲肾上腺素　　　　　　　B. 肾上腺素　　　　　　　　C. 去氧肾上腺素

D. 间羟胺　　　　　　　　　　E. 甲氧明

16. 长期大剂量应用氯丙嗪,较突出的副作用是

A. 黄疸　　　　　　　　　　　B. 药热　　　　　　　　　　C. 粒细胞缺乏

D. 锥体外系反应　　　　　　　E. 鼻塞、视物模糊

17. 抗精神病药物引起的锥体外系反应**不包括**

A. 急性肌力障碍　　　　　　　B. 静坐不能　　　　　　　　C. 诱发癫痫发作

D. 迟发性运动障碍　　　　　　E. 帕金森综合征

18. 抗精神病药物引起的锥体外系反应是由于阻断了

A. 中脑边缘系统通路多巴胺受体　　　　B. 中脑皮层通路多巴胺受体

C. 结节漏斗通路多巴胺受体　　　　　　D. 黑质纹状体通路多巴胺受体

E. 延髓多巴胺受体

19. 氯丙嗪引起的低血压**禁用**何药升压

A. 去甲肾上腺　　B. 肾上腺素　　C. 麻黄碱　　　　D. 间羟胺　　　　E. 间羟胺

20. 碳酸锂主要用于治疗

A. 精神分裂症　　B. 躁狂症　　　C. 焦虑症　　　　D. 抑郁症　　　　E. 癫痫

二、问答题

1. 试述氯丙嗪的药理作用。

2. 简述氯丙嗪的临床应用。

【参考答案】

一、单项选择题

1. D　　2. C　　3. A　　4. B　　5. D　　6. E　　7. D　　8. C　　9. D　　10. A

11. A　　12. A　　13. C　　14. D　　15. B　　16. D　　17. C　　18. D　　19. B　　20. B

二、问答题(略)

（王　芳）

第十七章

镇 痛 药

学习目标

1. 掌握:吗啡和哌替啶的作用、临床应用、不良反应及禁忌证。

2. 熟悉:其他镇痛药的作用特点。

3. 了解:吗啡的作用机制。

镇痛药作用于中枢神经系统,在患者意识清醒的状态下,减轻患者的疼痛。药效强,成

瘾性大。

一、阿片受体激动药

吗啡

药理作用:

(一)中枢神经系统

1. 镇痛、镇静作用。

2. 抑制呼吸。

3. 镇咳。

4. 其他 缩瞳、催吐。

(二)兴奋平滑肌

1. 兴奋胃肠道平滑肌,可用于止泻。

2. 兴奋胆道平滑肌,可诱发胆绞痛。

3. 收缩膀胱括约肌,可引起尿潴留。

4. 收缩支气管平滑肌,支气管哮喘患者禁用。

5. 抗缩宫素作用,可抑制产程。

(三)心血管系统

1. 扩血管。

2. 升高颅内压。

作用机制:激动阿片受体。

临床用途:

1. 镇痛 仅用于剧痛。

2. 心源性哮喘。

机制:①扩血管、改善心功能;②镇静,消除紧张、恐惧等情绪;③抑制呼吸中枢对 CO_2 的敏感性。

(四)止泻

不良反应:

1. 一般反应。

2. 耐受性和成瘾性,停药后出现戒断症状。

3. 急性中毒,表现昏迷、针尖样瞳孔、呼吸抑制等,患者多因呼吸抑制死亡。抢救药物吗啡拮抗药纳洛酮。

二、人工合成镇痛药

哌替啶(杜冷丁)

药理作用:与吗啡相似,有镇痛、镇静、抑制呼吸、催吐、心血管作用,但作用较吗啡弱。

临床用途:

1. 镇痛 吗啡代用品。

2. 麻醉前给药。

3. 冬眠合剂 由哌替啶、氯丙嗪、异丙嗪组成。

4. 心源性哮喘。

不良反应:与吗啡相似。

三、其他镇痛药物

芬太尼、美沙酮、喷他佐辛、曲马多等。

四、阿片受体拮抗药

纳洛酮。

【习题】

一、单项选择题

1. 吗啡抑制呼吸的机制是

A. 中毒引起呼吸麻痹　　　　　　　　　　B. 阻滞神经肌肉接头

C. 拮抗 Ca^{2+} 使运动神经释放递质减少　　D. 阻断 N_2 受体

E. 降低呼吸中枢对 CO_2 敏感性

2. 对阿片类药物叙述,**不正确的**是

A. 对呼吸无影响　　　　　　　　　　　　B. 镇痛作用强大,但反复应用易成瘾

C. 又称麻醉性镇痛药　　　　　　　　　　D. 镇痛同时意识清楚

E. 镇痛作用与激动阿片受体有关

3. 解救吗啡急性中毒的特效药是

A. 二甲弗林　　B. 山梗菜碱　　C. 咖啡因　　　　D. 纳洛酮　　　E. 美沙酮

4. 心源性哮喘临床宜选用

A. 芬太尼　　　　　　　　　　B. 吗啡　　　　　　　　　　　C. 肾上腺素

D. 沙丁胺醇　　　　　　　　　E. 异丙肾上腺素

5. 关于吗啡镇痛作用的叙述,**错误的**是

A. 镇痛作用强大　　　　　　　　　　　　B. 有明显镇静作用

C. 对急性锐痛的镇痛效力显著　　　　　　D. 对慢性钝痛的镇痛效力差

E. 镇痛同时不影响意识

6. 治疗胆绞痛最佳选用

A. 阿托品　　　　　　　　　　B. 哌替啶　　　　　　　　　　C. 阿司匹林

D. 阿托品 + 哌替啶　　　　　　E. 阿托品 + 阿司匹林

7. 吗啡对中枢神经系统的作用包括

A. 镇痛、镇静、散瞳、呼吸抑制　　　　　B. 镇痛、镇静、散瞳、呼吸兴奋

C. 镇痛、镇静、缩瞳、呼吸兴奋　　　　　D. 镇痛、镇静、缩瞳、呼吸抑制

E. 镇痛、烦躁、散瞳、呼吸抑制

8. 吗啡治疗心源性哮喘的根据**不包括**

A. 扩张外周血管,降低外周阻力　　　　　B. 兴奋心脏,增加心肌收缩力

C. 镇静作用消除焦虑、紧张情绪　　　　　D. 减轻心脏负荷

E. 降低呼吸中枢对 CO_2 敏感性

9. 关于吗啡药理作用的叙述,**不正确的**是

A. 镇静作用　　B. 镇痛作用　　C. 镇咳作用　　　D. 呼吸抑制　　　E. 导泻作用

10. 吗啡急性中毒的表现主要包括

A. 昏迷、呼吸抑制、瞳孔扩大　　　　　　B. 昏迷、呼吸抑制、瞳孔缩小

C. 昏迷、呼吸兴奋　　　　　　　　　　　D. 昏迷、瞳孔扩大

E. 呼吸抑制、瞳孔缩小、躁动

11. 下列哪种病因引起疼痛**禁止**使用吗啡

A. 心肌梗死剧痛血压正常者　　　　　　　B. 癌症引起剧痛

C. 大面积烧伤引起剧痛　　　　　　　　　D. 严重创伤引起剧痛

E. 颅脑外伤伴有颅内压增高的剧痛

12. 临床主要用于镇咳的药物是

A. 可待因　　　B. 吗啡　　　C. 喷他佐辛　　　D. 哌替啶　　　E. 芬太尼

13. 某一药物急性中毒患者,出现昏迷、瞳孔极度缩小,呼吸深度抑制,血压降低,上述中毒症状的药物是

A. 苯巴比妥　　　B. 吗啡　　　C. 地西泮　　　D. 氯丙嗪　　　E. 苯妥英钠

14. 心源性哮喘临床治疗可选用

A. 异丙肾上腺素　　　　　　B. 阿托品　　　　　　　C. 哌替啶

D. 去甲肾上腺素　　　　　　E. 酮替芬

15. 下列用于组成冬眠合剂的镇痛药物是

A. 可待因　　　B. 吗啡　　　C. 喷他佐辛　　　D. 哌替啶　　　E. 芬太尼

16. 哌替啶镇痛临床应用**不包括**

A. 手术后疼痛　　　B. 内脏绞痛　　　C. 晚期癌痛　　　D. 外伤性剧痛　　　E. 肌肉关节痛

17. 下列**不属于**哌替啶的禁忌证的是

A. 诊断未明的急腹痛　　　　　B. 哺乳期妇女　　　　　　C. 颅内压升高者

D. 支气管哮喘、肺心病　　　　E. 心源性哮喘

18. 哌替啶应用比吗啡广泛主要是由于

A. 镇痛作用比吗啡强大　　　　B. 呼吸抑制比吗啡强　　　　C. 成瘾性比吗啡轻

D. 引起便秘　　　　　　　　　E. 对支气管平滑肌影响大

19. 下列属于非麻醉性镇痛药的是

A. 哌替啶　　　B. 可待因　　　C. 喷他佐辛　　　D. 芬太尼　　　E. 哌替啶

20. 下列属于阿片受体拮抗剂的是

A. 吗啡　　　B. 可待因　　　C. 纳洛酮　　　D. 芬太尼　　　E. 喷他佐辛

二、问答题

1. 试述吗啡的临床应用。

2. 简述吗啡的不良反应。

【参考答案】

一、单项选择题

1. E　　2. A　　3. D　　4. B　　5. D　　6. D　　7. D　　8. B　　9. E　　10. B

11. E　12. A　13. B　14. C　15. D　16. B　17. E　18. C　19. C　20. C

二、问答题(略)

（王　芳）

第十八章

解热镇痛抗炎药

学习目标

1. 掌握：阿司匹林的药理作用、临床应用和不良反应。
2. 熟悉：药物的分类，各类药物的药理作用特点、临床应用和不良反应。
3. 了解：选择性环氧化酶抑制药和抗痛风药的作用特点。

解热镇痛抗炎药是一类具有解热、镇痛并且大多数还具有抗炎、抗风湿作用的药物。由于这类药物化学结构中不含甾环结构，虽然有抗炎作用，但其结构不同于糖皮质激素，因此又被称为非甾体抗炎药（nonsteroidal anti-inflammatory drugs，NSAIDs）。

解热镇痛抗炎药的基本作用包括：①解热作用。其可以降低各种原因引起的发热患者的体温，但是对正常人的体温无影响，这种特性与氯丙嗪调节体温的作用不同。②中等程度的镇痛作用。其对慢性钝痛效果较好，如牙痛、头痛、关节痛、神经痛、肌肉痛、月经痛等；对急性锐痛效果较差；对内脏平滑肌绞痛和严重的创伤性剧痛则无效，但其不会产生药物依赖性和成瘾性，因此此类药物较常用于中等程度疼痛的镇痛。③抗炎、抗风湿的作用。除苯胺类药物之外，其他的解热镇痛抗炎药都具有抗炎作用，可以有效地缓解风湿、类风湿性关节炎的炎症反应症状，减轻炎症引起的红、肿、热、痛，但此类药物只是对症治疗，不能从根本上去除病因，也不能阻止疾病的发生发展。

此类药物的共同作用机制为通过抑制体内环氧化酶（cyclooxygenase，COX）的活性从而减少前列腺素（prostaglandin，PGs）的生成来发挥作用的。人体内存在两种COX的亚型（COX-1，COX-2），此类药物根据对COX亚型抑制作用的选择性不同，可分为非选择性环氧酶抑制剂和选择性环氧酶（COX-2）抑制剂。

一、非选择性环氧酶抑制剂

（一）水杨酸类

阿司匹林

又名乙酰水杨酸，可口服，主要经肝脏代谢经肾脏排泄，尿液的pH值可以影响其排泄速度。尿液偏碱性时，其排泄增多，反之减少。因此阿司匹林中毒时，可以通过碱化尿液来促进其排出。

药理作用和临床用途：

1. 解热作用　阿司匹林可以用于各种原因引发的发热。

2. 镇痛作用　阿司匹林可以用于慢性钝痛的治疗，如牙痛、头痛等。

3. 抗炎、抗风湿作用　目前阿司匹林仍然是治疗风湿、类风湿性关节炎的首选药。

4. 抗血栓形成　小剂量（50~100mg）阿司匹林可以起到选择性抑制血小板膜上COX-1的作用，从而阻止了血栓素 A_2（TXA_2）的生成，最终起到抑制血栓形成的作用，可以用于防治心绞痛、心肌梗死和动脉粥样硬化等疾病。

不良反应及用药护理：

1. 胃肠道反应　主要表现为恶心、呕吐及上腹不适等,甚至可能诱发胃溃疡。建议患者餐后服药、服用肠溶片或在服用期间同服抗酸药。

2. 凝血障碍　服药期间可定期检查血常规及大便潜血,可用维生素K防治。

3. 过敏反应　少数患者偶发过敏症状,某些哮喘患者服用后可引发哮喘,称"阿司匹林哮喘"。可雾化吸入糖皮质激素进行治疗。

4. 水杨酸反应　阿司匹林用量过大时可引起眩晕、头痛、恶心、呕吐及听力减退等中毒症状。一旦发生应立即停药,碱化尿液,加速其排出。

5. 雷依氏综合征(Reye's sydrome)　患有病毒性疾病的儿童在服用阿司匹林后,偶可引发,虽然少见,但是预后恶劣。

(二)苯胺类

对乙酰氨基酚(扑热息痛)

可口服,因其抑制中枢PGs合成的作用较强,而抑制外周PGs合成的作用很弱,所以其解热作用强而持久,镇痛作用弱于阿司匹林,几乎没有抗炎作用,常用于发热和慢性钝痛的治疗。

(三)有机酸类

吲哚美辛(消炎痛)

对COX有强大的非选择性抑制作用,但因其不良反应较多,所以一般不作为解热镇痛药使用,主要用于对阿司匹林不易耐受或疗效不显著的风湿性关节炎、类风湿性关节炎、强直性脊椎炎和骨关节炎患者的治疗。

布洛芬

其具有较强的解热、镇痛、抗炎作用;可以用于风湿、类风湿性关节炎、骨关节炎、强直性脊椎炎等疾病的治疗,可以缓解中等程度的疼痛如月痛经、牙痛等,可以用于对阿司匹林及吲哚美辛无效或不能耐受患者的治疗,也可以用于感冒引起的发热。

(四)吡唑酮类

保泰松

具有较强的抗炎作用以及较弱的解热镇痛作用,不良反应多并且较严重,临床上不常用,仅可用于急性痛风、类风湿性关节炎和不能耐受其他药物的患者。

二、选择性环氧酶-2抑制剂

选择性COX-2抑制剂对COX-2抑制作用强,对COX-1影响较小。常用的药物为尼美舒利和塞来昔布。其抗炎作用强,不良反应较少,主要用于类风湿性关节炎等疾病的抗炎治疗。

【习题】

一、单项选择题

1. 对解热镇痛抗炎药物叙述**错误的**是

A. 降温作用与环境无关　　　　　　　　B. 仅使发热患者体温降低

C. 中等程度镇痛作用　　　　　　　　　D. 大多数药物具有抗炎作用

E. 此类药物都具有抗血栓形成作用

2. 阿司匹林**不具有**的不良反应是

A. 胃肠道反应　　　　　　B. 瑞夷综合征　　　　　　C. 水钠潴留

D. 听力减退、耳鸣　　　　E. 荨麻疹等过敏反应

3. 属于选择性诱导型环氧酶 –2 的抑制药是

A. 阿司匹林   B. 吲哚美辛   C. 布洛芬

D. 对乙酰氨基酚   E. 塞来昔布

4. 阿司匹林急性中毒宜采取的措施是

A. 口服呋塞米   B. 静脉滴注氯化铵   C. 静脉滴注碳酸氢钠

D. 口服氢氯噻嗪   E. 口服碳酸氢钠

5. 类风湿性关节炎的首选药物是

A. 羟基保泰松   B. 阿司匹林   C. 布洛芬

D. 保泰松   E. 对乙酰氨基酚

6. 对解热镇痛药正确的叙述是

A. 能降低发热者体温   B. 对各种严重创伤性剧痛有效

C. 对体温的影响与氯丙嗪相同   D. 抑制外周前列腺素合成,发挥解热作用

E. 镇痛部位主要在中枢

二、问答题

1. 解热镇痛抗炎药和氯丙嗪对体温的调节作用有何异同点?

2. 解热镇痛抗炎药与镇痛药的镇痛作用有何区别?

3. 阿司匹林有哪些不良反应? 如何防范?

4. 案例分析

李某,患有类风湿性关节炎,10d 前开始服用阿司匹林,并逐渐增加到每日餐前口服 0.6g,每日 3 次,关节肿胀明显得到缓解。今日突然出现上腹部胀痛、反酸、恶心、呕吐,晨起刷牙时伴牙龈出血,鼻黏膜出血。入院内镜检查示十二指肠球部后壁溃疡。

请问:

（1）该患者使用阿司匹林治疗类风湿性关节炎是否合理?

（2）为什么该患者会出现消化性溃疡和牙龈出血? 应如何进行用药护理?

【参考答案】

一、单项选择题

1. E   2. C   3. E   4. C   5. B   6. A

二、问答题

1. 解热镇痛抗炎药与氯丙嗪对体温调节作用的区别见表 18–1。

表 18–1   解热镇痛抗炎药与氯丙嗪对体温调节作用的区别

	解热镇痛抗炎药	氯丙嗪
作用机制	通过抑制 PGs 的合成和释放,使体温调定点恢复至正常,散热增加产热减少从而产生解热作用	直接抑制下丘脑体温调节中枢,使其调节功能减弱,使体温随外界温度变化而变化
作用	只能使发热患者的体温降至正常,而对正常人的体温无影响	配合物理降温,不仅可使发热者的体温降至正常,也可使正常体温降低到正常以下
临床用途	用于各种类型的发热	用于低温麻醉和人工冬眠
不良反应	胃肠道反应等,如恶心、呕吐、腹泻、胃溃疡	锥体外系反应等

2. 解热镇痛抗炎药与镇痛药镇痛作用的区别见表18-2。

表18-2 解热镇痛抗炎药与镇痛药镇痛作用的区别

	解热镇痛抗炎药	阿片类镇痛药
作用机制	通过抑制外周的环氧酶而抑制 PGs 的合成与释放,作用部位在外周	通过与脑内阿片受体结合,激活脑内抗痛系统,产生中枢性镇痛作用,作用部位在中枢
作用	对慢性钝痛有效,对急性锐痛、剧痛、内脏绞痛无效	对各种类型的疼痛均有效
临床用途	头痛、牙痛、关节痛、肌肉痛、痛经等	用于其他药物无效的急性锐痛、剧痛等,如烧伤、癌症
不良反应	胃肠道反应等	产生欣快感和成瘾性

3. 阿司匹林的主要不良反应及防治措施

（1）胃肠道反应是阿司匹林最常见的不良反应,主要表现为恶心、呕吐、食欲缺乏等。大剂量服用阿司匹林可以引起胃溃疡和消化道出血,因此胃溃疡患者禁用。为防止胃肠道反应的发生可以选用肠溶片,或饭后服药及同服抗酸药来减轻药物对胃肠道的刺激。

（2）凝血障碍。阿司匹林可以延长出血时间,引发出血倾向,可以通过服用维生素 K 起到一定的防治效果。服药期间应注意观察患者有无瘀斑、黏膜出血或各腔道出血的情况发生,有严重肝病、维生素 K 缺乏症、血友病和近期有出血史的患者禁用,手术前一周应停用阿司匹林。

（3）过敏反应。阿司匹林可引起血管神经性水肿、皮疹和哮喘等。用药前应询问患者有无过敏史,阿司匹林哮喘一般在服药后 2h 内发生,应密切观察,出现症状应及时进行对症治疗,有哮喘史者禁用。

（4）水杨酸反应。大剂量长期服用阿司匹林容易产生水杨酸中毒症状,主要表现为头痛、眩晕、恶心、听视力减退和耳鸣等。应立即停药并进行相应的对症治疗,同时可静脉滴注碳酸氢钠溶液碱化尿液,以加速药物的排出。

（5）雷依氏综合征。病毒性感染伴发热的儿童或少年服用阿司匹林后有可能发生,应慎用。

4. 案例分析

（1）合理。阿司匹林抗炎抗风湿的作用强,可以迅速控制类风湿性关节炎的症状,目前阿司匹林依然是治疗风湿和类风湿性关节炎的首选药。

（2）长期大剂量服用阿司匹林可引起胃肠道反应和凝血障碍的不良反应。胃肠道反应主要表现为上腹部不适、恶心、呕吐等,与患者出现的症状相符,为减轻或避免胃肠道反应,应服用肠溶片、餐后服药或同时服用抗酸药。一般剂量的阿司匹林就可以通过抑制血小板聚集,从而延长出血时间,长期大剂量服用阿司匹林,还可通过抑制凝血酶原的形成,从而引发出血,因此服用阿司匹林期间,应定期检测血常规和大便潜血,及时发现患者凝血障碍的症状,及时停药,并使用维生素 K 防治。

（付婷婷）

第十九章

中枢兴奋药和改善脑代谢药

> **学习目标**
> 1. 熟悉：尼可刹米、咖啡因、洛贝林的作用、临床应用及不良反应。
> 2. 了解：其他中枢兴奋药和促大脑功能恢复药的作用特点及临床应用。

中枢兴奋药是指可以提高中枢神经系统功能活动的药物；改善脑代谢药是指促进大脑功能恢复的药物。中枢兴奋药包括尼可刹米和咖啡因等，改善脑代谢药包括胞磷胆碱和吡拉西坦等。

一、中枢兴奋药

（一）兴奋呼吸中枢的药物

尼可刹米

其在治疗量时既可以直接兴奋呼吸中枢，也可以通过刺激颈动脉体和主动脉体化学感受器，从而反射性兴奋呼吸中枢，使呼吸中枢对 CO_2 的敏感性升高，呼吸加深加快，起到缓解呼吸抑制的作用。

其作用温和且较安全，但作用时间较短，所以临床上需反复、间歇给药，可以用于解救各种原因引起的中枢性呼吸抑制。其中对肺心病导致的呼吸衰竭和吗啡中毒导致的呼吸中枢抑制治疗效果显著。

洛贝林

其主要是通过刺激颈动脉体和主动脉体化学感受器，引起反射性兴奋呼吸中枢，来发挥作用的。作用效果较弱，维持时间较短，但安全范围大。其主要用于儿童感染性疾病所引起的呼吸衰竭、CO 中毒引起的窒息以及新生儿窒息等的解救。

二甲弗林

可以通过直接兴奋呼吸中枢发挥作用，起效快，作用效果强，维持时间短。其主要用于各种原因引起的中枢抑制，对肺性脑病可以有好的苏醒作用；安全范围较小，过量容易引发惊厥，特别是儿童易发生。

（二）兴奋大脑皮质的药物

咖啡因

其为强效竞争性腺苷拮抗药，可以拮抗神经递质腺苷从而产生兴奋中枢的效果；还可以收缩脑血管，从而增加脑血管阻力，减少血流量。临床主要用于严重传染病或中枢抑制药过量而导致的循环衰竭和呼吸抑制，也可以作为治疗偏头痛和一般性头痛的药物之一。

较大剂量可以导致不安、失眠、激动、头痛等，中毒时则会导致惊厥，同时久用还可以产生耐受性和依赖性，因此用药时要注意用药剂量和用药时间。

二、改善脑代谢药

胞磷胆碱

可以通过降低脑血管阻力,而达到促进脑物质代谢的效果,同时还可以起到促进大脑功能恢复和苏醒的作用。临床上主要用以治疗颅脑外伤和脑手术后引起的意识障碍和脑血管意外导致的神经系统的后遗症等。

吡拉西坦

可以通过降低脑血管阻力,起到保护缺氧的大脑和促进大脑信息传递的作用,从而改善记忆功能,临床主要用于治疗脑动脉粥样硬化、阿尔茨海默病等导致的思维障碍。不良反应较少,大剂量使用时可以导致失眠、呕吐、头晕等,停药后可以自行消失。

【习题】

一、单项选择题

1. 用于治疗新生儿窒息的药物是

A. 尼可刹米　　B. 贝美格　　C. 山梗菜碱　　D. 咖啡因　　E. 二甲弗林

2. 用于治疗小儿遗尿症的药物是

A. 尼可刹米　　B. 纳洛酮　　C. 咖啡因　　D. 甲氯芬酯　　E. 山梗菜碱

3. 咖啡因的药理作用包括

A. 兴奋延髓迷走神经中枢　　　　B. 兴奋大脑皮层　　　　C. 兴奋血管运动中枢

D. 兴奋延髓呼吸中枢　　　　E. 中枢镇静作用

4. 中枢兴奋药的主要临床用途是

A. 抗焦虑　　　　B. 抢救中枢性呼吸抑制和呼吸衰竭

C. 抗休克　　　　D. 呼吸肌麻痹　　　　E. 心脏搏动

5. 下列关于山梗菜碱的描述中**错误的**是

A. 安全范围大　　　　B. 中毒量可致惊厥和呼吸麻痹

C. 治疗量易引起惊厥　　　　D. 作用持续时间短暂

E. 通过刺激颈动脉体和主动脉体化学感受器反射性兴奋呼吸中枢

6. 主要通过刺激颈动脉体和主动脉体化学感受器从而反射性地兴奋呼吸中枢的药物是

A. 咖啡因　　B. 尼可刹米　　C. 回苏林　　D. 山梗菜碱　　E. 甲氯芬酯

7. 薛某,脑手术后意识障碍,可选用下列哪种药物促使脑功能恢复和苏醒

A. 胞磷胆碱　　B. 二甲弗林　　C. 咖啡因　　D. 洛贝林　　E. 尼可刹米

8. 王某,女,入院时处于昏迷状态,呼吸抑制,皮肤黏膜呈桃红色,经血液检查,诊断为一氧化碳中毒,除采取吸氧、人工呼吸等治疗措施外,还可使用下列何种呼吸兴奋药

A. 尼可刹米　　B. 咖啡因　　C. 洛贝林　　D. 胞磷胆碱　　E. 二甲弗林

二、问答题

1. 促大脑功能恢复药和中枢兴奋药用药期间应如何护理?

2. 案例分析

患者,女,4 岁。因感染性肺炎伴呼吸衰竭来院诊治。医生给予:二甲弗林 8mg 加入 5% 葡萄糖注射液 500mL 中静脉滴注,用药后患者出现惊厥。请分析出现惊厥的可能原因,使

用二甲弗林时应该注意什么?

【参考答案】

一、单项选择题

1. C　　2. D　　3. E　　4. B　　5. C　　6. D　　7. A　　8. C

二、问答题

1. 促大脑功能恢复药和中枢兴奋药用药期间的护理

（1）中枢兴奋药随着剂量的增大,作用范围会随之扩大,用药过量可导致惊厥。这类药物维持时间较短,因此临床常反复多次用药,需严格控制给药剂量和给药间隔,密切观察患者用药后的反应。如果出现烦躁不安、反射亢进、肌肉震颤等现象,往往是惊厥发生的先兆,应该立即报告医生,酌情减少药量或减慢滴速。

（2）对于中枢性呼吸衰竭的患者,呼吸兴奋药只是综合治疗的措施之一,仅是辅助治疗的手段,主要的治疗措施是给氧、人工呼吸,必要时可进行气管插管或气管切开。

（3）口服促大脑功能恢复药应该在睡觉前 6h 之外用药,以防失眠症状的发生,颅内出血急性期不宜使用胞磷胆碱。

2. 患儿发生惊厥的原因可能是因为二甲弗林用药剂量太大,大剂量二甲弗林会引起中枢神经系统广泛而强烈的兴奋,甚至兴奋脊髓而导致惊厥的发生。

应用二甲弗林的过程中,应该特别注意给药剂量,儿童用药应按体重计算药量,同时严格控制给药间隔,密切观察呼吸频率、呼吸幅度和精神状态,如出现烦躁不安、反射亢进、肌震颤等现象,要酌情减少药量或减慢滴速。

（付婷婷）

第二十章

利尿药和脱水药

> 学习目标
>
> 1. 掌握:代表药物呋塞米和氢氯噻嗪的药理作用、临床应用及不良反应监护。
>
> 2. 熟悉:常用利尿药和脱水药的分类,螺内酯和甘露醇的药理作用、临床应用及不良反应。

一、利尿药

利尿药是一类通过作用于肾小管,增加水和电解质的排出,使尿量增加,从而发挥利尿作用的药物。临床上可以用于治疗各种原因引起的水肿。按其作用效能可以分为三类,分别是高效能利尿药、中效能利尿药和低效能利尿药。

（一）高效能利尿药

此类药物的主要代表药物有呋塞米、布美他尼、依他尼酸等。它主要通过抑制肾小管髓

袢升支粗段的 $Na^+-K^+-2Cl^-$ 同向转运体,而产生强大的利尿效果,又称袢利尿药。

呋塞米

呋塞米具有利尿和扩血管的作用,可以用于各种原因引起的严重水肿。静脉注射呋塞米可以迅速起到扩血管作用,利尿作用发挥之前迅速缓解急性肺水肿,目前是治疗急性肺水肿的方法之一。发生急性肾衰时,静脉注射呋塞米还可以降低肾血管阻力,通过增加肾血流量和肾小球滤过率,达到冲洗肾小管的目的,从而减少肾小管的萎缩和坏死,同时呋塞米的利尿作用可以加速毒物的排出,用于经肾脏排泄药物中毒时的解救。

使用呋塞米过度利尿后可引起水电解质紊乱,包括低血钾、低氯性碱血症、低血钠、低血容量。大剂量静脉注射呋塞米可以引起耳毒性。因其可抑制尿酸的排出,痛风患者禁用。久用可影响血脂和血糖代谢,而导致高血脂、高血糖。

(二)中效能利尿药

此类药物的代表药物有氢氯噻嗪和氯噻酮等,主要通过抑制远曲小管近端的 Na^+-Cl^- 共同转运体起到利尿作用。

氢氯噻嗪

药理作用和临床应用:

1. 利尿作用 临床上主要用于治疗各种原因引起的水肿,因对心源性水肿效果较好,因此氢氯噻嗪是治疗慢性心功能不全的主要药物之一。

2. 抗利尿作用 可以用于治疗尿崩症。

3. 降压作用 是临床常用的降压药之一。

不良反应:

1. 水电解质紊乱 包括低血钾、低氯性碱血症、低血钠、低血容量等。

2. 高尿酸血症 可与氨苯蝶啶合用。

3. 影响代谢 长期应用可引起高血糖和高血脂。

(三)低效能利尿药

此类药物的代表药物有螺内酯、阿米洛利和氨苯蝶啶等,主要通过作用于远曲小管和集合管,拮抗醛固酮或直接抑制肾小管 Na^+ 通道,而产生利尿作用。

螺内酯

螺内酯是通过拮抗体内的醛固酮,从而起到保钾排钠的作用,因此其利尿作用的发挥必须依赖于体内的醛固酮,醛固酮水平较高时,其利尿作用明显,因此临床上常用于治疗伴有醛固酮升高的顽固性水肿。长期应用可导致高血钾,因此用药期间应监测血钾。

氨苯蝶啶

氨苯蝶啶是通过抑制远曲小管和集合管的 Na^+-K^+ 交换来发挥作用的,因此其利尿作用与体内的醛固酮水平无关。临床常与高效能或中效能利尿药合用,用于治疗各种类型的水肿。长期大剂量使用可导致高钾血症。

二、脱水药

脱水药又称为渗透性利尿药,是一种静脉注射后可以迅速提高血浆渗透压,促进组织内水分转移至血浆,引起组织脱水的药物。常用的脱水药包括甘露醇、山梨醇和高渗葡萄糖等。

甘露醇

甘露醇静脉注射后,可以迅速升高血浆渗透压,产生脱水作用,同时也可以迅速增加血容量,从而增加肾血流量和肾小球滤过率。甘露醇不易被肾小管重吸收,可以升高肾小管液渗透压,导致水、电解质重吸收减少排除增加,最终起到利尿作用。临床上主要用于治疗脑水肿、降低眼内压和预防急性肾衰竭。甘露醇在温度较低时可形成结晶,使用前应将结晶溶解后方可使用。

高渗葡萄糖

为 50% 的葡萄糖溶液,静脉注射后可以产生脱水和利尿的效果,但其脱水效果弱并且作用时间短。单独使用用于治疗脑水肿时,可以进入脑组织内,同时会带入水分从而使颅内压升高,所以一般临床上与甘露醇交替使用。

【习题】

一、单项选择题

1. 排钠效能最高的利尿药是

A. 乙酰唑胺　　B. 螺内酯　　C. 呋塞米　　D. 氢氯噻嗪　　E. 阿米洛利

2. 下列哪一药物可引起血钾降低

A. 螺内酯　　B. 甘露醇　　C. 氨苯蝶啶　　D. 呋塞米　　E. 阿米洛利

3. 治疗左心衰竭引起的急性肺水肿宜首选

A. 氢氯噻嗪　　B. 呋塞米　　C. 氯酞酮　　D. 乙酰唑胺　　E. 螺内酯

4. 高效利尿药的作用机制是

A. 作用于髓袢升支皮质部　　　　　　　　　B. 作用于髓袢升支髓质部

C. 抑制髓袢升支髓质部与皮质部 Na^+–K^+–2Cl^- 共转运子

D. 减少近曲小管 NaCl 的再吸收　　　　　　E. 抑制髓袢升支 Na^+–K^+ 交换

5. 链霉素与之合用会增加耳毒性的是

A. 阿米洛利　　B. 呋塞米　　C. 氢氯噻嗪　　D. 氯酞酮　　E. 螺内酯

6. 下述哪一项**不是**呋塞米的不良反应

A. 低血钾　　B. 高血钙　　C. 高尿酸血症　　D. 耳毒性　　E. 碱血症

7. 可以治疗尿崩症的利尿药是

A. Cl^-　　B. 呋塞米　　C. 氢氯噻嗪　　D. 阿米洛利　　E. 乙酰唑胺

8. 伴有糖尿病的水肿患者,**不宜**选用哪一利尿药

A. 布美他尼　　B. 氢氯噻嗪　　C. 螺内酯　　D. 乙酰唑胺　　E. 依他尼酸

9. 常用的降压药是

A. 氢氯噻嗪　　B. 螺内酯　　C. 氨苯蝶啶　　D. 呋塞米　　E. 乙酰唑胺

10. 对醛固酮无拮抗作用的留钾利尿药是

A. 氢氯噻嗪　　B. 呋塞米　　C. 乙酰唑胺　　D. 氨苯蝶啶　　E. 螺内酯

11. 用于治疗伴有醛固酮增多症的顽固性水肿可选用

A. 螺内酯　　B. 氨苯蝶啶　　C. 甘露醇　　D. 氯噻酮　　E. 呋塞米

12. 治疗脑水肿最宜选用

A. 苄氟噻嗪　　B. 氢氯噻嗪　　C. 托拉塞米　　D. 氨苯蝶啶　　E. 甘露醇

13. 具有脱水作用的药物是

A. 螺内酯　　B. 氨苯蝶啶　　C. 甘露醇　　D. 氯噻酮　　E. 呋塞米

二、问答题

1. 脱水药与利尿药在作用机制和临床应用方面有何不同?

2. 常用的利尿药在药理作用和临床应用反面有何异同?

【参考答案】

一、单项选择题

1. C　　2. D　　3. B　　4. C　　5. B　　6. B　　7. C　　8. B　　9. A　　10. D

11. A　　12. E　　13. C

二、问答题

1. 利尿药的作用机制是通过抑制肾小管不同部位对水、钠的重吸收,从而增加水和电解质的排出,来达到利尿的目的。脱水药的利尿作用是因为脱水药本身是低分子物质,可以从肾小球滤过,同时经过肾小管时不被重吸收,而且它在体内很少被代谢,又不易透过血管进入组织液,所以大量静脉滴注这类药物后,可达到迅速升高血浆渗透压和肾小管渗透压,从而产生脱水和利尿的效果。

利尿药可以用于治疗各种原因引起的全身性水肿,而脱水药主要用于青光眼和脑水肿等的治疗。

2. 常见利尿药的异同点见表 20-1。

表 20-1　常见利尿药的异同点

药物	作用部位	作用机制	主要临床应用
呋塞米	髓袢升支粗段	抑制 Na^+-K^+-$2Cl^-$ 同向转运系统,减少氯化钠重吸收	各类严重水肿、防治急慢性肾衰
噻嗪类	远曲小管近端	抑制 Na^+-Cl^- 同向转运系统,抑制氯化钠的重吸收	各类轻、中度水肿、基础降压药、尿崩症
氨苯蝶啶	远曲小管远端和集合管	抑制 Na^+-K^+ 交换使 Na^+ 的排出增加而利尿	与排钾利尿药合用治疗顽固性水肿
螺内酯	远曲小管和集合管	拮抗醛固酮的排钾保钠作用	醛固酮升高的顽固性水肿

（付婷婷）

第二十一章

抗高血压药

> 学习
> 目标
>
> 1. 掌握:常用抗高血压药的药理作用、临床应用、不良反应和注意事项。
> 2. 熟悉:其他抗高血压药的药理作用、临床应用、不良反应和注意事项。

抗高血压药又称降压药,是一类能够控制血压、用于治疗高血压的药物。目前常用的抗高血压药主要通过影响去甲肾上腺素能神经、肾素－血管紧张素系统和血管舒缩功能等发挥降压作用。根据药物的主要作用及作用环节，将抗高血压药分为以下五类：①利尿药；②交感神经抑制药；③肾素－血管紧张素系统（RAS）抑制药；④钙通道阻滞药；⑤血管扩张药。

一、常用抗高血压药

（一）利尿药

氢氯噻嗪

降压作用缓慢、温和、持久，长期应用无明显耐受性。目前认为，用药初期降压作用可能通过排钠利尿作用，使细胞外液及血容量减少，导致心排血量减少而血压下降；长期（超过 3~4 周）用药，由于排钠作用使血管平滑肌细胞 Na^+ 浓度下降，进而通过 Na^+–Ca^{2+} 交换机制，使细胞内 Ca^{2+} 浓度降低，从而使血管扩张，血压下降。氢氯噻嗪单用可治疗轻度高血压，与其他降压药联合应用可治疗中、重度高血压。长期大量使用可引起低血钾、高尿酸血症、高血糖、高血脂等不良反应。

吲达帕胺

吲达帕胺是一种磺胺类利尿药，属于强效、长效降压药，具有利尿和钙通道阻滞双重作用。它主要用于轻、中度高血压，对血糖、血脂代谢无影响。故对伴有高血脂和／或高血糖的患者可用吲达帕胺代替噻嗪类利尿药。不良反应有头痛、嗜睡、食欲减退等，禁用于磺胺过敏、严重肾功能不全、肝性脑病、严重肝功能不全及低钾血症者。

（二）β 肾上腺素受体阻断药

普萘洛尔

为非选择性 β 受体阻断药。其降压作用可能与下列机制有关：

①阻断心脏 β_1 受体，抑制心肌收缩力，降低心排血量；②阻断肾小球旁器 β_1 受体，减少肾素分泌，抑制 RAS 活性，导致血管扩张；③阻断交感神经末梢突触前膜的 β 受体，抑制正反馈，使去甲肾上腺素分泌减少；④阻断中枢 β 受体，使外周交感神经活性降低。普萘洛尔降压作用缓慢、温和，用于轻、中度高血压的治疗。可单独使用，也可与其他降压药合用。尤其适用于肾素活性偏高、心排血量偏高或伴有心绞痛、窦性心动过速的高血压患者。长期用药可使血浆甘油三酯升高，高密度脂蛋白降低。因个体差异较大，使用应从小剂量开始。长期用药突然停药，可引起血压骤然升高，甚至诱发心血管事件的发生。本品禁用于伴有支气管哮喘、重度房室传导阻滞、窦性心动过缓等高血压患者。

比索洛尔

为选择性 β_1 受体阻断药，对心脏的作用是普萘洛尔的 4 倍。临床用于高血压及心绞痛的治疗。偶可引起心动过缓、房室传导阻滞、心力衰竭等不良反应。

（三）钙通道阻滞药

钙通道阻滞药通过阻滞 Ca^{2+} 通道，降低细胞内 Ca^{2+} 浓度，从而抑制心肌收缩力，降低窦房结自律性，松弛平滑肌（血管平滑肌最显著），用于治疗高血压、心绞痛、心律失常、动脉粥样硬化等。

硝苯地平

属二氢吡啶类，是最早用于临床的钙通道阻滞药。硝苯地平对各型高血压均有降压作用，但对血压正常者无明显作用。因其降压作用快而强，可反射性引起心率加快、血浆肾素活性增高、心排血量增加等，合用 β 受体阻断药可避免这些反应并能增强降压效果。常见头痛、头昏、面部潮红、心悸、便秘等不良反应。

氨氯地平

属于第二代二氢吡啶类，为长效钙通道阻滞药。其降压作用平缓，持续时间较长，适用于各型高血压，每日服药一次即可。不良反应较硝苯地平发生率低。

尼群地平

对血管平滑肌松弛作用较强，降压作用温和持久，适用于各型高血压。每日口服 1～2 次即可。不良反应与硝苯地平相似。

（四）血管紧张素转化酶抑制药

血管紧张素转化酶（ACE）抑制药是一类发展很快的降压药，尤其是本类药物能防止和逆转心肌肥厚，对临床具有重要意义。该类药物通过抑制血管紧张素转化酶的活性，减少血管紧张素Ⅱ（AngⅡ）的生成，减少醛固酮的分泌，抑制缓激肽降解，扩张血管，从而降低血压。其尤其适用于伴有慢性心功能不全、糖尿病肾病、蛋白尿的高血压患者。

卡托普利

具有较强的降压作用，可使高血压患者的收缩压、舒张压降低。它用于治疗轻、中、重度高血压，尤其适用于合并糖尿病、慢性心功能不全、心室重构的高血压患者。常见的不良反应有低血压、刺激性干咳、高血钾等。

依那普利

药理作用和临床应用与卡托普利相似，为慢效、长效、强效药物，一次给药作用维持24h以上，作用强度是卡托普利的 10 倍以上，不良反应较卡托普利轻。

（五）血管紧张素Ⅱ受体（AT₁）阻断药

氯沙坦

选择性与血管紧张素Ⅱ受体结合，阻断血管紧张素Ⅱ的作用，降低外周阻力，抑制醛固酮的合成和分泌，从而使血压下降。其降压作用平稳、持久。停药后不易产生反跳现象。它可用于治疗各型高血压，长期应用可逆转心肌肥厚和血管重构，是治疗高血压的首选药之一。不良反应较轻，极少引起刺激性干咳。

二、其他抗高血压药

（一）中枢性降压药

可乐定

通过抑制交感神经中枢，使外周血管扩张，从而使血压下降。适用于中度高血压，尤其适用于伴有溃疡病的高血压患者和肾性高血压。久用可引起水钠潴留。

（二）血管扩张药

硝普钠

化学性质不稳定，遇光、热等容易分解。该药通过直接扩张小动脉和小静脉，降低外周阻力和心排血量，产生降压作用。它主要用于高血压危象、恶性高血压、难治性心力衰竭等。

（三）α₁肾上腺素受体阻断药

哌唑嗪

阻断血管壁上的 α₁ 受体，扩张血管，产生中等偏高的降压作用。

它主要用于伴有血脂异常、糖耐量异常的高血压及难治性高血压。部分患者首次用药后可出现严重的直立性低血压、心悸、晕厥等，称为"首剂现象"，一般可通过首剂量减半并在睡前服用可避免。

（四）去甲肾上腺素能神经末梢阻滞药

利血平

通过耗竭神经递质而引起交感神经功能减弱,血管扩张,血压下降。其降压作用缓慢、温和而持久。它用于轻、中度高血压。长期应用可引起抑郁、诱发溃疡病等,现已不单独使用。

【习题】

一、单项选择题

1. 有关氢氯噻嗪说法正确的是
   A. 能降低正常人血压   B. 保钾利尿
   C. 降压作用温和、缓慢、持久   D. 显著提高肾素活性
   E. 单用可以治疗重度高血压

2. 利尿药在降压时**不伴有**
   A. 血钙降低   B. 血糖升高   C. 血脂降低   D. 血钠降低   E. 血钾降低

3. 高血压患者伴哮喘,**不宜选用**
   A. 普萘洛尔   B. 硝苯地平   C. 维拉帕米   D. 卡托普利   E. 可乐定

4. 高血压伴甲状腺功能亢进者应选用
   A. 卡托普利   B. 氯沙坦   C. 普萘洛尔   D. 氢氯噻嗪   E. 利血平

5. 高血压伴有肾功能不全者宜选用
   A. 卡托普利   B. 尼莫地平   C. 硝普钠   D. 美卡拉明   E. 普萘洛尔

6. 卡托普利的降压机制是
   A. 促进缓激肽的降解,减少缓激肽   B. 直接扩张血管平滑肌
   C. 促进循环和组织中的肾素 – 血管紧张素系统,使血管紧张素Ⅱ增加
   D. 抑制血管紧张素转化酶的活性,减少缓激肽的降解
   E. 抑制血管紧张素转化酶的活性,促进缓激肽的降解

7. 下列抗高血压药物中,哪一种药物易引起刺激性干咳
   A. 维拉帕米   B. 卡托普利   C. 氯沙坦   D. 硝苯地平   E. 普萘洛尔

8. 降压时伴有心率加快、心排血量增加和肾素活性增高的药物
   A. 依那普利   B. 可乐定   C. 哌唑嗪   D. 硝苯地平   E. 普萘洛尔

9. 治疗高血压危象时宜选用
   A. 硝苯地平   B. 氯沙坦   C. 硝普钠   D. 普萘洛尔   E. 氢氯噻嗪

10. 最易引起"首剂现象"的降压药是
    A. 卡托普利   B. 氢氯噻嗪   C. 硝普钠   D. 哌唑嗪   E. 普萘洛尔

11. 高血压伴有消化性溃疡患者宜选用
    A. 可乐定   B. 利血平   C. 卡托普利   D. 氯沙坦   E. 普萘洛尔

12. 伴有精神抑郁症的高血压患者**不宜使用**的药物为
    A. 可乐定   B. 利血平   C. 肼苯达嗪   D. 普萘洛尔   E. 卡托普利

二、名词解释

1. 抗高血压药

2. 首剂现象

三、问答题

1. 简述氢氯噻嗪的降压作用机制。

2. 分别简述卡托普利、氯沙坦的降压机制及二者共同的降压特点。

3. 简述抗高血压药的合理应用原则。

【参考答案】

一、单项选择题

1. C　2. C　3. A　4. C　5. A　6. D　7. B　8. D　9. C　10. D
11. A　12. B

二、名词解释（略）

三、问答题

1. 氢氯噻嗪的降压作用机制：用药初期，氢氯噻嗪通过排钠利尿作用，使血容量减少，从而使心排血量减少，血压降低；长期用药，使小动脉细胞内 Na^+ 减少，Na^+–Ca^{2+} 交换减少，从而使动脉细胞内 Ca^{2+} 降低，血管松弛，血压下降。

2. 卡托普利的降压机制：抑制血管紧张素转化酶活性，减少血管紧张素 Ⅱ 的生成；减少缓激肽降解，促进前列腺素的合成，增加扩血管物质的释放。氯沙坦的降压机制：阻断血管紧张素 Ⅱ 受体，抑制血管紧张素 Ⅱ 的作用。

二者降压特点：适用于各型高血压，在降压同时不使心率加快，长期使用不易引起电解质紊乱，可逆转心肌肥厚和血管重构。

3. 降压药的选择要遵循以下原则：根据高血压程度、病情特点、并发症选用药物；早期用药，坚持用药；单一用药疗效不佳时，可联合用药；采用个体化治疗方案，减少不良反应。

（裴燕芳）

第二十二章

抗充血性心力衰竭药

> 学习目标
>
> 1. 掌握：肾素 – 血管紧张素 – 醛固酮系统抑制药、强心苷类药物的药理作用、临床应用、不良反应和注意事项。
> 2. 熟悉：利尿药、扩血管药、β 受体阻断药治疗充血性心力衰竭的主要特点。

充血性心力衰竭（CHF）是由各种原因引起的慢性心脏损害综合征。临床以组织血液灌注不足和 / 或肺循环和体循环淤血为主要特征。常用的抗充血性心力衰竭药主要有肾素 – 血管紧张素 – 醛固酮系统抑制药、利尿药、β 受体阻断药、正性肌力药、扩血管药。

一、肾素－血管紧张素－醛固酮系统抑制药

（一）血管紧张素转化酶抑制药

血管紧张素转化酶抑制药主要通过抑制 ACE,减少血管紧张素 II（Ang II）、醛固酮的生成和缓激肽的降解,从而扩张血管,降低心脏前、后负荷,并可防止或逆转心肌肥厚和血管重构,降低 CHF 的病死率,改善预后。代表药物有卡托普利、依那普利等

（二）血管紧张素 II 受体（AT_1）阻断药

血管紧张素 II 受体阻断药,可阻断 AT_1,拮抗 Ang II 的作用,降低外周阻力,抑制醛固酮的合成和分泌,从而降低心脏前后负荷。临床上主要用于不耐受 ACE 抑制药的患者。代表药物有氯沙坦、缬沙坦、厄贝沙坦等。

（三）抗醛固酮药

代表药物有螺内酯（第十八章利尿药和脱水药）。

二、利尿药

利尿药是治疗 CHF 的基础用药。它通过排钠利尿作用,减少回心血量和血容量,减轻心脏负荷,改善心功能,对伴有水肿或淤血的 CHF 的患者尤为适用。代表药物有氢氯噻嗪、呋塞米等。

三、β 受体阻断药

β 受体阻断药主要通过阻断 β 受体,拮抗交感活性,抑制肾素－血管紧张素－醛固酮系统、抗心肌和血管重构,抗心律失常和抗心肌缺血。其主要用于缺血性 CHF。代表药物有卡维地洛、美托洛尔、比索洛尔等。

四、正性肌力药

（一）强心苷类

强心苷是一类选择性作用于心脏,增强心肌收缩力的化合物。常见药物有地高辛、洋地黄毒苷、毛花苷 C、毒毛花苷 K 等,临床常用地高辛。

地高辛

（1）药理作用:①正性肌力作用;②负性频率作用;③负性传导作用;④利尿作用。

（2）临床应用:①治疗 CHF,主要用于治疗各种原因引起的 CHF,尤其适用于伴有心房颤动的患者,对于有机械性阻塞如二尖瓣狭窄、缩窄性心包炎等引起的 CHF 无效;②治疗某些心律失常,如心房颤动、心房扑动。

（3）不良反应:①胃肠道反应;②神经系统反应,如视觉障碍,可作为停药指征;③心脏毒性反应,是地高辛最严重的毒性。

（二）非强心苷类

非强心苷类主要包括 β 受体激动药和磷酸二酯酶抑制药,由于这类药物可增加 CHF 的病死率,故临床上不作常规治疗用药。代表药物有多巴酚丁胺、多巴胺、甲腈吡酮。

五、血管扩张药

血管扩张药是治疗 CHF 的辅助药物,用于重度 CHF 及合用强心苷、利尿药等无效的难

治性充血性心力衰竭。代表药物有硝酸酯类、肼屈嗪、硝普钠、哌唑嗪。

【习题】

一、单项选择题

1. 强心苷类药物的作用机制是

A. 促进交感神经末梢释放去甲肾上腺素　　　　　B. 兴奋 β_1 受体

C. 抑制心肌细胞膜 Na^+–K^+–ATP 酶　　　　　D. 抑制心肌细胞腺苷酸环化酶

E. 抑制心肌细胞膜

2. 治疗慢性心衰及心房纤颤的药物是

A. 卡托普利　　　B. 硝苯地平　　　C. 地高辛　　　D. 普萘洛尔　　　E. 硝酸甘油

3. 强心苷的毒性反应**不包括**

A. 胃肠道反应　　　　　B. 中枢神经系统反应　　　　　C. 视觉障碍

D. 心脏反应　　　　　E. 粒细胞减少

4. 氢氯噻嗪与强心苷药物合用时应补充

A. 氯化钠　　　B. 氯化钾　　　C. 葡萄糖　　　D. 维生素 C　　　E. 胰岛素

5. 洋地黄过量引起心动过缓可用

A. 阿托品　　　B. 利多卡因　　　C. 普萘洛尔　　　D. 苯妥英钠　　　E. 美心律

6. 强心苷最大的缺点是

A. 安全范围小　　　　　B. 易发生过敏性休克　　　　　C. 口服无效

D. 起效缓慢　　　　　E. 个体差异明显

7. 强心苷治疗心力衰竭最主要的作用是

A. 正性肌力作用　　　　　B. 增加自律性　　　　　C. 负性频率作用

D. 缩短有效不应期　　　　　E. 加快心房与心室肌传导

8. 下列**不属于**治疗心力衰竭的药物

A. 硝酸酯类　　　　　B. 利尿药　　　　　C. 钙通道阻断药

D. M 受体阻断药　　　　　E. β 受体阻断药

9. 主要因扩张静脉治疗心力衰竭的药物是

A. 哌唑嗪　　　　　B. 肼屈嗪　　　　　C. 硝酸甘油

D. 硝普钠　　　　　E. 卡托普利

10. 能扩张动、静脉治疗心力衰竭的药物是

A. 硝酸甘油　　　　　B. 硝酸异山梨酯　　　　　C. 硝普钠

D. 肼屈嗪　　　　　E. 地高辛

二、问答题

1. 简述强心苷产生正性肌力作用的机制及特点。

2. 简述抗慢性心功能不全药的种类及代表药。

3. 简述强心苷的不良反应及中毒反应的防治措施。

【参考答案】

一、单项选择题

1. C　2. C　3. E　4. B　5. A　6. A　7. A　8. D　9. C　10. C

二、问答题

1. **正性肌力作用机制**　抑制心肌细胞膜上的 Na^+–K^+–ATP 酶,使细胞内 Na^+ 增多,K^+ 减少,从而激活 Na^+–Ca^{2+} 交换机制,导致细胞内 Ca^{2+} 浓度增加,心肌收缩力增强。

作用特点:使心肌收缩敏捷、有力,缩短收缩期,相对延长舒张期;增加衰竭心脏排血量(对正常心排血量几乎无影响);降低衰竭心脏的耗氧量。

2. **抗慢性心功能不全药的种类及代表药。**

(1)肾素 – 血管紧张素 – 醛固酮系统抑制药:卡托普利、氯沙坦等。

(2)利尿药:呋塞米、氢氯噻嗪等。

(3)β 肾上腺素受体阻断药:美托洛尔、比索洛尔等。

(4)正性肌力药:地高辛、毒毛花苷 K 等。

(5)血管扩张药:硝酸酯类、哌唑嗪、硝普钠等。

3. **强心苷类药物的不良反应。**

(1)胃肠道反应:如恶心、呕吐、腹泻等。

(2)神经系统反应:如眩晕、头痛、疲倦、失眠、谵妄、视觉障碍等。

(3)心脏毒性反应:如快速型心律失常、房室传导阻滞、窦性心动过缓等。

中毒反应的防治措施:

(1)避免诱发强心苷中毒的因素,如低血钾、高血钙、低血镁、心肌缺氧、酸中毒等。

(2)用药过程中要密切观察患者情况,明确停药指征,及时停药。

(3)出现快速型心律失常应采用钾盐、苯妥英钠、利多卡因等药物治疗,出现缓慢型心律失常可使用阿托品。

(裴燕芳)

第二十三章

抗心律失常药

> **学习目标**
> 1. 掌握:常用抗心律失常药的临床用途及主要不良反应。
> 2. 熟悉:抗心律失常药的分类及代表药物。

抗心律失常药主要通过改变细胞膜离子通透速度而影响心肌细胞的电生理特性产生抗心律失常的作用。其基本作用有降低自律性;减少后除极与触发活动;消除折返激动;延长有效不应期(ERP)。常用的抗心律失常药,主要有四类:钠通道阻滞药、β 受体阻断药、延长动作电位时程(APD)药、钙通道阻滞药。

一、I 类——钠通道阻滞药

(一)Ia 类

普鲁卡因胺是局麻药普鲁卡因的衍生物,通过抑制 Na^+ 内流,降低心肌细胞自律性,减慢传导,消除折返激动,绝对延长 ERP。其主要用于室性心律失常,为广谱抗心律失常药。长期应用可引起红斑狼疮样综合征。

(二) Ib 类

利多卡因

为局部麻醉药,是目前治疗室性心律失常的首选药之一。利多卡因通过轻度阻滞 Na^+ 通道,降低浦肯野纤维的自律性,相对延长有效不应期,消除折返激动。它用于各种原因引起的室性心律失常,尤其对急性心肌梗死并发的室性心律失常疗效显著,常作为首选药物。它也常用于防治全身麻醉、强心苷中毒等引起的各种室性心律失常。

苯妥英钠

作用类似于利多卡因,可与强心苷竞争 Na^+-K^+-ATP 酶,抑制强心苷中毒所致的后除极和触发活动。其主要用于治疗室性心律失常,对强心苷中毒引起的室性心律失常疗效最好。

(三) Ic 类

普罗帕酮

为广谱的抗心律失常药。该药能显著阻滞 Na^+ 通道,减慢传导,降低自律性,延长 APD 和 ERP。另外,尚具有较弱的 β 受体拮抗作用和钙通道阻断作用。其用于治疗室性期前收缩、室上性心动过速、心房颤动等,对高血压、冠心病引起的心律失常疗效较好。

二、Ⅱ类——β 肾上腺素受体阻断药

普萘洛尔

通过阻断 β 受体,降低窦房结、心房传导纤维和浦肯野纤维的自律性,降低儿茶酚胺所致的迟后除极,减慢房室传导,延长 ERP,消除折返激动。其主要用于治疗室上性心律失常,尤其对于窦性心动过速、心房颤动、心房扑动等疗效显著,是治疗窦性心动过速的首选药。

三、Ⅲ类——延长动作电位时程药

胺碘酮

可显著阻断 K^+ 通道,延长房室结、心房肌、心室肌的 APD 和 ERP,有利于消除折返。它属于广谱抗心律失常药,用于治疗各种室上性和室性心律失常。对心房扑动、心房颤动和室上性心动过速疗效较好。

四、Ⅳ类——钙通道阻滞药

维拉帕米

可阻滞心肌细胞膜 Ca^{2+} 通道和 K^+ 通道,降低窦房结和房室结的自律性,减慢传导,延长 ERP,消除折返激动。它主要用于治疗室上性心动过速,为阵发性室上性心动过速的首选药。

【习题】

一、单项选择题

1. 可治疗室性心律失常和三叉神经痛的药物是
A. 利多卡因　　B. 苯妥英钠　　C. 普萘洛尔　　D. 普鲁卡因胺　　E. 奎尼丁

2. 室性心动过速的首选药物是
A. 维拉帕米　　B. 普萘洛尔　　C. 苯妥英钠　　D. 利多卡因　　E. 奎尼丁

3. 强心苷中毒引起的室性心动过速应首选

A. 利多卡因　　　B. 苯妥英钠　　　C. 普萘洛尔　　　D. 普鲁卡因胺　　　E. 奎尼丁

4. 心律失常伴有支气管哮喘**禁用**

A. 普萘洛尔　　　B. 苯妥英钠　　　C. 利多卡因　　　D. 维拉帕米　　　E. 硝苯地平

5. **禁用**于快速型心律失常的药是

A. 利多卡因　　　B. 苯妥英钠　　　C. 普萘洛尔　　　D. 普鲁卡因胺　　　E. 异丙肾上腺素

6. 对室性心动过速无效的药是

A. 利多卡因　　　B. 苯妥英钠　　　C. 普萘洛尔　　　D. 普鲁卡因胺　　　E. 维拉帕米

7. 下列属于广谱抗心律失常药是

A. 普罗帕酮　　　B. 奎尼丁　　　C. 苯妥英钠　　　D. 维拉帕米　　　E. 普萘洛尔

二、名词解释

折返激动

三、问答题

1. 简述利多卡因的药理作用及临床应用。

2. 简述抗心律失常药的分类及代表药。

【参考答案】

一、单项选择题

1. B　　2. D　　3. B　　4. A　　5. E　　6. E　　7. A

二、名词解释

指冲动产生并下传后,沿着环形通路又折回,再次兴奋原来已经兴奋过的心肌。单个折返引起期前收缩,连续折返引起阵发性心动过速、扑动或颤动。

三、问答题

1. 利多卡因的药理作用

(1)降低自律性:抑制浦肯野纤维 4 相 Na^+ 内流,减慢 4 相自动除极化速率,从而降低浦肯野纤维的自律性。

(2)相对延长有效不应期:促进复极 3 相 K^+ 外流,缩短动作电位时程,相对延长有效不应期。

(3)对传导的影响:治疗量的利多卡因对正常心肌的传导性影响较小,当心肌缺血时,可减慢浦肯野纤维细胞的传导,变单向阻滞为双向传导阻滞,消除折返;当低血钾或心肌发生部分除极化时,可加快传导,消除单向传导阻滞,消除折返。

临床应用:治疗各种原因引起的室性心律失常,是室性心律失常的首选药之一,也可用于防治全身麻醉、强心苷中毒后引起的各种室性心律失常。

2. 抗心律失常药的分类及代表药

(1) I 类:钠通道阻滞药,根据阻滞钠通道程度分为 I_a、I_b、I_c 三个亚类, I_a 类为适度阻滞钠通道,如普鲁卡因胺、奎尼丁; I_b 类为轻度阻滞钠通道,如利多卡因、苯妥英钠; I_c 类为重度阻滞钠通道,如普罗帕酮。

(2) II 类:β受体阻断药,如普萘洛尔、美托洛尔。

(3) III 类:延长动作电位时程药,如胺碘酮。

(4) IV 类:钙通道阻滞药,如维拉帕米。

(裴燕芳)

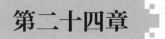

第二十四章

抗心绞痛药

学习目标

1. 掌握：硝酸甘油、普萘洛尔的抗心绞痛作用、临床应用、不良反应和注意事项。

2. 熟悉：硝苯地平的作用特点和临床应用。

3. 了解：其他抗心绞痛药的作用特点。

心绞痛是因冠状动脉供血不足引起的心肌急剧、暂时性缺血与缺氧的综合征。发作时，患者胸骨心前区出现压榨性疼痛，甚至放射到左肩、左上肢，一般情况下疼痛会持续数分钟，患者休息或服用抗心绞痛药物后可缓解。若任其发展，则可能发展为心肌梗死，危及患者的生命安全。心绞痛可分为稳定型、不稳定型以及变异型。

心绞痛的病理基础为心肌细胞缺血和缺氧，而抗心绞痛药则使心肌细胞恢复供氧平衡。抗心绞痛药主要是通过以下几个环节来发挥药理作用：①抑制心脏功能，降低心率，降低心肌耗氧量；②扩张小静脉和小动脉，减轻血管所受阻力，减少心肌耗氧量；③扩张冠状动脉、增加缺血区的血液供应；④抑制血小板聚集，防止血栓形成。

临床常用的抗心绞痛药物主要为硝酸酯类、钙通道阻滞剂及 β 肾上腺素受体阻断药。

一、硝酸酯类

（一）硝酸甘油

药理作用和临床用途：基本作用是松弛血管平滑肌，扩张外周血管、冠状动脉，降低心室壁张力，保护缺血的心肌细胞。由于首过消除效应，硝酸甘油常舌下含服。为各型心绞痛患者的必备药和首选药，也可用于急慢性心功能不全及急性心肌梗死。

不良反应：

1. 血管舒张产生的心悸、颅内压升高、反射性心率加快等现象。

2. 耐受性 连续用药 2～3 周可产生。

3. 高铁血红蛋白血症。

（二）硝酸异山梨酯

临床应用：长效、作用时间持久，主要作为预防心绞痛发作。

二、β 肾上腺素受体阻断药

普萘洛尔

药理作用和临床用途：通过阻断 β 肾上腺素受体，抑制心脏，减慢心率，降低心肌收缩力，从而降低心肌耗氧量；改善缺血区血液供应，由于心率减慢而相对延长舒张期，使血液流向缺血的心内膜区。除此之外，抑制脂肪分解，增加对糖的利用，也可以降低心肌耗氧量。对稳定型心绞痛效果较好，特别是使用硝酸甘油效果不好或者不敏感、伴有心律失常及高血压的患者。但不可单独使用治疗变异性心绞痛。

不良反应:

1. 心脏抑制现象。
2. 诱发或加重支气管哮喘。

三、钙通道阻滞药

药理作用和临床用途:抑制 Ca^{2+} 内流,使血管平滑肌松弛,降低心脏前后负荷,从而降低心肌耗氧量;扩张冠脉,保护缺血心肌细胞,抑制血小板聚集。临床常用来治疗变异性心绞痛,或心绞痛伴支气管哮喘患者。除此外,对急性心肌梗死患者也有疗效。

(一)硝苯地平

对冠状动脉痉挛及变异型心绞痛最为有效。

(二)维拉帕米

对变异型和稳定型心绞痛患者都有较好的效果。

四、抗心绞痛药物联合应用

(一)硝酸甘油与 β 肾上腺素受体阻断药合用

增加药效,降低不良反应。硝酸甘油可以对抗 β 肾上腺素受体阻断药在抗心绞痛时引起的射血时间增大、心室容积扩大、冠状动脉收缩的现象,β 肾上腺素受体阻断药通过对心脏的抑制作用可以对抗硝酸甘油引起的心肌收缩力增强、心率增快、耗氧增加的问题。

(二)硝酸甘油与钙拮抗剂合用

合用后扩张血管作用增加,硝酸甘油扩张静脉降低心脏前负荷,钙拮抗剂扩张动脉降低心脏后负荷。

【习题】

一、单项选择题

1. 以下哪项是硝酸甘油的基本作用
A. 减少心排血量   B. 扩张血管   C. 减慢心率
D. 减弱心肌收缩力   E. 减少心容量

2. 普萘洛尔抗心绞痛作用机制主要是
A. 直接扩张冠脉血管   B. 阻断 β 受体   C. 阻滞 Ca^{2+} 内流
D. 扩张体动脉和体静脉   E. 减慢传导

3. 硝苯地平治疗心绞痛作用机制主要是
A. 扩张冠脉血管   B. 抑制交感神经末梢释放递增
C. 阻滞 Ca^{2+} 内流   D. 阻断 β 受体   E. 减慢传导

4. 心绞痛患者需随身携带何种药品
A. 硝酸甘油   B. 普萘洛尔   C. 维拉帕米   D. 硝苯地平   E. 地尔硫草

5. 各类心绞痛均可首选
A. 硝酸甘油   B. 普萘洛尔   C. 硝苯地平   D. 阿司匹林   E. 苯妥英钠

6. 变异型心绞痛首选药为
A. 硝酸甘油   B. 硝酸异山梨酯   C. 普萘洛尔
D. 硝苯地平   E. 阿司匹林

7. 硝酸甘油的不良反应**除哪项外**

A. 面颊部皮肤发红   B. 眼压升高   C. 血压降低

D. 颅压升高   E. 血压升高

8. 硝酸甘油最常用的给药途径为

A. 吸入给药   B. 口服给药   C. 舌下给药   D. 肌内给药   E. 静脉给药

9. 伴有哮喘的心绞痛患者**不可**使用药物是

A. 硝苯地平   B. 硝酸甘油   C. 维拉帕米

D. 硝酸异山梨酯   E. 普萘洛尔

10. 伴有高血压及哮喘的心绞痛患者宜选用

A. 肾上腺素   B. 普萘洛尔   C. 阿托品   D. 氨茶碱   E. 硝苯地平

11. 下列哪一种作用对治疗心绞痛有利

A. 心室容积缩小,射血时间缩短   B. 心率加快

C. 收缩动脉,增加前负荷   D. 收缩静脉

E. 心室容积扩大,射血时间缩短

12. 对缺血的心肌有保护作用的药物

A. 美托洛尔   B. 阿替洛尔   C. 硝酸甘油   D. 硝苯地平   E. 硝酸异山梨酯

13. 硝酸甘油采用舌下含服的主要原因为

A. 脂溶性高   B. 首过消除明显   C. 半衰期短

D. 作用时间少   E. 生物利用度高

14. 硝酸甘油在小剂量作用于哪类血管

A. 动脉   B. 冠状动脉   C. 毛细血管   D. 小动脉   E. 静脉

15. 硝酸甘油在稍大剂量时的作用为

A. 延长舒张期   B. 使心率减慢   C. 降低心脏射血压力

D. 抑制血小板聚集   E. 减少回心血量

16. 硝酸甘油对哪类血管没有作用

A. 阻力血管   B. 输送血管   C. 侧支血管   D. 静脉   E. 动脉

17. 高铁血红蛋白症是哪种药物的不良反应

A. 普萘洛尔   B. 硝酸甘油   C. 维拉帕米   D. 硝苯地平   E. 硝酸异山梨酯

18. 连续用药会产生耐受性的药物

A. 美托洛尔   B. 阿替洛尔   C. 硝酸甘油   D. 硝苯地平   E. 硝酸异山梨酯

19. 患有以下哪种疾病的心绞痛患者**不可**使用硝酸甘油

A. 心动过缓   B. 高血压   C. 心力衰竭

D. 快速型心律失常   E. 支气管哮喘

20. 关于硝酸甘油用药护理**错误的**是

A. 服药期间患者应该低盐、低脂饮食   B. 静滴时严格控制药物摄入量

C. 采用半卧位给药   D. 快速型心律失常

E. 必要时可以采用平卧位

21. 心绞痛患者可以预防给药的是

A. 硝酸甘油   B. 阿替洛尔   C. 普萘洛尔   D. 维拉帕米   E. 硝酸异山梨酯

22. 以下**不是**普萘洛尔抗心绞痛的作用机制

A. 保护缺血的心肌细胞

B. 促进氧与血红蛋白分离

C. 保护缺血区心肌细胞线粒体的结构与功能

D. 降低心肌耗氧量

E. 增加缺血区血液供应

23. 患有以下哪种疾病的心绞痛患者**不可**使用普萘洛尔

A. 低血压   B. 高血压   C. 心力衰竭

D. 快速型心律失常   E. 颅内出血

24. 患有以下哪种疾病的心绞痛患者**不可**使用硝酸甘油

A. 心动过缓   B. 高血压   C. 心力衰竭

D. 快速型心律失常   E. 支气管哮喘

25. 易致冠状动脉收缩的抗心绞痛药物

A. 普萘洛尔   B. 硝苯地平   C. 硝酸异山梨酯

D. 维拉帕米   E. 硝酸甘油

二、问答题

1. 临床上为什么将普萘洛尔与硝酸甘油合用治疗心绞痛?

2. 简述硝酸甘油治疗心绞痛的药理作用。

【参考答案】

一、单项选择题

1. B   2. B   3. C   4. A   5. A   6. D   7. C   8. C   9. E   10. E

11. A   12. D   13. B   14. E   15. C   16. A   17. B   18. C   19. D   20. E

21. E   22. A   23. C   24. C   25. A

二、问答题

1. 两种药物都可以通过降低心肌耗氧量来达到治疗心绞痛的作用,合用则产生协同作用;硝酸甘油可以对抗普萘洛尔在抗心绞痛时引起的射血时间增大、心室容积扩大、冠状动脉收缩的现象,普萘洛尔通过对心脏的抑制作用可以对抗硝酸甘油引起的心肌收缩力增强、心率增快、耗氧增加的问题。两药合用后,使药效增加的同时,减少了不良反应的发生。

2. 扩张静脉和动脉,降低心肌耗氧量;扩张冠状动脉,使缺血区的灌注增加;降低心室壁张力,使心内膜血供增加;保护缺血心肌细胞。

（李晓亚）

第二十五章

调血脂药和抗动脉粥样硬化药

学习目标

1. 掌握:他汀类调血脂药的药理作用、临床应用、不良反应和注意事项。

2. 熟悉:苯氧酸类调血脂药的作用特点及临床应用。

3. 了解:其他调血脂药和抗动脉粥样硬化药的临床应用。

血脂即为血浆中所有脂类的总称,包括单酰甘油、胆固醇、磷脂、游离脂肪酸。血脂在血浆中形成的脂蛋白,包括低密度脂蛋白、高密度脂蛋白、乳糜微粒、极低密度脂蛋白、中密度脂蛋白等。一种或多种脂蛋白高于正常值,则可判断为高脂血症,高脂血症若不加控制则会发展为动脉粥样硬化。

调血脂药主要是调节异常的脂蛋白,而对动脉粥样硬化有防治作用。

一、调血脂药

（一）他汀类
药理作用和临床用途:

1. 通过抑制羟甲基戊二酰辅酶 A 还原酶的活性,使血浆中的低密度脂蛋白降低,降低胆固醇的含量,来达到调血脂作用。对于以胆固醇升高为主的原发性高胆固醇血症,特别是伴有低密度脂蛋白高的患者,常作为首选药,也可用于糖尿病和肾素的高胆固醇血症患者。

2. 除此之外,还可以用于继发性高胆固醇血症的治疗和冠心病的预防治疗。

不良反应:

1. 消化道反应　恶心以及腹部不适。

2. 肝毒性　偶见肝功能异常。

3. 横纹肌溶解症。

4. 孕妇及哺乳期妇女禁用。

（二）贝特类
药理作用和临床用途:主要用于以三酰甘油升高为主的高脂血症。

不良反应:消化不良、腹痛以及与他汀类药物合用发生横纹肌溶解症。

（三）胆汁酸结合树脂类
药理作用和临床用途:该类药物与胆汁酸结合,形成不溶性的络合物,阻断胆汁酸的排泄过程的肝肠循环。由于肠腔中的胆汁酸减少,胆固醇便转化为胆汁酸,同时食物中胆固醇吸收减少。所以此类药物用于治疗高胆固醇血症。

不良反应:

1. 常见胃肠道反应。

2. 长期应用可引起脂溶性维生素不足、骨质疏松。

（四）烟酸类
药理作用和临床用途:广谱调血脂药,主要治疗与三酰甘油升高为主的高脂血症。

不良反应:

1. 面部潮红、瘙痒。

2. 胃肠道反应。

3. 尿酸升高、血糖升高、肝功能异常。

二、抗氧化剂

普罗考布
药理作用和临床用途:

1. 亲脂性抗氧化剂,通过抑制胆固醇合成、促进胆汁酸排泄、抑制食物中胆固醇吸收,达到调血脂作用。

2. 通过减少过氧化物的产生,减慢动脉粥样硬化的发展,预防的冠心病的发生。

三、多烯脂肪酸类

四、血管内皮保护药

【习题】

一、单项选择题

1. 原发性高胆固醇血症首选

A. 洛伐他汀　　 B. 吉非贝齐　　 C. 烟酸　　　 D. 阿昔莫司　　 E. 普罗考布

2. 降低血浆内胆固醇作用明显的药为

A. 胆汁酸结合树脂　　　　 B. 抗氧化剂　　　　　 C. HMG–CoA 还原酶抑制药

D. 苯氧酸类　　　　　 E. 烟酸

3. 血糖升高是下列哪种药物的不良反应

A. 考来烯胺　　　　　 B. 吉非贝齐　　　　　 C. 洛伐他汀

D. 二十碳五烯酸　　　　　 E. 烟酸

4. 伴痛风的高血脂患者**不适合**使用

A. 氯贝丁酯　　 B. 吉非贝齐　　 C. 洛伐他汀　　 D. 烟酸　　 E. 二十碳五烯酸

5. 脂溶性维生素缺乏的患者**不可**长期使用

A. 烟酸　　　 B. 考来烯胺　　 C. 洛伐他汀　　 D. 普罗布考　　 E. 苯扎贝特

6. 以下哪个**不是**调血脂药

A. 非诺贝特　　 B. 考来烯胺　　 C. 维生素 A　　 D. 普罗布考　　 E. 烟酸

7. 洛伐他汀的不良反应**不包括**

A. 头痛或皮疹　 B. 肌痛　　 C. 凝血障碍　　 D. 胃肠道反应　 E. 转氨酶升高

8. 广谱调血脂药为

A. 维生素 E　　 B. 洛伐他汀　　 C. 普伐他汀　　 D. 考来烯胺　　 E. 烟酸

9. 能明显降低血浆内甘油三酯的药物为

A. 抗氧化剂　　　　　 B. 胆汁酸结合树脂　　　　 C. 洛伐他汀

D. 考来烯胺　　　　　 E. 苯氧酸类

10. 由于胆固醇增高造成的心肌梗死的患者最好选用

A. 考来烯胺　　 B. 洛伐他汀　　 C. 非诺贝特　　 D. 辛伐他汀　　 E. 烟酸

11. 考来烯胺的作用机制为

A. 抑制细胞对 LDL 的修饰　　　　　 B. 抑制肝脏胆固醇转化

C. 增加脂蛋白酶的活性　　　　　 D. 阻滞胆汁酸在肠道内的重吸收

E. 抑制脂肪分解

12. 对贝特类介绍正确的是

A. 可降低 TC、LDL–C　　　　　 B. 能升高血浆 TG

C. 可减少纤溶酶活性　　　　　 D. 可降低 HDL–C

E. 不可用于原发性高三酰甘油血症

13. 影响胆固醇吸收的药物

A. 烟酸　　　　　B. 亚油酸　　　　　C. 非诺贝特　　　　D. 辛伐他汀　　　　E. 考来烯胺

14. 对他汀类介绍**错误的**是

A. 抑制干细胞合成胆固醇的限速酶　　　　　　　B. 明显降低 LDL-C

C. 可使 HDL-C 明显升高　　　　　　　　　　　D. 抑制动脉平滑肌细胞增殖

E. 可稳定动脉粥样硬化斑块

15. 以下关于烟酸描述正确的是

A. 广谱调血脂药　　　　　　　　　　　　　　　B. 迅速升高血浆 TG

C. 可以使 HDL-C 浓度降低　　　　　　　　　　D. 具有缩血管作用

E. 不会出现胃肠道反应

16. 普罗布考属于哪一类药

A. 亲水类抗氧化剂　　　　　B. 亲脂类抗氧化剂　　　　　C. 胆汁酸结合树脂类

D. 血管内皮细胞保护药　　　E. 调血脂药

17. 普罗布考与哪一种药合用作用增强

A. 吉非贝齐　　　　　　　　B. 亲脂类抗氧化剂　　　　　C. 肝素

D. 阿司匹林　　　　　　　　E. 烟酸

18. 溃疡患者**不宜**使用的调血脂药

A. 考来替泊　　　B. 亚油酸　　　C. 烟酸　　　　D. 辛伐他汀　　　E. 考来烯胺

19. 通过阻断肠道胆固醇吸收来调血脂的药物

A. 考来替泊　　　B. 氯贝丁酯　　　C. 烟酸　　　D. 苯扎贝特　　　E. 考来烯胺

20. 可引起肌肉触痛的药物为

A. 多不饱和脂肪酸类　　　　　B. 胆汁酸结合树脂　　　　　C. 抗氧化剂

D. 粘多糖类　　　　　　　　　E. HMG-CoA 还原酶抑制药

21. 洛伐他汀降血脂机制为

A. 抑制磷酸二酯酶　　　　　　B. 抑制 3- 羟基 -3 甲基戊二酰辅酶 A 还原酶

C. 抑制血管紧张素转化酶　　　D. 激活 3- 羟基 -3 甲基戊二酰辅酶 A 还原酶

E. 抑制胆碱酯酶

二、问答题

1. 试述调血脂药物的分类及代表药物。

2. 简述他汀类降血脂的机制。

【参考答案】

一、单项选择题

1. A　　2. C　　3. E　　4. D　　5. B　　6. C　　7. C　　8. E　　9. E　　10. A

11. D　12. A　13. E　14. C　15. A　16. B　17. E　18. A　19. C　20. E

21. B

二、问答题

1. 调血脂药物的分类及代表药物

（1）他汀类：洛伐他汀。

（2）贝特类：吉非贝齐。

（3）胆汁酸结合树脂类：考来烯胺。

（4）烟酸类：烟酸。

2. 他汀类药物在肝细胞抑制羟甲基戊二酰辅酶 A 还原酶的活性，胆固醇合成受阻，使血浆内胆固醇的浓度降低。此外可以负反馈调节肝细胞表面的低密度脂蛋白受体量增多、活性也有所增加。通过此作用可以使受体与更多低密度脂蛋白结合，再将其转运到外周，最后降低血浆中的低密度脂蛋白。

（李晓亚）

第二十六章

肾上腺皮质激素类药

学习目标

1. 掌握：糖皮质激素类药的药理作用、临床应用、不良反应和注意事项。
2. 熟悉：常用糖皮质激素类药的作用特点，糖皮质激素类药的用法和疗程。
3. 了解：盐皮质激素类药、促皮质素与皮质激素抑制药的临床应用。

肾上腺皮质激素为肾上腺皮质分泌的各种激素的总称。球状带分泌盐皮质激素调节水盐代谢、束状带分泌的糖皮质激素调节三大营养物质代谢，网状带分泌少量的性激素。

一、糖皮质激素类药

药理作用和临床用途：

1. 通过抑制早期毛细血管扩张，降低毛细血管通透性，从而改善红肿热痛的症状；后期抑制成纤维细胞和肉芽组织的形成，从而防止瘢痕的形成。在这个炎症阶段都起到抗炎作用，用于防止某些炎症（脑炎、心包炎等）的后遗症。但炎症为机体组织的一种防御功能，抗炎同时也降低了机体防御功能，可能引起感染扩散。

2. 糖皮质激素对免疫的多个环节都有抑制作用。小剂量抑制细胞免疫，大剂量抑制体液免疫。其用于治疗过敏性疾病（荨麻疹、花粉症、过敏性鼻炎）、自身免疫性疾病（系统性红斑狼疮、风湿性及类风湿性关节炎等）、器官移植排斥反应。由于抑制了机体的免疫环节，造成机体免提功能下降，使机体更容易诱发或加重感染。

3. 糖皮质激素具有抗内毒素作用，可以提高机体对内毒素的耐受力以及稳定溶酶体膜，从而减轻对机体的损伤。其用于感染性中毒效果较好。

4. 超大剂量使用糖皮质激素时可用于休克的治疗，这是由于糖皮质激素具有抗炎、抗免疫及抗内毒素作用的总结果。其用于严重急性感染及各种休克，帮助患者毒果危险期，但是前提是合用足量的有效的抗菌药物。

5. 对血液和造血系统也有作用。刺激骨髓的造血功能，可使血小板、红细胞、纤维蛋白原及血红蛋白增加，而嗜酸性、嗜碱性及淋巴细胞含量减少。其可用于治疗血液系统疾病，例如再生性障碍性贫血等。

6. 糖皮质激素对代谢也产生一定的影响，升高血糖、抑制蛋白质合成、脂肪重新分布、有较弱的盐皮质激素样作用。这些影响与糖皮质激素的不良反应相关。

7. 糖皮质激素可以提高中枢神经系统兴奋性,造成兴奋的状态。

8. 促进胃酸和胃蛋白酶的分泌,可促进消化功能。

9. 糖皮质激素的存在也可以为某些激素(儿茶酚胺、胰高血糖素)的作用创造条件,成为允许作用。

不良反应:

1. 类肾上腺皮质功能亢进综合征,主要表现为满月脸、水牛背等,停药后可自行消除,但应配给低糖、低脂、高蛋白饮食。

2. 诱发或加重感染。

3. 诱发或加重消化性溃疡。

4. 高血压和动脉粥样硬化。

5. 骨质疏松主要因蛋白质分解增加,钙质流失快所致。

6. 精神失常及糖尿病。

7. 反跳现象为突然停药造成原有病情加重的现象。

8. 医源性肾上腺皮质功能减退症,长期使用糖皮质激素,造成肾上腺皮质萎缩,若突然停药会造成医源性肾上腺皮质功能减退症。应采用隔日疗法或缓慢减量停药。

用法和疗程:

1. 大剂量突击疗法　用于急性危重患者,治疗严重感染和各种休克,短期使用一般不超过3d。

2. 一般剂量长期疗法　用于反复发作、累及多种器官的慢性疾病,治疗自身免疫性疾病、过敏性疾病、血液系统疾病。

3. 小剂量替代疗法　用于慢性肾上腺皮质功能减退症、肾上腺皮质次全切除术后。

4. 隔日疗法　由于糖皮质激素分泌有昼夜节律性,此种用法可最大限度降低肾上腺皮质功能的抑制。

二、盐皮质激素类药

包括醛固酮,具有保钠排钾,维持机体水、电解质平衡的功效,临床上用于治疗肾上腺皮质功能减退症。

三、促皮质素与皮质激素抑制药

主要用于治疗肾上腺皮质肿瘤。

【习题】

一、单项选择题

1. 以下是长效糖皮质激素的药物

A. 氢化可的松　　B. 甲泼尼松　　C. 可的松　　　　D. 倍他米松　　　　E. 泼尼松龙

2. 糖皮质激素大剂量突击疗法用于

A. 顽固性支气管哮喘　　　　B. 肾病综合征　　　　　　C. 结缔组织病

D. 恶性淋巴瘤　　　　E. 感染中毒性休克

3. 糖皮质激素一般剂量长期疗法可用于

A. 腺垂体功能减退
B. 结缔组织病
C. 肾上腺皮质次全切除术后
D. 中心性视网膜炎
E. 败血症

4. 糖皮质激素小剂量替代疗法可用于

A. 再生障碍性贫血
B. 粒细胞减少症
C. 血小板减少症
D. 腺垂体功能减退症
E. 结缔组织病

5. 糖皮质激素隔日疗法的通常何时给药

A. 隔日中午
B. 隔日下午
C. 隔日早上
D. 隔日午夜
E. 隔日晚上

6. 糖皮质激素为什么可以用于治疗严重急性感染

A. 减轻炎症反应
B. 减轻后遗症
C. 增强机体抵抗力
D. 增强机体应激性
E. 缓解症状,帮助患者渡过危险期

7. 糖皮质激素**不可**用于下列哪种情况的治疗

A. 霉菌感染
B. 重症伤寒
C. 中毒性菌痢
D. 暴发型流行性脑膜炎
E. 猩红热

8. 糖皮质激素用于治疗感染中毒性休克的**不涉及**以下哪种机制

A. 扩张血管
B. 心肌抑制因子生成减少
C. 杀灭病原微生物
D. 提高机体对内毒素的耐受力
E. 抗炎作用

9. 使用糖皮质激素治疗感染中毒性休克的前提是

A. 合用肾上腺素
B. 合用阿托品
C. 小剂量使用
D. 不可突然停药
E. 合用足量有效的抗生素

10. 肝功能不全的患者使用糖皮质激素**不可**选用

A. 可的松
B. 地塞米松
C. 倍他米松
D. 氢化可的松
E. 泼尼松龙

11. 关于糖皮质激素描述**不正确的**是

A. 减轻炎症早期反应
B. 防治炎症后期瘢痕形成
C. 抑制炎性介质生成
D. 减轻机体对内毒素的耐受力
E. 解除血管痉挛

12. 以下哪项是糖皮质激素的不良反应

A. 抑制骨蛋白质合成
B. 胃肠道反应
C. 瑞氏综合征
D. 过敏性休克
E. 加重哮喘

13. 糖皮质激素可以用于治疗以下哪类患者

A. 精神病患者治疗中出现过敏反应
B. 癫痫患者治疗中出现过敏反应
C. 高血压
D. 系统性红斑狼疮患者新近胃肠吻合术
E. 急性淋巴细胞白血病合并风湿性关节炎

14. 糖皮质激素临床应用

A. 精神病
B. 高血压
C. 中毒性肺炎
D. 角膜溃疡
E. 糖尿病

15. 糖皮质激素对血液造血系统的作用为

A. 抑制骨髓造血细胞
B. 使红细胞和血红蛋白增多
C. 使中性粒细胞减少
D. 使纤维蛋白减少
E. 解除血管痉挛

16. 糖皮质激素影响脂肪代谢会造成

A. 向心性肥胖　　　　　　　　　B. 高血钾　　　　　　　　　C. 低血压

D. 减少磷的吸收　　　　　　　　E. 低血糖

17. 糖皮质激素影响水盐代谢会造成

A. 向心性肥胖　　B. 高血压　　　C. 低血压　　　D. 骨质疏松　　　E. 痤疮

18. 糖皮质激素影响蛋白质代谢会造成

A. 向心性肥胖　　　　　　　　　B. 十二指肠溃疡　　　　　　C. 伤口愈合迟缓

D. 精神失常　　　　　　　　　　E. 痤疮

19. 糖皮质激素影响糖代谢会造成

A. 高血糖　　　B. 加重感染　　　C. 骨质疏松　　　D. 高脂血症　　　E. 血压升高

20. 糖皮质激素可以用于治疗哪种过敏性疾病

A. 爆发型流脑　　　　　　　　　B. 类风湿性关节炎

C. 异体器官移植术后的排斥反应　　D. 血小板减少症

E. 血清病

21. 满月脸、水牛背、皮肤变薄、水肿、高血糖是哪种不良反应的表现

A. 医源性肾上腺皮质功能减退症　　B. 骨质疏松

C. 腺垂体功能减退症　　　　　　　D. 高血压

E. 肾上腺皮质功能亢进综合征

22. 以下属于盐皮质激素类药

A. 美替拉酮　　B. 醛固酮　　　C. 氢化可的松　　D. 地塞米松　　　E. 倍他米松

23. 糖皮质激素可用于慢性感染的原因

A. 稳定溶酶体膜　　　　　　　　B. 抑制肉芽组织生长

C. 促进炎症区的血管收缩　　　　D. 具有强大抗炎作用

E. 使炎症介质 PG 合成减少

24. 糖皮质激素隔日疗法是指

A. 隔日中午 1 次给予一日总量　　　B. 隔日睡前给予两天总药量

C. 隔日早上 1 次给予两日总量　　　D. 隔日下午 5 时给予两次总药量

E. 隔一天给予一次

25. 长期应用糖皮质激素的患者适宜

A. 低盐、低糖、高蛋白饮食　　　　B. 高盐、低糖、高蛋白饮食

C. 低盐、高糖、低蛋白饮食　　　　D. 高盐、高糖、高蛋白饮食

E. 高盐、高糖、低蛋白饮食

26. 糖皮质激素抗炎特点

A. 只对免疫性炎症有效　　　　　　B. 只对细菌性感染有效

C. 对各种原因所致的炎症均有效　　D. 只对化学性炎症有效

E. 使用时不用配合使用抗生素

27. 合成和分泌糖皮质激素的是肾皮质

A. 腺垂体　　B. 束状带　　　C. 下丘脑　　　D. 网状带　　　E. 球状带

二、问答题

1. 长期使用糖皮质激素可引起的不良反应有哪些？

2. 简述糖皮质激素临床应用。

【参考答案】

一、单项选择题

1. D 2. E 3. B 4. D 5. C 6. E 7. A 8. C 9. E 10. A
11. D 12. A 13. E 14. C 15. B 16. A 17. B 18. C 19. A 20. E
21. E 22. B 23. B 24. C 25. A 26. C 27. B

二、问答题

1. 略。

2. 糖皮质激素的临床应用有：①治疗严重感染，主要是中毒性感染或伴有休克者；②防止某些炎症的后遗症；③自身免疫性疾病；④过敏反应；⑤器官移植排斥反应；⑥各种休克；⑦血液系统疾病；⑧替代疗法。

（李晓亚）

第二十七章

甲状腺激素和抗甲状腺药

学习目标

1. 掌握：硫脲类抗甲状腺药物的药理作用、临床应用和不良反应。
2. 熟悉：碘和碘化物作用特点、临床应用及不良反应。
3. 了解：甲状腺激素类药的药理作用及临床应用。

甲状腺激素是维持机体正常代谢、促进生长发育所必需的激素，包括甲状腺素（T_4）和三碘甲腺原氨酸（T_3），该激素分泌过少引起甲状腺功能低下，需补充甲状腺激素；分泌过多则引起甲状腺功能亢进症（简称甲亢），可用手术疗法，可用抗甲状腺药来暂时或长期消除甲亢症状。甲状腺激素的合成、贮存、分泌与调节包括：

1. 碘摄取　甲状腺腺泡细胞的碘泵主动从血中摄取碘（I^-），其碘化物的浓度在正常时为血浆中的25倍，甲亢时可达250倍，故摄碘率是甲状腺功能指标之一。

2. 碘活化和酪氨酸碘化　碘化物在过氧化物酶的作用下被氧化成活性碘（I^+），活性碘与甲状腺球蛋白中的酪氨酸残基结合，生成一碘酪氨酸（MIT）和二碘酪氨酸（DIT）。

3. 偶联　在过氧化物没作用下，两分子的DIT偶联生成T_4，一分子DIT和一分子MIT偶联成T_3。T_4和T_3的比例决定于碘的供应，正常是T_4较多，缺碘时则T_3所占比例增大。

4. 释放　在蛋白水解酶作用下，TG分解并释放出T_4、T_3进入血液。其中T_4约占分泌总量的90%以上，在外周组织脱碘酶作用下，约36%的T_4转为T_3，T_3的生物活性比T_4大5倍左右。

5. 调节　垂体分泌的促甲状腺激素（TSH），促进甲状腺激素合成和分泌，TSH的分泌又受下丘脑分泌的促甲状腺激素释放激素（TRH）的调节。

一、甲状腺激素

药理作用：

1. 维持正常生长发育。

2. 促进代谢和产热。

3. 增强交感神经系统的活性，并提高机体对儿茶酚胺类的敏感性。

临床应用：

1. 用于治疗甲状腺功能减退症，如呆小症和黏液性水肿。

2. 治疗单纯甲状腺肿。

不良反应：

1. 甲状腺功能亢进（过量所致）。

2. 诱发心绞痛和心肌梗死（心肌耗氧量增加）。

3. T_4 长期服用引起骨质疏松、诱发癫痫。

二、抗甲状腺药

（一）硫脲类

作用机制：主要抑制甲状腺细胞内的过氧化物酶——阻止甲状腺激素合成的氧化、碘化和缩合过程——甲状腺激素合成抑制，但对已合成的不影响——起效缓慢。

1. 甲亢。

2. 甲亢术前准备。

3. 甲亢危象。

不良反应：

1. 粒细胞缺乏症。

2. 甲状腺肿大。

3. 过敏反应。

4. 其他。

（二）碘及碘化物

药理作用：

1. 小剂量碘参与甲状腺激素的合成。

2. 大剂量碘具有抗甲状腺作用。

临床应用：

1. 防治单纯性甲状腺肿。

2. 用于甲状腺功能亢进症的术前准备。

3. 治疗甲状腺危象。

不良反应：

1. 过敏反应。

2. 诱发甲状腺功能紊乱。

3. 慢性碘中毒。

（三）放射性碘

^{131}I

药理作用和临床应用：甲状腺高度摄碘能力，^{131}I 可被甲状腺摄取，两种射线。

1. β 射线,射程短,破坏甲状腺实质。其用于甲状腺功能亢进的治疗。应严格适应证,不宜手术者、术后复发者、硫脲类无效和过敏者。

2. γ 射线,射程远,测定甲状腺摄碘功能。其用于甲状腺功能检查。

3. 甲状腺癌的放射治疗。

不良反应:剂量过大致甲状腺功能低下。对性腺、染色体有不良影响。20 岁以下患者、妊娠哺乳期、肾功能不良者慎用。

(四)β 受体阻断剂

普萘洛尔、比索洛尔

β 受体阻断剂如普萘洛尔等,除阻断 β 受体外,还可抑制 T_4 转换为 T_3,可改善甲亢症状,尤其是对甲亢所致的心率加快、血压升高等交感神经活性增强症状疗效显著,是治疗甲亢、甲状腺危象及甲亢术前准备的辅助治疗药物。

【习题】

一、单项选择题

1. 关于甲状腺激素的叙述,**不正确的**是

A. 治疗呆小症　　　　　　　B. 治疗黏液性水肿　　　　　C. 治疗单纯性甲状腺肿

D. 治疗甲状腺危象　　　　　E. 过量引起甲状腺功能亢进

2. 甲状腺素的主要不良反应是

A. 血管神经性水肿　　　　　B. 粒细胞缺乏症　　　　　　C. 易致癌

D. 诱发心绞痛　　　　　　　E. 黄疸型肝炎

3. 治疗黏液性水肿的药物是

A. 甲硫氧嘧啶　　B. 甲巯咪唑　　C. 碘化钾　　　D. 甲状腺素片　　E. 卡比马唑

4. 治疗呆小症的药物是

A. 甲硫氧嘧啶　　B. 甲巯咪唑　　C. 小剂量碘剂　　D. 甲状腺素　　E. 卡比马唑

5. 治疗甲状腺危象宜选用

A. 甲硫氧嘧啶　　B. 丙硫氧嘧啶　　C. 甲巯咪唑　　D. 卡比马唑　　E. 甲状腺素

6. 甲状腺功能亢进的内科治疗宜用

A. 小剂量碘剂　　B. 大剂量碘剂　　C. 甲状腺素　　D. 甲巯咪唑　　E. 左甲状腺素

7. **不属于**硫脲类抗甲状腺药的适应证是

A. 轻症甲亢患者　　　　　　B. 不宜手术和放射碘治疗者　　　C. 甲亢术前准备

D. 甲状腺危象　　　　　　　E. 单纯甲状腺肿

8. 应用硫脲类的甲亢患者于手术前 2 周加服碘剂的目的是

A. 缩短术前准备时间　　　　　　　B. 有协同作用,增强硫脲类的作用

C. 减少硫脲类的不良反应　　　　　D. 使腺体缩小变韧,利于手术

E. 防止术后甲亢复发

9. 对硫脲类**不正确的**说法是

A. 不抑制甲状腺激素的释放　　B. 抑制甲状腺激素的合成　　C. 拮抗甲状腺激素活性

D. 起效缓慢,可使腺体肿大　　E. 抑制免疫球蛋白的生成

10. 硫脲类最严重的不良反应是

A. 粒细胞缺乏　　　　　　　B. 过敏性皮疹　　　　　　　C. 甲状腺功能减退

D. 甲状腺体肿大   E. 胃肠道反应

11. 可抑制外周组织的 T4 转化为 T3 的抗甲状腺药物是

A. 丙硫氧嘧啶   B. 甲硫氧嘧啶   C. 甲巯咪唑   D. 卡比马唑   E. 碘化钾

12. 抑制甲状腺素合成的药物是

A. 复方碘溶液   B. 丙硫氧嘧啶   C. 普萘洛尔   D. 小剂量碘   E. 大剂量碘

13. 下列哪种情况**不宜**使用丙硫氧嘧啶

A. 甲亢危象   B. 中度甲亢   C. 重症甲亢

D. 甲状腺功能亢进术前用药   E. 甲亢且对甲硫氧嘧啶过敏者

14. 硫脲类药物的抗甲状腺作用的主要作用机制是

A. 直接作用于甲状腺组织,使之萎缩、坏死

B. 抑制下丘脑 – 垂体 – 甲状腺轴,使 T_3、T_4 合成下降

C. 抑制甲状腺球蛋白水解酶

D. 抑制碘泵摄取碘化物,使 T_3, T_4 的合成原料减少

E. 抑制过氧化物酶,从而抑制 T_3, T_4 的生物合成

15. 小剂量碘剂主要用于防治

A. 呆小症   B. 黏液性水肿   C. 单纯性甲状腺肿

D. 甲状腺功能亢进   E. 甲状腺危象

16. 大剂量碘抗甲状腺的主要作用是

A. 抑制甲状腺激素的合成   B. 抑制甲状腺激素的释放

C. 抑制免疫球蛋白的合成   D. 抑制碘泵摄碘

E. 抑制促甲状腺素释放

17. 关于大剂量碘的叙述**错误的**是

A. 抑制甲状腺激素的释放   B. 抗甲状腺作用慢而弱

C. 使腺体缩小、变韧、血管减少   D. 作用机制与减少还原型谷胱甘肽有关

E. 使甲状腺球蛋白对蛋白水解酶不敏感

18. 甲状腺功能亢进术前给予复方碘溶液的目的是

A. 增强患者对手术的耐受性   B. 使甲状腺腺体变大,便于手术操作

C. 使甲状腺腺体变小,变韧,血管网减少   D. 抑制呼吸道腺体分泌

E. 降低血压

19. 碘剂**不宜**用于

A. 甲亢的内科治疗   B. 甲亢的术前准备   C. 单纯性甲状腺肿

D. 甲状腺危象   E. ^{131}I 用于甲状腺功能的检查

20. 大剂量碘可用于

A. 呆小病   B. 黏液性水肿   C. 甲状腺危象

D. 甲状腺功能检查   E. 单纯性甲状腺肿

21. 用于甲状腺术前准备的药物是

A. 复方碘溶液   B. ^{131}I   C. 促甲状腺激素

D. 三碘甲腺原氨酸   E. 单碘酪氨酸

22. 抑制甲状腺球蛋白水解,减少甲状腺激素释放的是

A. 小剂量碘制剂   B. 放射性碘   C. 大剂量碘制剂

D. 硫脲类药物　　　　　　　E. 甲状腺激素

23. **不能**单独用于甲亢内科治疗的药物是

A. 碘化物　　B. 丙硫氧嘧啶　C. 甲巯咪唑　　D. 卡比马唑　　E. 甲硫氧嘧啶

24. 甲亢伴有窦性心动过速的内科治疗最好选用

A. 小剂量碘剂　B. 大剂量碘剂　C. 甲巯咪唑　　D. 普萘洛尔　　E. 卡比马唑

25. 关于β受体阻断药治疗甲亢的叙述，**错误的**是

A. 能适当减少甲状腺激素的分泌　　　　B. 缓解甲亢患者交感神经活性增强的症状

C. 甲状腺危象时可静脉注射　　　　　　D. 抑制外周 T_4 脱碘转变为 T_3

E. 甲亢患者术前准备不宜应用

26. 普萘洛尔治疗甲亢的药理学基础是

A. 抑制甲状腺激素的合成　　　　　　　B. 促进甲状腺激素的释放

C. 阻断β受体，改善甲亢的症状　　　　D. 拮抗 TSH 促进腺体增生

E. 破坏甲状腺组织

27. 破坏甲状腺组织的药物是

A. 碘化钾　　B. 甲硫氧嘧啶　C. 普萘洛尔　　D. 小剂量碘　　E. ^{131}I

28. 放射性碘（^{131}I）可用于

A. 呆小病　　　　　　B. 黏液性水肿　　　　　　C. 甲状腺危象

D. 甲状腺功能检查　　E. 单纯性甲状腺肿

29. 用于甲状腺摄碘功能测定的药物是

A. 复方碘溶液　　　　B. ^{131}I　　　　　　　C. 促甲状腺激素

D. 三碘甲腺原氨酸　　E. 单碘酪氨酸

二、名词解释

甲状腺危象

三、简答题

1. 大剂量碘制剂于甲状腺手术前用药的意义有哪些？

2. 甲状腺功能亢进治疗药物有哪几类？举例说明。

【参考答案】

一、单项选择题

1. D　2. D　3. D　4. D　5. B　6. D　7. E　8. D　9. C　10. A
11. A　12. B　13. E　14. E　15. C　16. B　17. B　18. C　19. A　20. C
21. A　22. C　23. A　24. D　25. E　26. C　27. E　28. D　29. B

二、名词解释

因精神刺激、感染、手术、外伤等诱因，使甲状腺激素突然大量释放入血，导致病情恶化，患者出现高热、心力衰竭、肺水肿、电解质紊乱而危及生命，称甲状腺危象。

三、简答题

1. 大剂量碘制剂于甲状腺手术前用药的意义

（1）使甲状腺组织退化、血管减少、腺体缩小变韧，利于手术进行及减少出血。

（2）加强对术前甲亢症状控制。

（3）改善突眼症状。

（4）阻止甲状腺素释放。

2. 甲状腺功能亢进治疗药物的分类

（1）硫脲类：通过抑制过氧化酶活性，使甲状腺素合成减少，同时抑制外周血 T_4 转为 T_3。作用较强快，可用于甲亢内科治疗，甲亢术前准备和甲亢危象辅助用药等。

（2）碘和碘化物：如碘化钾和卢戈氏液，大剂量碘可抑制甲状腺激素蛋白水解酶，使甲状腺激素释放减少并抑制 TSH 分泌。其用于甲亢危象和甲亢术前准备。

（3）β 受体阻断药：如普萘洛尔，主要通过阻断 β 受体而改善甲亢症状，尤其是甲亢所致的心率加快等交感神经活动增强的表现，并可减少甲状腺素分泌及 T_3 生成。其用于甲亢治疗、甲危辅助治疗及术前准备，单用作用有限，与硫脲类合用作用更显著。

（4）放射性碘：如 ^{131}I，利用产生 β 射线破坏甲状腺组织来治疗甲亢。此外 γ 射线可用于甲状腺功能测定。

（潘晓悦）

第二十八章

胰岛素和口服降血糖药

学习目标

1. 掌握：胰岛素和作用、用途及不良反应。
2. 熟悉：甲苯磺丁脲和二甲双胍的作用、用途及不良反应。
3. 了解：其他口服降糖药的作用和用途。

糖尿病是由于胰岛素绝对或相对缺乏引起的以血糖水平升高为特征的代谢性疾病。糖尿病主要分为 1 型和 2 型，1 型糖尿病患者胰岛 β 细胞破坏，引起胰岛素绝对缺乏，需依赖胰岛素治疗；2 型糖尿病患者往往具有胰岛素抵抗或胰岛素分泌缺陷，以应用口服降血糖药治疗为主。

一、胰岛素

药理作用：

1. 降低血糖。

2. 影响脂肪代谢。

3. 影响蛋白质代谢。

4. 促进 K^+ 进入细胞内。

临床应用：

1. 治疗糖尿病。

2. 纠正细胞内缺钾。

3. 其他应用。

不良反应：

1. 低血糖反应。

2. 过敏反应。

3. 胰岛素抵抗。

4. 局部反应。

二、口服降糖药

（一）磺酰脲类

药理作用：

1. 降低血糖。

2. 抗利尿作用。

3. 影响凝血功能。

临床应用：

1. 治疗糖尿病。

2. 治疗尿崩症。

（二）双胍类

二甲双胍

可明显降低糖尿病患者血糖，但对正常人血糖无明显影响。其作用机制可能是增加机体对胰岛素的敏感性，促进外周组织摄取、利用葡萄糖，减少肠道葡萄糖的吸收，抑制糖异生，抑制胰高血糖素释放等。它主要用于轻、中度 2 型糖尿病，尤其适用于饮食控制无效的肥胖型患者。常见的不良反应主要是食欲下降、恶心、腹痛等胃肠道反应，严重不良反应为乳酸性酸中毒。肝肾功能不全、尿酮体阳性者禁用。

（三）α- 葡萄糖苷酶抑制剂

阿卡波糖

阿卡波糖通过抑制小肠黏膜上皮细胞表面的 α- 葡萄糖苷酶，抑制淀粉等碳水化合物水解产生葡萄糖，延缓葡萄糖的吸收，明显降低餐后血糖。其可单独应用，也可与其他降糖药和用于 2 型糖尿病尤其适用于空腹血糖正常而餐后血糖明显升高者。常见副作用为胃肠反应，如腹胀、腹泻、肠鸣音亢进等。

（四）胰岛素增敏剂

噻唑烷酮类

本类药物能提高机体对胰岛素的敏感性，改善胰岛素抵抗，降低血糖；改善脂肪代谢紊乱；防治糖尿病血管并发症；改善胰岛 β 细胞功能。临床主要用于其他降血糖药疗效不佳的 2 型糖尿病，尤其伴有胰岛素抵抗者，可单独应用也可与其他降血糖药合用。不良反应较少，常见胃肠道反应、头痛、肌肉痛和骨骼痛等。

（五）餐时血糖调节剂

瑞格列奈

本药物通过刺激胰岛 β 细胞释放胰岛素使血糖快速降低，起效快，维持时间短。其优点是可以模仿胰岛素的生理性分泌，低血糖反应发生率低，适用于 2 型糖尿病患者，老年患者也可应用。

【习题】

一、单项选择题

1. 胰岛素对代谢的影响**除外**的是

A. 促进糖（原）异生　　　　B. 加速葡萄糖的氧化和酵解　　　C. 抑制糖原分解

D. 增加葡萄糖的转运　　　　　　E. 促进脂肪合成

2. 对胰岛素叙述**错误的**是

A. 影响糖、脂肪和蛋白代谢　　　B. 口服给药吸收快而完全　　　C. 多从猪、牛胰腺提取

D. 常见不良反应为低血糖　　　　E 对胰岛素缺乏的各型糖尿病均有效

3. 胰岛素常用的给药途径是

A. 舌下含服　　B. 口服　　　C. 肌内注射　　D. 皮下注射　　E. 静脉注射

4. 作为静脉注射的胰岛素制剂是

A. 正规胰岛素　　　　　　　　　B. 低精蛋白锌胰岛素　　　　　C. 珠蛋白锌胰岛素

D. 精蛋白锌胰岛素　　　　　　　E. 甲苯磺丁脲

5. 糖尿病患者合并重度感染时宜选用

A. 罗格列酮　　　　　　　　　　B. 磺酰脲类　　　　　　　　　C. 双胍类

D. 胰岛素　　　　　　　　　　　E. α-葡萄糖苷酶抑制药

6. 胰岛素治疗糖尿病的适应证**除外**的是

A. 胰岛素依赖型糖尿病

B. 非胰岛素依赖型糖尿病,但饮食和口服降糖药无效者

C. 糖尿病酮症酸中毒　　　　　　D. 各型糖尿病有合并症者,如高热等

E. 轻度非胰岛素依赖型糖尿病

7. 胰岛素产生耐受性的原因与下列哪种因素**无关**

A. 感染、创伤　　　　　　　　　B. 血中有大量脂肪酸和酮体

C. 抗胰岛素受体抗体产生　　　　D. 机体抵抗力降低

E. 胰岛素受体数目减少或亲和力降低

8. 胰岛素与磺酰脲类的共同不良反应是

A. 高血钾　　B. 粒细胞缺乏　C. 低血糖症　　D. 胃肠反应　　E. 黄疸

9. 胰岛素的不良反应**不包括**

A. 低血糖　　B. 过敏反应　　C. 乳酸血症　　D. 急性耐受性　E. 慢性耐受性

10. 下列属于长效胰岛素制剂的是

A. 胰岛素　　　　　　　　　　　B. 精蛋白锌胰岛素　　　　　　C. 低精蛋白锌胰岛素

D. 珠蛋白锌胰岛素　　　　　　　E. 格列吡嗪

11. 降低胰岛素降糖效应的药物是

A. 普萘洛尔　　B. 双香豆素　　C. 糖皮质激素　D. 阿司匹林　　E. 阿卡波糖

12. 幼年型重症糖尿病宜选

A. 丙米嗪　　　　　　　　　　　B. 胰岛素　　　　　　　　　　C. 甲苯磺丁脲

D. 奎尼丁　　　　　　　　　　　E. 葡萄糖、胰岛素和氯化钾的极化液

13. 抢救胰岛素过量引起的低血糖反应,严重者应首选

A. 静脉注射地塞米松　　　　　　B. 静脉注射 50% 葡萄糖　　　C. 肌内注射肾上腺素

D. 静脉注射葡萄糖酸钙　　　　　E. 静脉注射 5% 葡萄糖

14. 可以静脉注射的胰岛素制剂是

A. 胰岛素　　　　　　　　　　　B. 低精蛋白锌胰岛素　　　　　C. 珠蛋白锌胰岛素

D. 精蛋白锌胰岛素　　　　　　　E. 二甲双胍

15. 合并重度感染的糖尿病患者应选用

A. 氯磺丙脲　　B. 格列本脲　　C. 格列吡嗪　　D. 胰岛素　　　E. 精蛋白锌胰岛素

16. 磺酰脲类降糖药的作用机制是

A. 提高胰岛 A 细胞功能　　　　　　B. 刺激胰岛 β 细胞释放胰岛素

C. 加速胰岛素合成　　　　　　　　　D. 抑制胰岛素降解

E. 增加机体对胰岛素的敏感性

17. 有降糖作用及抗利尿作用的药物是

A. 胰岛素　　B. 罗格列酮　　C. 阿卡波糖　　D. 二甲双胍　　E. 氯磺丙脲

18. 磺酰脲类降糖作用主要机制是

A. 抑制胰高血糖素分泌　　　　　　　B. 提高靶细胞对胰岛素的敏感性

C. 增加靶细胞膜上胰岛素受体数目　　D. 阻滞 ATP 敏感的钾通道,触发胰岛素释放

E. 降低食物吸收和糖(原)异生

19. 氯磺丙脲的适应证是

A. 切除胰腺的糖尿病　　　　　B. 重症糖尿病　　　　　　C. 酮症酸中毒

D. 低血糖昏迷　　　　　　　　E. 胰岛功能尚存的轻、中度糖尿病

20. 可用于治疗尿崩症的降血糖药是

A. 甲苯磺丁脲　　B. 氯磺丙脲　　C. 格列本脲　　D. 二甲双胍　　E. 胰岛素

21. 关于格列本脲的**不正确**叙述是

A. 作用快而强，易引起低血糖　　　　B. 直接刺激胰岛 β 细胞释放胰岛素

C. 提高靶细胞对胰岛素的敏感性　　　D. 与糖皮质激素合用可降低其降糖作用

E. 长期应用致甲状腺功能低下

22. 有严重肝病的糖尿病患者**禁用**

A. 苯乙双胍　　B. 甲苯磺丁脲　　C. 格列本脲　　D. 胰岛素　　E. 二甲双胍

23. 对胰岛素依赖型糖尿病有降糖作用的口服降血糖药物是

A. 格列本脲　　B. 氯磺丙脲　　C. 二甲双胍　　D. 甲苯磺丁脲　　E. 格列齐特

24. 双胍类降糖作用的机制是

A. 抑制 α- 葡萄糖苷酶　　　　　　　　B. 提高靶细胞对胰岛素的敏感性

C. 增加靶细胞膜上胰岛素的受体数目　　D. 阻滞 ATP 敏感钾通道,触发胰岛素释放

E. 降低葡萄糖吸收和糖(原)异生,促进组织摄取葡萄糖

25. 对正常人血糖无影响的抗糖尿病药是

A. 格列本脲　　B. 二甲双胍　　C. 氯磺丙脲　　D. 格列齐特　　E. 格列吡嗪

26. 能引起酮血症、酸血症的降血糖药物是

A. 胰岛素　　　　　　　　B. 精蛋白锌胰岛素　　　　　　C. 氯磺丙脲

D. 苯乙双胍　　　　　　　E. 格列本脲

27. 抑制 α- 葡萄糖苷酶的降糖药是

A. 格列本脲　　B. 二甲双胍　　C. 罗格列酮　　D. 阿卡波糖　　E. 瑞格列奈

28. 主要用于治疗胰岛素抵抗的药物是

A. 格列本脲　　B. 二甲双胍　　C. 罗格列酮　　D. 阿卡波糖　　E. 瑞格列奈

29. 具有胰岛素增敏作用的药物是

A. 格列本脲　　B. 氯磺丙脲　　C. 罗格列酮　　D. 阿卡波糖　　E. 瑞格列奈

30. 下述药物临床应用正确的是

A. 甲苯磺丁脲用于胰岛素依赖型糖尿病　　B. 胰岛素用于重症糖尿病

C. 格列本脲用于胰岛功能丧失的糖尿病　　D. 苯乙双胍不适于轻度糖尿病伴肥胖者

E. 氯磺丙脲适用于肾功能不良的糖尿病

二、问答题

1. 胰岛素治疗糖尿病的主要适应证包括哪些?

2. 磺酰脲类与双胍类药物是怎样降血糖的?

【参考答案】

一、单项选择题

1. A　　2. B　　3. D　　4. A　　5. D　　6. E　　7. D　　8. C　　9. C　　10. B

11. C　　12. B　　13. B　　14. A　　15. D　　16. B　　17. E　　18. D　　19. E　　20. B

21. E　　22. A　　23. C　　24. E　　25. B　　26. C　　27. D　　28. E　　29. C　　30. B

二、问答题

1. 胰岛素的主要适应证

(1) 重症糖尿病,特别是幼年型糖尿病。

(2) 合并高热重度感染、消耗性疾病,妊娠分娩、创伤及手术的各型糖尿病。

(3) 饮食疗法和口服降糖药无效的轻、中型糖尿病。

(4) 发生痛症酸中毒和糖尿病性昏迷者。

2. 磺酰脲类与双胍类药物的降糖机制

(1) 磺酰脲类:刺激胰岛 β 细胞释放胰岛素和增强胰岛素的作用,血糖降低(依赖胰岛素功能)。

(2) 双胍类:促进组织利用糖、抑制糖异生和吸收,血糖降低(不依赖胰岛素功能)。

(潘晓悦)

第二十九章

性激素类药和避孕药

学习目标

1. 掌握:口服避孕药的药理作用、不良反应及用药监护。

2. 了解:雌激素类药物、抗雌激素类药物、雄激素类药物、同化激素类药物和孕激素类药物和药理作用特点。

　　性激素是性腺分泌的激素,包括雌激素、孕激素和雄激素,属甾体化合物。临床应用的性激素类药物是人工合成品及其衍生物。常用避孕药多为雌激素与孕激素的复合制剂。性激素对下丘脑及腺垂体的分泌有反馈作用,常用的甾体避孕药根据负反馈而设计。

一、雌激素类药

(一)雌二醇

生理及药理作用:

1. 促进、维持女性第二性征。

2. 参与形成月经周期。

3. 抑制促性腺激素释放激素分泌。

4. 影响代谢。

临床应用：

1. 治疗围绝经期综合征。

2. 治疗卵巢功能不全和闭经。

3. 治疗功能性子宫出血。

4. 治疗乳房胀痛及退乳。

5. 治疗晚期乳腺癌。

6. 治疗前列腺癌。

7. 治疗痤疮。

8. 避孕。

不良反应及注意事项：

1. 常见厌食、恶心、呕吐及头昏等。

2. 长期大量应用可使子宫内膜过度增生，引起子宫出血。

3. 水、钠潴留，胆汁淤积性黄疸等。

（二）雌激素拮抗药

氯米芬

可诱发排卵，用于功能性不孕症、功能性子宫出血、月经不调、晚期乳腺癌及长期应用避孕药后发生的闭经等。

二、孕激素类药

天然孕激素及人工合成衍生物

生理及药理作用：

1. 生殖系统　促进子宫内膜由增殖期转为分泌期，有利于受精卵的着床和胚胎发育；降低子宫对缩宫素的敏感性；促进乳腺腺泡发育；抑制排卵。

2. 代谢　对抗醛固酮作用。

3. 升高体温。

临床应用：

1. 功能性子宫出血。

2. 痛经和子宫内膜异位症。

3. 先兆流产和习惯性流产。

4. 子宫内膜腺癌、前列腺肥大和前列腺癌。

不良反应：较少，黄体酮有时可致生殖器畸形，炔诺酮等可引起肝功能障碍。

三、雄激素类药和同化激素类药

（一）雄激素类药

天然雄激素和人工合成的睾酮衍生物

生理及药理作用：

1. 生殖系统　促进男性器官及副性器官的发育和成熟。促进男性生殖功能。

2. 同化作用　促进蛋白质合成。

3. 促进骨髓造血功能。

临床应用：

1. 睾丸功能不全。

2. 功能性子宫出血。

3. 晚期乳腺癌。

4. 再生障碍性贫血及其他贫血。

5. 虚弱、骨质疏松、生长延缓等虚弱情况。

不良反应：

1. 性功能改变　女性男性化，男性功能改变。

2. 胆汁淤积性黄疸。

（二）同化激素类药

同化激素类药物（苯丙酸诺龙等）男性化作用较弱，以同化作用主。其主要用于蛋白质同化或吸收不良，或蛋白质分解亢进或损失过多的病例。

（三）雄激素拮抗药

环丙孕酮

具有较强的孕激素作用，还阻断雄激素受体，用于男性严重性功能亢进、其他药物无效的前列腺癌；与雌激素合用可治疗严重的痤疮和特发性多毛症；与炔雌醇组成复方避孕片用于避孕。禁用于未成年人。可影响肝功能、糖代谢、血象和肾上腺皮质功能，用药期间应严格观察患者。

四、避孕药

（一）主要抑制排卵的避孕药

药理作用：

1. 抑制排卵。

2. 抑制子宫内膜增生。

制剂及用法：

1. 短效口服避孕药，由雌激素和孕激素配伍而成，主要抑制排卵。

2. 长效口服避孕药，主要成分为高效、长效雌激素类药物炔雌醚，主要抑制排卵。

3. 长效注射避孕药，主要抑制排卵，如复方己酸孕酮注射液等。

不良反应：

1. 类早孕反应。

2. 子宫不规则出血。

3. 闭经。

4. 血凝功能亢进。

5. 其他反应。

（二）主要干扰孕卵着床的避孕药

本类药物能快速抑制子宫内膜的发育和分泌功能，使其发生各种功能和形态变化，干扰孕卵着床。常用药物有甲地孕酮、炔诺孕酮等。

（三）主要阻碍受精的避孕药

本类药物为单一成分避孕药，如炔诺酮、炔诺孕酮、甲羟孕酮、左炔诺孕酮等。口服后能抑制宫颈黏液的分泌，使黏液量减少但黏稠度增加，不利于精子穿透，达到阻碍受精的效果。但一孕激素避孕药避孕效果较雌激素和孕激素的复方制剂差，且不规则出血的发生率较高，现已少用。

（四）主要影响精子的避孕药

棉酚

棉酚是从棉花的根茎和种子中提取的一种黄色酚类物质，可作用于睾丸细精管的生精上皮，使精子数量减少甚至无精子。停药可逐渐恢复。

孟苯醇醚和烷苯醇醚

均具有较强杀精作用，由阴道给药，通过杀精或使精子灭活，达到避孕目的。

【习题】

一、单项选择题

1. 老年性骨质疏松宜选用哪一类药物

A. 苯丙酸诺龙　　　　　　　B. 孕激素　　　　　　　C. 雄激素

D. 糖皮质激素　　　　　　　E. 盐皮质激素

2. 孕激素类药物可用于

A. 功能性子宫出血　　　　　B. 不孕症　　　　　　　C. 乳房纤维囊性疾病

D. 再生障碍性贫血　　　　　E. 卵巢囊肿

3. 雌激素的生理及药理作用**不包括**

A. 促进女性第二性征的形成　　B. 参与形成月经周期　　C. 大剂量抑制排卵

D. 大剂量可促进乳汁分泌　　　E. 有轻度水、钠潴留作用

4. 关于探亲避孕药的服药时间，下列哪项是正确的

A. 月经周期的任何一天　　　B. 在月经来潮的第 14d　　C. 必须在排卵前

D. 必须在排卵期　　　　　　E. 必须在排卵后

5. 下列哪一个是长效口服避孕药

A. 复方炔诺孕酮乙片　　　　B. 复方炔诺孕酮甲片　　C. 口服避孕药 2 号

D. 探亲避孕药 1 号　　　　　E. 炔诺酮片

6. 下列哪一种是抗着床避孕药

A. 双炔失碳酯　　　　　　　B. 口服避孕药 1 号　　　C. 口服避孕药 2 号

D. 雷洛昔芬　　　　　　　　E. 复方氯地孕酮片

7. 属于男性避孕药的是

A. 长效避孕片　　　　　　　B. 双炔失碳酯　　　　　C. 炔诺酮片

D. 棉酚　　　　　　　　　　E. 复方甲地孕酮片

8. 棉酚**不会**引起哪项不良反应

A. 胃肠道反应　　　　　　　B. 心悸　　　　　　　　C. 肝功能改变

D. 低钾血症　　　　　　　　E. 前列腺炎

9. 卵巢功能不全及闭经宜选用

A. 氯地孕酮　　B. 甲睾酮　　C. 炔雌醇　　D. 炔诺孕酮　　E. 炔诺酮

10. 睾丸功能不全宜选用

A. 己烯雌酚　　B. 甲地孕酮　　C. 雌二醇　　D. 氯米芬　　E. 甲睾酮

11. 关于对同化激素类药物的叙述,下列哪项是正确的

A. 不引起胆汁淤积性黄疸　　　　　　B. 包括天然的雄激素

C. 用于女性易产生雄激素样作用　　　D. 主要用于蛋白质同化或吸收不良等

E. 常用的有苯乙酸睾酮等

12. 苯丙酸诺龙**禁用**于治疗

A. 孕妇　　　　　　　　B. 老年骨质疏松　　　　C. 恶性肿瘤晚期

D. 慢性消耗性疾病　　　E. 严重烧伤

13. 避孕药中孕激素的主要作用是

A. 抑制孕卵着床　　　　　　　　B. 影响子宫收缩

C. 抑制 LH 释放而抑制排卵　　　D. 反馈抑制 FSH 分泌而抑制排卵

E. 影响胎盘功能

14. 抗着床避孕药的主要优点是

A. 14d 以内服用一片即可　　B. 每月只需服药一次　　C. 不受月经周期限制

D. 避孕成功率高　　　　　　E. 服用方便,避孕成功率高

15. 雌激素的临床应用有

A. 绝经期综合征　　　　　B. 绝经期前乳癌　　　　C. 痛经

D. 子宫内膜异位症　　　　E. 不孕

16. 由卵巢成熟滤泡分泌的雌激素是

A. 炔雌醚　　B. 炔雌醇　　C. 己烯雌酚　　D. 雌二醇　　E. 雌三醇

17. 青春期痤疮可选用

A. 甲睾酮　　B. 氯米芬　　C. 美雄酮　　D. 炔雌醇　　E. 司坦唑醇

18. 主要抑制排卵的短效口服避孕药是

A. 司坦唑醇　　　　　　B. 睾酮　　　　　　　　C. 复方炔诺酮片

D. 炔雌醇　　　　　　　E. 甲地孕酮片

19. 抑制排卵避孕药的较常见的不良反应是

A. 子宫不规则出血　　　B. 类早孕反应　　　　　C. 闭经

D. 减少乳汁分泌　　　　E. 乳房肿块

20. **不能**用己烯雌酚的是

A. 避孕　　　　　　　　B. 前列腺癌　　　　　　C. 乳房胀痛

D. 绝经期前乳癌　　　　E. 闭经

21. 孕激素**不能**用于

A. 痛经　　　　　　　　B. 乳腺癌　　　　　　　C. 前列腺肥大

D. 习惯性流产　　　　　E. 子宫内膜腺癌

22. 同化作用较好,雄激素样作用较弱的药物是

A. 甲睾酮　　B. 丙酸睾酮　　C. 司坦唑醇　　D. 雌二醇　　E. 氯米芬

23. 下列哪种药物属于天然的雌激素是

A. 雌二醇　　B. 炔雌醇　　C. 炔雌醚　　D. 戊酸雌二醇　　E. 己烯雌酚

24. 避孕药可增加下列哪一项的发病率

A. 子宫内膜癌   B. 子宫肌瘤   C. 乳腺癌

D. 卵巢癌   E. 乳房纤维囊性病变

25. 孕激素类药物常用于

A. 绝经期综合征   B. 晚期乳腺癌   C. 习惯性流产

D. 再生障碍性贫血   E. 老年性阴道炎

26. 氯米芬的特点

A. 抑制卵巢雌激素的合成,发挥抗雌激素作用

B. 可用治疗卵巢囊肿   C. 可用于功能性不孕症的治疗

D. 阻断下丘脑的雌激素受体,减少腺垂体促性腺激素分泌

E. 激动下丘脑的雌激素受体,促进腺垂体性激素分泌

27. 关于甲睾酮下列叙述正确的是

A. 口服易吸收,但在肝脏迅速破坏,故口服无效

B. 可舌下给药   C. 不引起胆汁淤积性黄疸

D. 具有雌激素和同化作用   E. 为人工合成孕激素

28. 下列哪种药物可治疗再生障碍性贫血

A. 雌二醇   B. 炔雌醚   C. 苯丙酸诺龙   D. 炔诺孕酮   E. 甲睾酮

二、名词解释

同化激素

三、问答题

1. 简述雌激素的临床应用。

2. 简述孕激素的临床应用。

3. 主要抑制排卵的避孕药的不良反应有哪些?

【参考答案】

一、选择题

1. A   2. A   3. D   4. A   5. A   6. A   7. D   8. E   9. C   10. E

11. D   12. A   13. C   14. C   15. A   16. D   17. D   18. C   19. A   20. D

21. B   22. C   23. A   24. C   25. C   26. C   27. B   28. E

二、名词解释(略)

三、问答题

1. 略。

2. 略。

3. 主要抑制排卵的避孕药的不良反应

(1)类早孕反应:一般在用药初出现头晕、恶心、呕吐及择食等反应。

(2)子宫不规则出血。

(3)闭经:如果连续两个月闭经应停药。

(4)凝血功能亢进。

(5)其他:痤疮、皮肤色素沉着等。

(潘晓悦)

第三十章

作用于子宫药物

学习目标

1. 掌握：子宫平滑肌兴奋药的种类、药理作用、作用机制和临床应用；子宫平滑肌抑制药的种类。
2. 了解：子宫平滑肌抑制药的临床应用。

子宫平滑肌兴奋药

子宫平滑肌兴奋药是一类选择性地兴奋子宫平滑肌，引起子宫收缩力加强的药物。根据子宫生理状态的不同及所选用的子宫兴奋药种类、药物剂量的不同，而使子宫产生节律性收缩或强制性收缩。本类药物使用不当，可造成子宫破裂或胎儿窒息的严重后果，必须慎重使用并严格掌握剂量。

（一）缩宫素

缩宫素又名催产素，是神经垂体释放的一种多肽激素。

药理作用：

1. 兴奋子宫平滑肌　缩宫素能选择性直接兴奋子宫平滑肌，使子宫收缩加强频率加快。强度与子宫的生理状态和剂量密切相关。小剂量：2~5U 呈节律性收缩（尤其对妊娠末期子宫），收缩从底部开始，对宫底、宫体产生节律性收缩，对宫颈产生松弛作用，性质同正常分娩，有利于胎儿顺利娩出，达到催生引产作用；大剂量：5~10U 对宫底、宫颈产生同等强度持续强直性收缩，不利于胎儿娩出。雌激素能提高子宫对缩宫素的敏感性，孕激素降低其感性。

2. 促进排乳　缩宫素能收缩乳腺腺泡周围肌上皮细胞，促进乳汁排出。

3. 其他　大剂量缩宫素还有舒张血管和抗利尿作用。

临床应用：

1. 催产和引产　小剂量缩宫素用于胎位正常，无产道障碍的协调性宫缩乏力性难产的催产，以促进分娩。它也可用于过期妊娠、死胎或某种原因需中断妊娠者的引产。

2. 产后止血。

不良反应及注意事项：缩宫素偶有恶心、呕吐、心律失常及过敏反应，过量可引起子宫强直性收缩，导致胎儿窒息或子宫破裂。在催产和引产时应注意：①严格掌握剂量和滴注速度，根据宫缩及胎心情况及时调整静脉滴注速度，避免子宫强直性收缩；②严格掌握禁忌证，凡产道异常、胎位不正、头盆不称、前置胎盘、3 次以上妊娠和有剖宫产史者禁用。

麦角生物碱类

能选择性地兴奋子宫平滑肌，妊娠子宫比未妊娠子宫敏感，在临产时或新产后最敏感。缩宫作用强而持久，对子宫体和子宫颈的兴奋作用无明显差别，不宜用于催产和引产。麦角胺能直接收缩动静脉血管，大剂量可损害血管内皮细胞。麦角碱类尚有阻断 α 肾上腺素受体的作用，能翻转肾上腺素的升压作用。麦角新碱可用于产后或其他原因引起的子宫出血、产后子宫复原缓慢。麦角胺收缩脑血管，减少动脉搏动的幅度，与咖啡因合用于偏头痛的治疗。氢麦角毒可与异丙嗪、哌替啶配成冬眠合剂。

前列腺素

常用前列腺素类药物有地诺前列酮（前列腺素 E_2，PGE_2）、地诺前列素（前列腺素 $F_{2\alpha}$，$PGF_{2\alpha}$）、硫前列酮、卡前列素等。对各期妊娠子宫都有显著的兴奋作用，分娩前的子宫更敏感。它可用于足月引产，对早期或中期妊娠子宫可导致流产。

（二）子宫平滑肌抑制药

子宫平滑肌抑制药又称抗分娩药，可抑制子宫平滑肌收缩，使其收缩力减弱和收缩节律减慢，临床主要用于防治早产和痛经。β_2 受体激动药（如沙丁醇胺、利托君）、硫酸镁、前列腺素合成抑制药（如消炎痛）、钙拮抗药和缩宫素受体拮抗药均可抑制子宫平滑肌收缩。

【习题】

一、单项选择题

1. 缩宫素对子宫平滑肌作用的特点是

A. 小剂量引起子宫强直收缩　　　　　B. 缩宫作用与体内性激素水平无关

C. 小剂量引起宫底收缩、宫颈松弛　　　D. 妊娠早期对药物的敏感性增高

E. 收缩血管、升高血压

2. 对子宫体和子宫颈兴奋作用最强最快的药物是

A. 麦角新碱　　B. 麦角胺　　C. 麦角毒　　D. 缩宫素　　E. 垂体后叶激素

3. 缩宫素兴奋子宫平滑肌的机制是

A. 直接兴奋子宫平滑肌　　　　　　　B. 激动子宫平滑肌的 β 受体

C. 阻断子宫平滑肌的 β 受体　　　　　D. 作用于子宫平滑肌细胞上缩宫素受体

E. 激动子宫 M 受体

4. 对缩宫素药代动力学的错误叙述是

A. 口服有效　　　　　B. 肌内注射有效　　　　　C. 鼻黏膜给药有效

D. 静脉点滴有效　　　E. 口腔黏膜吸收有效

5. 催产可选用

A. 缩宫素　　B. 加压素　　C. 麦角新　　D. 麦角碱　　E. 利托君

6. 可用于流产的药物是

A. 缩宫素　　B. 米索前列醇　　C. 麦角新碱　　D. 利托君　　E. 垂体后叶激素

7. 可治疗垂体性尿崩症的药物是

A. 缩宫素　　B. 米索前列醇　　C. 麦角新碱　　D. 利托君　　E. 垂体后叶激素

8. 大剂量缩宫素禁用于催产是因为能使

A. 子宫底部肌肉节律性收缩　　B. 子宫无收缩　　　　　C. 子宫强直性收缩

D. 患者血压升高　　　　　　　E. 患者冠状血管收缩

9. 缩宫素

A. 小剂量可用于催产和引产　　　　　B. 小剂量可用于产后止血

C. 具抗利尿活性，可治疗尿崩症　　　　D. 临床应用与麦角类生物碱相似

E. 可抑制乳腺分泌

10. 麦角新碱的临床用途有

A. 产后子宫出血　　　　　B. 催产　　　　　C. 引产

D. 扩张及软化宫颈　　　　　　　E. 抗早孕

11. 麦角新碱治疗产后子宫出血的主要机制是

A. 直接收缩血管　　　　　　　　B. 使子宫平滑肌强直收缩,压迫血管

C. 促进凝血过程　　　　　　　　D. 促进子宫内膜脱落

E. 促进血管修复

12. 麦角新碱**不用于**催产和引产的原因是

A. 易致子宫强直性收缩　　　　　B. 作用比缩宫素弱而短,效果差

C. 口服吸收慢而完全,难达到有效浓度　D. 对子宫颈的兴奋作用明显小于子宫底

E. 易致子宫不规则出血

13. 有轻微兴奋子宫作用的药物是

A. 糖皮质激素　B. 加压素　　C. 孕激素　　D. 甲状腺素　　E. 雌激素

14. 可提高子宫对缩宫素作用敏感性的是

A. 糖皮质激　B. 胰岛素　　C. 雌激素　　D. 孕激素　　E. 甲状腺素

15. 能促进乳汁分泌的药物是

A. 麦角新碱　B. 前列腺素　C. 缩宫素　　D. 麦角胺　　E. 泼尼松

16. 大剂量或久用会损伤血管内皮细胞的是

A. 麦角新碱　B. 前列腺素　C. 麦角胺　　D. 缩宫素　　E. 益母草

17. 垂体后叶激素止血的机制是

A. 直接收缩毛细血管和小动脉　B. 诱导血小板聚集　　　　C. 促进凝血因子合成

D. 抑制纤溶系统　　　　E. 降低毛细血管通透性

18. 麦角新碱**不用于**催产和引产的原因是

A. 作用较弱　　　　　　　B. 起效缓慢　　　　　　　C. 妊娠子宫敏感性低

D. 使血压下降　　　　　　E. 对子宫体和宫颈的兴奋作用无明显差别

19. 麦角胺的显著作用是

A. 收缩脑血管　　　　　　　　　B. 抗利尿作用和收缩血管作用

C. 对子宫体和子宫颈均有兴奋作用　　D. 促进排乳

E. 中枢抑制作用

20. 垂体后叶激素具有的作用是

A. 收缩脑血管　　　　　　　　　B. 抗利尿作用和收缩血管作用

C. 对子宫体和子宫颈均有兴奋作用　　D. 促进排乳

E. 中枢抑制作用

21. 缩宫素具有的作用是

A. 收缩脑血管　　　　　　　　　B. 抗利尿作用和收缩血管作用

C. 对子宫体和子宫颈均有兴奋作用　　D. 促进排乳

E. 中枢抑制作用

22. 肺结核咯血可用

A. 缩宫素　　　　　　　　B. 垂体后叶激素　　　　　　C. 麦角新碱

D. 麦角胺　　　　　　　　E. 氢麦角毒

23. 较大剂量用于产后止血的药物是

A. 缩宫素　　　　　　　　B. 垂体后叶激素　　　　　　C. 麦角新碱

D. 麦角胺　　　　　　　　　　　E. 氢麦角毒

24. 治疗尿崩症可用

A. 缩宫素　　　　　　　B. 垂体后叶激素　　　　　　C. 麦角新碱

D. 麦角胺　　　　　　　E. 氢麦角毒

25. 可防治早产的药物是

A. 缩宫素　　　B. 前列腺素 E_2　C. 利托君　　　D. 麦角胺　　　E. 氢麦角毒

26. 引产、抗早孕的药物是

A. 缩宫素　　　B. 前列腺素 E_2　C. 利托君　　　D. 麦角胺　　　E. 氢麦角毒

27. 产后出血和促进子宫复原可使用

A. 缩宫素　　　B. 麦角新碱　　C. 氢化麦角碱　　D. 加压素　　　E. 麦角胺咖啡因片

28. 治疗偏头痛可使用

A. 缩宫素　　　B. 麦角新碱　　C. 氢化麦角碱　　D. 加压素　　　E. 麦角胺咖啡因片

29. 小剂量缩宫素用于催产是因为其

A. 加强子宫体节律性收缩　　　B. 使子宫体呈强直性收缩　　　C. 收缩宫颈平滑肌

D. 使宫颈、宫体同时收缩　　　E. 扩张血管、增加子宫血液供应

30. 垂体后叶激素的作用特点**不包括**

A. 对非妊娠子宫平滑肌无兴奋作用　　　B. 增加集合管对水的再吸收,减少尿量

C. 对未孕子宫有兴奋作用,但对妊娠子宫作用不强

D. 可收缩毛细血管和小动脉　　　E. 对冠状血管无收缩作用

二、问答题

1. 缩宫素的药理作用与临床用途有哪些?

2. 简述缩宫素的不良反应及注意事项。

3. 简述麦角新碱的药理作用及临床应用。

【参考答案】

一、单项选择题

1. C　　2. A　　3. D　　4. A　　5. A　　6. B　　7. E　　8. C　　9. A　　10. A

11. B　　12. A　　13. B　　14. C　　15. C　　16. C　　17. A　　18. E　　19. A　　20. B

21. D　　22. B　　23. A　　24. B　　25. C　　26. B　　27. B　　28. E　　29. A　　30. E

二、问答题

1. 略。

2. 略。

3. 麦角新碱的药理作用及临床应用

（1）麦角新碱可选择性地兴奋子宫平滑肌,使子宫收缩。其特点是:①作用强、快而持久;②对妊娠子宫比未孕子宫敏感,尤以临产或新产后的子宫最敏感;③剂量稍大即可引起子宫强直性收缩,压迫血管而有止血作用;④对子宫颈和子宫体的兴奋作用无明显差别,故不宜用于催产、引产。

（2）临床用于:①治疗子宫出血,常选用肌内注射,使子宫平滑肌产生强直性收缩,机械地压迫肌层内血管而止血;②产后子宫复原,产后应用麦角新碱可促进子宫收缩,加速其复原。

（刘秀敏）

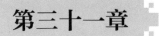

第三十一章

抗 过 敏 药

学习目标　1. 掌握：H_1 受体阻断药的药理作用、临床应用、不良反应及注意事项。
2. 了解：钙剂抗过敏作用的特点。

一、抗组胺药

抗组胺药是一类能竞争性阻断胺与其受体结合，产生抗组胺作用的药物。它分为 H_1 受体阻断药和 H_2 受体阻断药。

（一）H_1 受体阻断药

第一代 H_1 受体阻断药：苯海拉明、异丙嗪（非那根）、氯苯那敏（扑尔敏）、曲吡那敏（扑敏宁）等。由于中枢抑制作用强，应用受到限制，如异丙嗪和苯海拉明。

第二代 H_1 受体阻断药：有西替利嗪（仙特敏）、阿司咪唑（息斯敏）等，无中枢抑制作用或较弱，作用较持久，被广泛应用。

药理作用：

1. 抗组胺作用　H_1 受体阻断药能竞争性阻断 H_1 受体，对组胺引起的支气管、胃肠道平滑肌收缩具有拮抗作用。对组胺引起的血管扩张、毛细血管通透性增加、局限性水肿有一定拮抗作用。对 H_2 受体无阻断作用。

2. 中枢抑制作用　镇静和睡眠。苯海拉明和异丙嗪最强，氯苯那敏最弱，阿司咪唑（第二代）无抑制中枢作用（不易通过血脑屏障）。

3. 其他　中枢抗胆碱作用表现为镇静、止吐，外周抗胆碱作用表现为口干、便秘等，还有局麻样作用，有利于疼痛和瘙痒的缓解。

临床应用：

1. 变态反应性疾病　组胺释放引起的荨麻疹、花粉症和过敏性鼻炎等皮肤黏膜变态反应。昆虫咬伤引起的皮肤瘙痒、水肿有良效，但对支气管哮喘效果差。对过敏性休克无效。

2. 防晕止吐　用于晕动病、放射病等引起的呕吐，最有效的药物是茶苯海明、苯海拉明和异丙嗪。

不良反应及注意事项：

1. 第一代抗组胺药有明显的中枢抑制不良反应，最常见的表现是镇静、嗜睡、乏力等。用药期避免驾车、船及高空作业。另外，抗胆碱作用可引起口干、眼干、视物模糊、便秘、尿潴留等，可诱发青光眼。

2. 第二代抗组胺药副作用小，几乎无明显的中枢抑制和抗胆碱作用。但阿司咪唑和特非那定肯能导致心脏毒性，引起严重尖端扭转型心律失常。

3. 儿童服用本类药物可引起惊厥。

4. 预防晕动病应在乘车、船前 $15 \sim 30\text{min}$ 服用。

（二）H₂ 受体阻断药

抑制胃酸分泌,临床主要运用于治疗胃和十二指肠溃疡。

二、钙剂

常用的有葡萄糖酸钙、氯化钙、乳酸钙等。

药理作用:

1. 抗过敏　钙离子能增加毛细血管壁的致密性,降低其通透性,减少渗出,起到消炎、消肿、缓解过敏反应症状作用。它可用于过敏性疾病,如荨麻疹、湿疹、血管神经水肿等。

2. 维持神经肌肉的正常兴奋性　成人血浆中钙含量为 $2.25 \sim 2.75mmol/L$。当血钙含量降低时,表现为手足抽搐,婴幼儿可见痉挛或惊厥。

3. 促进骨骼和牙齿的正常发育　缺钙会引起佝偻病或软骨病。

4. 解救镁中毒　钙与镁有竞争性拮抗作用,注射硫酸镁过量中毒时,可静脉注射氯化钙或葡萄糖酸钙解救。此外,钙离子参与血液凝固过程,增强心肌收缩力。

不良反应及注意事项:

1. 口服钙剂有刺激性,易饭后服用。不宜肌内注射或皮下注射,静脉注射应稀释后缓慢给药,药液外漏可致组织坏死。如药液外漏,应以 0.5% 普鲁卡因注射用局部封闭。

2. 静脉注射时有全身发热感,注射过快时可引起心律失常。

3. 钙剂可增加强心苷毒性的作用,故用强心苷治疗期间或停药后 10d 内禁用钙剂。

4. 与四环素类药及高草酸类食物同服影响吸收;可协同应用维生素 D,促进钙吸收。

【习题】

一、单项选择题

1. H₁ 受体阻断药的最佳适应证是

A. 过敏性结肠炎　　　　　B. 过敏性休克　　　　　C. 支气管哮喘

D. 过敏性皮疹　　　　　　E. 风湿热

2. 无镇静作用的 H₁ 受体阻断药是

A. 苯海拉明　　B. 氯苯那敏　　C. 赛庚啶　　　D. 阿司咪唑　　E. 异丙嗪

3. 氯苯那敏是

A. H₁ 受体阻断药　　　　　B. H₂ 受体阻断药　　　　　C. 镇静催眠药

D. 抗喘药　　　　　　　　E. 镇咳药

4. 苯海拉明**不具备**的药理作用是

A. 镇静　　　　　　　　　B. 抗过敏　　　　　　　　C. 催眠

D. 减少胃酸分泌　　　　　E. 防晕动病

5. H₁ 受体阻断药的作用机制是

A. 促进组胺代谢　　　　　　　　B. 与组胺竞争 H₁ 受体

C. 抑制肥大细胞释放组胺　　　　D. 加速组胺的排泄

E. 稳定肥大细胞膜

6. 组胺 H₁ 受体阻断药对下列哪种疾病**无效**

A. 胃、十二指肠溃疡　　　B. 皮肤、黏膜过敏反应　　C. 烦躁不安、失眠

D. 晕动病　　　　　　　　E. 过敏性鼻炎

7. 参与冬眠合剂组成的药物是

A. 异丙嗪　　　B. 肾上腺素　　　C. 氯苯那敏　　　D. 苯海拉明　　　E. 阿司咪唑

8. 没有中枢镇静及抗胆碱作用的药物是

A. 异丙嗪　　　B. 葡萄糖酸钙　C. 氯苯那敏　　　D. 苯海拉明　　　E. 阿司咪唑

9. 防治晕动病选用

A. 酚妥拉明　　B. 苯海拉明　　C. 特非那定　　　D. 雷尼替丁　　　E. 阿司咪唑

10. 苯海拉明的药理作用**不包括**

A. 镇静作用　　　　　　　　B. 对抗组胺 H_2 受体　　　　　　C. 抗胆碱作用

D. 局部麻醉作用　　　　　　E. 止吐作用

11. 治疗消化性溃疡选用

A. 酚妥拉明　　B. 苯海拉明　　C. 特非那定　　　D. 雷尼替丁　　　E. 阿司咪唑

12. 有关 H_2 受体阻断药的叙述正确的是

A. 松弛气管、支气管平滑肌　　　　　B. 镇静、嗜睡作用

C. 抑制胃酸分泌　　　　　　　　　　D. 能完全对抗组胺引起的血管扩张作用

E. 松弛胃肠平滑肌

13. 属于 H_2 受体阻断药是

A. 苯海拉明　　B. 异丙嗪　　　C. 氯苯那敏　　　D. 西咪替丁　　　E. 氯苯丁嗪

14. 西咪替丁治疗十二指肠溃疡的机制为

A. 中和过多的胃酸　　　　　　　　　B. 能吸附胃酸,并降低胃液酸度

C. 阻断胃腺壁细胞上的组胺 H_1 受体,抑制胃酸分泌

D. 阻断胃腺壁细胞上的组胺 H_2 受体,抑制胃酸分泌

E. 抑制质子泵

15. 组胺 H_1 受体阻断药对下列哪种与变态反应有关的疾病最有效

A. 过敏性结肠炎　　　　　　B. 过敏性休克　　　　　　　C. 支气管哮喘

D. 过敏性皮疹　　　　　　　E. 风湿热

16. **没有**镇静作用的 H_1 受体阻断药是

A. 苯海拉明　　B. 氯苯那敏　　C. 布克利嗪　　D. 苯茚胺　　　E. 654-2

17. **不属于** H_1 受体阻断药者是

A. 氯丙嗪　　　B. 异丙嗪　　　C. 氯苯那敏　　　D. 苯海拉明　　　E. 曲吡那敏

18. 苯海拉明**不具备**的药理作用是

A. 镇静　　　　　　　　　　B. 抗过敏　　　　　　　　　C. 催眠

D. 减少胃酸分泌　　　　　　E. 防晕动

19. 通过阻断 H_2 受体减少胃酸分泌的药物是

A. 苯海拉明　　B. 碳酸钙　　　C. 贝那替秦　　　D. 雷尼替丁　　　E. 异丙托溴铵

二、问答题

1. 试述组胺 H_1 受体阻断药的药理作用与临床应用。

2. 简述组胺 H_1 受体阻断药的不良反应。

【参考答案】

一、单项选择题

1. D　　2. D　　3. A　　4. D　　5. B　　6. A　　7. A　　8. E　　9. B　　10. B

11. D　12. C　13. D　14. D　15. D　16. D　17. A　18. D　19. D

二、问答题（略）

（刘秀敏）

第三十二章

作用于血液和造血器官药物

> **学习目标**
>
> 1. 掌握：维生素 K、肝素、香豆素类和铁剂的药理作用、临床应用、不良反应及注意事项。
> 2. 熟悉：纤维蛋白溶解药、叶酸和维生素 B_{12} 的作用特点及临床应用。
> 3. 了解：其他血液和造血系统药的作用特点。

一、凝血药

凝血药是一类加速血液凝固、抑制纤维蛋白溶解或加强血小板功能而使出血停止的药物。它包括促进凝血因子生成药、抗纤维蛋白溶解药、促进血小板生成药等。

（一）促进凝血因子生成药

代表药物为维生素 K。维生素 K 作为羧化酶的辅酶参与凝血因子 Ⅱ、Ⅶ、Ⅸ、Ⅹ 的激活，临床主要用于维生素 K 缺乏引起的出血。

（二）抗纤维蛋白溶解药

代表药物为氨甲苯酸。氨甲苯酸能抑制纤溶酶原激活物，使纤溶酶原不能转变为纤溶酶，抑制纤维蛋白的溶解而达到止血效果。临床用于纤维蛋白溶解亢进所致的出血，如肺、脾、肝等高含纤溶酶原激活物脏器的外伤或手术后异常出血，子宫出血，肝硬化出血，尿道出血，链激酶或尿激酶过量所致的出血等。用量过大可致血栓形成，甚至诱发心肌梗死，有血栓形成倾向及失血性休克者禁用。

二、抗凝血药及血栓溶解药

抗凝血药是一类干扰凝血过程而阻止血液凝固的药物，防止血栓形成和进一步扩大。它包括抗凝血药、血栓溶解药等。

抗凝血药

肝素

药理作用及用途：肝素在体内、体外均有抗凝作用。它主要通过增强抗凝血酶Ⅲ的作用，加速抗凝血酶Ⅲ对凝血因子 $Ⅱ_a$、$Ⅶ_a$、$Ⅸ_a$、$Ⅹ_a$、$Ⅺ_a$、$Ⅻ_a$ 等的灭活而发挥抗凝血作用；还具有抗血小板聚集、抗动脉粥样硬化、抗炎等作用。肝素主要用于防治血栓栓塞性疾病、术后血栓的防治、弥散性血管内凝血早期及体外抗凝（如血液透析、体外循环、心导管检查）等。

不良反应：肝素过量引起自发性出血时，可采用硫酸鱼精蛋白解救。

香豆素类

香豆素类代表药物是华法林。

药理作用及用途：是维生素 K 拮抗剂，拮抗维生素 K 参与肝脏合成具有活性的 e 凝血因子（II、VII、IX、X），通过抑制维生素 K 环氧还原酶，阻止凝血因子II、VII、IX、X 前体 γ 羧化而不能活化。因香豆素类对已合成的有活性的凝血因子无拮抗作用，故起效缓慢且体外无抗凝作用。作用特点：①仅在体内有抗凝作用；②口服有效；③作用缓慢而持久。临床主要用于防治血栓栓塞性疾病和术后血栓的发生。过量致自发性出血可用维生素 K 拮抗。

不良反应：过量引起自发性出血时，可采用维生素 K 解救。

枸橼酸钠

与 Ca^{2+} 可形成难解离的可溶性络合物，导致血中 Ca^{2+} 浓度降低而抗凝。仅适用于体外抗凝，作为血库血的抗凝剂。

三、纤维蛋白溶解药

又称为溶栓药，本类药物可促使纤溶酶原转变为纤溶酶，纤溶酶迅速水解纤维蛋白和纤维蛋白原，导致血栓溶解。对新形成的血栓效果好，对陈旧血栓效果差。

链激酶

溶栓机制是与内源性纤溶酶原结合成复合物，促使纤溶酶原转变为纤溶酶。它主要用于治疗血栓栓塞性疾病、试用于心肌梗死早期治疗。主要不良反应是由于其选择性低可致出血、过敏反应等。

尿激酶

可直接激活纤溶酶原使之转变为纤溶酶，发挥溶血栓作用。不引起过敏反应。组织型纤溶酶原激活因子（t-PA），选择性激活与纤维蛋白结合的纤溶酶原，对循环中的纤溶酶作用弱，故出血、过敏反应少且轻微。

【习题】

一、单项选择题

1. 关于铁剂的叙述，下列哪项是**错误的**
A. Fe^{2+} 转变为 Fe^{3+} 才能吸收　　　　B. 主要在十二指肠及空肠上段吸收
C. 对慢性失血引起的贫血疗效极佳　　　D. 对营养不良引起的贫血有效
E. 急性中毒可用去铁胺解救

2. 治疗营养性巨幼细胞贫血宜选用
A. 硫酸亚铁　　　　　　B. 叶酸 + 维生素 B_{12}　　　　　C. 叶酸
D. 维生素 B_{12}　　　　　E. 红细胞生成素

3. 慢性肾病引起的贫血最宜选用
A. 硫酸亚铁　　　　　　B. 叶酸 + 维生素 B_{12}　　　　　C. 叶酸
D. 维生素 B_{12}　　　　　E. 促红细胞生成素

4. 改善恶性贫血神经症状的药物是
A. 甲酰四氢叶酸　　　　B. 红细胞生成素　　　　　C. 叶酸
D. 维生素 B_{12}　　　　　E. 维生素 B_6

5. 叶酸可用于治疗

A. 小细胞低色素性贫血 　　　　　　　B. 妊娠期巨幼细胞贫血

C. 氨甲蝶呤所致的巨幼细胞贫血 　　　D. 溶血性贫血

E. 再生障碍性贫血

6. 叶酸代谢拮抗剂引起的巨幼细胞贫血宜选用

A. 甲酰四氢叶酸 + 维生素 B_{12} 　　　　B. 叶酸 + 维生素 B_{12}

C. 叶酸 + 维生素 B_1 　　　　　　　　D. 叶酸 + 维生素 B_6

E. 硫酸亚铁 + 维生素 B_{12}

7. 治疗慢性失血(如内痔出血)所致的贫血应选用

A. 枸橼酸铁胺 　　　　B. 硫酸亚铁 　　　　　　　C. 叶酸

D. 甲酰四氢叶酸钙 　　E. 维生素 B_{12}

8. 能促进铁剂吸收的药物是

A. 维生素 C 　　B. 四环素 　　C. 浓茶 　　　D. 钙剂 　　E. 抗酸药

9. 铁剂可用于治疗

A. 巨幼细胞贫血 　　　　　　　　　　　B. 溶血性贫血

C. 小细胞低色素性贫血(缺铁性贫血) 　D. 再生障碍性贫血

E. 恶性贫血

10. 铁剂急性中毒的特殊解毒剂是

A. 碳酸氢钠 　　B. 四环素 　　C. 去铁胺 　　D. 磷酸钙 　　E. 硫酸镁

11. 巨幼细胞贫血首选

A. 维生素 B_{12} 　　　　　　　B. 硫酸亚铁 　　　　　　C. 叶酸 + 维生素 B_{12}

D. 维生素 C 　　　　　　　　　E. 叶酸

12. 应用 TMP 所引起的巨幼细胞贫血可选用

A. 叶酸 　　　　　　　　　　　B. 硫酸亚铁 　　　　　　　C. 甲酰四氢叶酸钙

D. 维生素 C 　　　　　　　　　E. 维生素 B_{12}

13. 恶性贫血的主要原因是

A. 营养不良 　　　　　　　B. 叶酸利用障碍 　　　　　　C. 内因子缺乏

D. 骨髓红细胞生成障碍 　　E. 缺铁

14. 长期口服广谱抗生素所致出血宜选用

A. 氨甲苯酸 　　　　　　　B. 垂体后叶激素 　　　　　　C. 维生素 K

D. 阿昔单抗 　　　　　　　E. 红细胞生成素

15. 对于新生儿出血,宜选用

A. 维生素 C 　　B. 维生素 B_{12} 　　C. 维生素 D 　　D. 维生素 K 　　E. 维生素 A

16. 维生素 K 对下列哪种出血无效

A. 新生儿出血 　　　　　　B. 梗阻性黄疸引起出血 　　　C. 香豆素过量出血

D. 阿司匹林所致出血 　　　E. 纤溶亢进引起的出血

17. 下列哪一项**不是**维生素 K 的适应证

A. 阻塞性黄疸所致出血 　　　　　　　　B. 胆瘘所致出血

C. 长期使用广谱抗生素所致出血 　　　　D. 新生儿出血

E. 肝素应用过量引起出血

18. 促进凝血因子在肝合成的止血药是

A. 维生素 K   B. 氨甲环酸   C. 垂体后叶激素

D. 氨甲苯酸   E. 肝素

19. 维生素 K 的作用机制是

A. 抑制抗凝血酶Ⅲ   B. 促进血小板聚集

C. 抑制纤溶酶   D. 作为羧化酶的辅酶参与凝血因子的合成

E. 竞争性对抗纤溶酶原激活因子

20. 氨甲苯酸最佳适应证是

A. 肝素过量出血   B. 华法林过量出血   C. 阿司匹林引起出血

D. 新生儿出血   E. 纤溶亢进引起出血

21. 氨甲苯酸的作用是

A. 抑制纤溶酶原   B. 对抗纤溶酶原激活因子   C. 增加血小板聚集

D. 促使毛细血管收缩   E. 促进肝脏合成凝血酶原

22. 氨甲苯酸的作用机制是

A. 对抗纤溶酶原激活因子作用   B. 激活纤溶酶原

C. 对抗凝血酶原激活因子的作用   D. 促进凝血因子的合成

E. 抑制抗凝血酶Ⅲ的活性

23. 肝素体内抗凝最常用的给药途径为

A. 口服   B. 肌内注射   C. 皮下注射   D. 静脉注射   E. 舌下含服

24. **不能**用于防治血栓栓塞性疾病的药物是

A. 肝素   B. 链激酶   C. 阿司匹林   D. 枸橼酸钠   E. 华法林

25. 肝素抗凝血作用机制是

A. 抑制凝血因子Ⅱ、Ⅶ、Ⅸ、Ⅹ的合成

B. 与抗凝血酶Ⅲ（ATⅢ）结合，增强其对多种凝血因子的灭活作用

C. 直接灭活多种凝血因子   D. 与 Ca^{2+} 形成难解离的可溶性络合物

E. 抑制 TXA_2 合成酶

26. 华法林抗凝机制是

A. 拮抗维生素 K   B. 抑制凝血酶活性

C. 依赖 ATⅢ，抑制多种凝血因子   D. 抑制血小板

E. 络合钙离子

27. 肝素抗凝作用的特点是

A. 仅在体内有效   B. 仅在体外有效   C. 体内体外均有

D. 起效缓慢   E. 口服有效

28. 肝素最常见的不良反应是

A. 血小板减少症   B. 自发性骨折   C. 过敏反应

D. 自发性出血   E. 妊娠妇女可引起死胎

29. 华法林过量引起的出血应采取的措施**不包括**

A. 注射维生素 K   B. 输血浆   C. 输全血

D. 注射鱼精蛋白   E. 立即停药

30. 肝素过量引起的出血应注射

A. 维生素 K   B. 鱼精蛋白   C. 氯化钙

D. 葡萄糖酸钙   E. 氨甲苯酸

二、问答题

1. 简述维生素 K 的临床应用。

2. 简述肝素的临床应用。

【参考答案】

一、单项选择题

1. A   2. B   3. E   4. D   5. B   6. A   7. B   8. A   9. C   10. C

11. C   12. C   13. D   14. C   15. D   16. E   17. E   18. A   19. D   20. E

21. B   22. A   23. D   24. D   25. D   26. A   27. C   28. D   29. D   30. B

二、问答题

1. 维生素 K 的临床应用

（1）防治维生素 K 缺乏引起的出血：①维生素 K 吸收障碍。因肠道缺乏胆汁,致使肠道吸收维生素 K 受阻如梗阻性黄疸、胆瘘等所致出血。②维生素 K 合成障碍,如早产儿、新生儿及长期应用广谱抗生素患者,因肠道缺乏产生生素 K 的大肠埃希氏菌,不能合成维生素 K。③凝血酶原过低的出血。长期应用香豆素类、水杨酸类等药物,因阻断维生素 K 由环氧型向氢醌型转化,使肝内凝血酶原合成减少而引起低凝血酶原血症。对先天性或严重肝病所致的低凝血酶原血症无效。

（2）其他:维生素 K_1 或维生素 K_3 肌内注射可缓解胃肠痉挛引起的疼痛,如疸石症,胆绞痛,胆道蛔虫等。大剂量维生素 K_1 可用于抗凝血类灭鼠药如敌鼠强、大隆等中毒的解教。

2. 肝素的临床应用

（1）血栓栓塞性疾病:弥散性血管内凝血（DIC）。

（2）其他:如体外循环、血液透析、心血管手术等。

（刘秀敏）

第三十三章

作用于呼吸系统药物

> 学习目标
>
> 1. 掌握:平喘药的药理作用、用途、不良反应和注意事项。
> 2. 熟悉:平喘药的作用机制。
> 3. 了解:其他呼吸系统药及治疗原则。

一、平喘药

目前平喘药按机制分为肾上腺素受体激动药、茶碱类、M 受体阻断药、糖皮质激素类、抗过敏平喘药等五类。

（一）肾上腺素受体激动药

该类药激动 β_2 受体,激活腺苷酸环化酶,使细胞内的 cAMP 生成增多,松弛支气管平滑肌,支气管扩张。肾上腺素受体激动药分为非选择性 β_2 受体激动药和选择性 β_2 受体激动药。

非选择性 β_2 受体激动药中常用药物有肾上腺素、异丙肾上腺素、麻黄碱。肾上腺素、异丙肾上腺素。

平喘作用特点:

1. 平喘作用快而强大。

2. 激动 β_1 受体引起心脏异常兴奋。

3. 长期应用可使支气管平滑肌 β_2 受体敏感性下调,引起疗效减低及反跳。

4. 肾上腺素还可消除黏膜水肿。

肾上腺素、异丙肾上腺素适用于支气管哮喘急性发作者。麻黄碱作用弱、可口服,适用于轻症及预防哮喘急性发作。

选择性 β_2 受体激动药的代表药物沙丁胺醇。该药选择性激动 β_2 受体,平喘作用大于异丙肾上腺素 10 倍。临床用于支气管哮喘、喘息性支气管炎。偶见头晕、不安、手指震颤等不良反应,剂量过大可见心悸。气雾吸入疗法时,应嘱咐患者做深而慢的呼吸,保证药物均匀分布。久用可产生耐受性。心血管功能不全、高血压、甲亢、糖尿病患者慎用。

（二）茶碱类

氨茶碱

药理作用及临床应用:

1. 平喘作用　扩张支气管平滑肌而平喘。

2. 强心、利尿作用　通过兴奋心脏,心脏收缩力增强,心率增加,肾血流量增加,抑制肾小管再吸收,尿量增加。

3. 利胆作用　通过松弛胆道括约肌,促胆排空。

不良反应及注意事项:偶见头晕、不安、手指震颤等不良反应,剂量过大可见心悸。气雾吸入疗法时,应嘱咐患者做深而慢的呼吸,保证药物均匀分布。久用可产生耐受性。心血管功能不全、高血压、甲亢、糖尿病患者慎用。

（三）M 受体阻断药

常用药物为异丙托溴铵,为阿托品的异丙基衍生物,对呼吸道平滑肌具有较高的选择性。雾化吸入时,只在局部发挥舒张平滑肌作用,故没有阿托品样的全身性不良反应,也不影响痰液分泌。异丙托溴铵主要用于防治支气管哮喘和喘息性慢性支气管炎。

（四）糖皮质激素类药物

因具有强大的抗炎抗过敏作用而平喘,分为全身用药和局部用药。全身用药有地塞米松和可的松等,作用强大,是哮喘持续状态或危重发作的重要抢救药物,但不良反应多。局部用药有倍氯米松、布地奈德等,局部抗炎作用强,可气雾吸入,直接作用于气道发挥抗炎平喘作用,且无全身不良反应。因不能吸入足够的气雾,故不宜应用于哮喘持续状态。

（五）抗过敏平喘药

代表药物色甘酸钠。该药通过稳定肥大细胞,抑制其脱颗粒作用,抑制过敏介质释放;用于预防各类支气管哮喘,对过敏性哮喘疗效佳,对正在发作的哮喘无作用。

二、镇咳药

中枢性镇咳药有可待因、喷托维林、右美沙芬等;外周性镇咳药有苯佐那酯等。

三、祛痰药

有稀释痰液药如氯化铵等；裂解黏痰药如溴己新及乙酰半胱氨酸。

【习题】

一、单项选择题

1. 既有镇咳又有镇痛作用的药物是
   A. 咳必清　　　B. 可待因　　　C. 苯佐那酯　　　D. 半夏　　　　　E. 均是

2. 适用于胸膜炎干咳伴胸痛者的药是
   A. 咳必清　　　B. 苯佐那酯　　　C. 可待因　　　D. 肾上腺素　　　E. 倍氯米松

3. 非成瘾性中枢镇咳药是
   A. 可待因　　　B. 喷托维林　　　C. 氯化铵　　　D. 溴己新　　　E. 苯佐那酯

4. 具有镇痛作用及成瘾性的镇咳药是
   A. 喷托维林　　　B. 可待因　　　C. 右美沙芬　　　D. 苯佐那酯　　　E. 溴己新

5. 伴有剧烈胸痛的刺激性干咳宜选用
   A. 喷托维林　　　B. 可待因　　　C. 右美沙芬　　　D. 苯佐那酯　　　E. 溴己新

6. 具有中枢和外周双重作用的镇咳药是
   A. 可待因　　　B. 右美沙芬　　　C. 溴己新　　　D. 苯丙哌林　　　E. 苯佐那酯

7. 可待因主要用于治疗
   A. 剧烈的刺激性干咳　　　　　　　B. 肺炎引起的咳嗽
   C. 上呼吸道感染引起的咳嗽　　　　D. 支气管哮喘
   E. 多痰、黏痰引起的剧咳

8. 下列哪种药属于外周性镇咳药
   A. 氯化铵　　　B. 苯佐那酯　　　C. 喷托维林　　　D. 可待因　　　E. 氨茶碱

9. 能裂解黏痰的黏蛋白成分，使痰黏稠度降低易于咳出的药物
   A. 氯化铵　　　　　　　　B. 沙丁胺醇　　　　　　　　C. 色甘酸钠
   D. 乙酰半胱氨酸　　　　　E. 咳必清

10. 关于氯化铵的叙述，**错误的**是
   A. 口服刺激胃黏膜，反射性引起呼吸道分泌
   B. 口服刺激气管黏膜，引起呼吸道腺体分泌
   C. 剂量过大可引起酸中毒　　　　D. 适用于急、慢性炎症痰多不易咳出患者
   E. 也可用于碱血症和酸化尿液

11. 刺激胃黏膜反射性引起呼吸道分泌增加，使痰液变稀易于咳出的药物是
   A. 溴己新　　　　　　　B. 氯化铵　　　　　　　C. 氨茶碱
   D. 乙酰半胱氨酸　　　　E. 可待因

12. 有大量黏稠痰阻塞气管的患者宜选用
   A. 乙酰半胱氨酸　　　　B. 氯化铵　　　　　　　C. 喷托维林
   D. 苯佐那酯　　　　　　E. 右美沙芬

13. 可治疗碱血症的药物是
   A. 氯化铵　　　　　　　B. 碳酸氢钠　　　　　　C. 溴己铵

D. 乙酰半胱氨酸　　　　　　E. 色甘酸钠

14. 主要用于预防支气管哮喘发作的药物是

A. 氨茶碱　　B. 沙丁胺醇　　C. 色甘酸钠　　D. 肾上腺素　　E. 倍氯米松

15. 支气管哮喘发作时**禁用**

A. 普萘洛尔　　B. 沙丁胺醇　　C. 色甘酸钠　　D. 阿托品　　E. 异丙肾上腺素

16. 仅能用于心源性哮喘而**不可**用于支气管哮喘的药是

A. 吗啡　　B. 沙丁胺醇　　C. 色甘酸钠　　D. 阿托品　　E. 麻黄碱

17. 重度支气管哮喘最主要的治疗药物是

A. 茶碱类　　　　　　B. β受体激动药　　　　　　C. 抗胆碱类

D. 糖皮质激素类　　　E. 抗过敏类

18. 阻断 M 受体的平喘药是

A. 肾上腺素　　　　　B. 异丙肾上腺素　　　　　C. 异丙托溴铵

D. 氨茶碱　　　　　　E. 阿托品

19. 色甘酸钠预防支气管哮喘发作的机制是

A. 激活腺苷酸环化酶　　　　　B. 阻断组胺 H_1 受体

C. 阻断 M 受体　　　　　　　　D. 稳定肥大细胞膜,抑制过敏物质释放

E. 改为阻断 α 受体

20. 氨茶碱静脉注射过快或过量时,可引起

A. 心悸、头晕　　B. 心律失常　　C. 血压骤降　　D. 不安、惊厥　　E. 均是

21. 白某,女,今年 35 岁,因呼吸困难而入院,护士观察到患者有喘鸣音,过去有支气管哮喘史。医生立即给

A. 肾上腺素　　B. 阿托品　　C. 克伦特罗　　D. 哌替啶　　E. 麻黄碱

22. 茶碱类治疗支气管哮喘的机制是

A. 激动 $β_2$ 受体　　　　　　B. 阻断 M 受体

C. 抑制肥大细胞释放过敏介质　　D. 直接松弛支气管平滑肌

E. 抑制磷酸二酯酶

23. 特布他林治疗支气管哮喘的机制是

A. 激动 $β_2$ 受体　　　　　　B. 阻断 M 受体

C. 抑制肥大细胞释放过敏介质　　D. 直接松弛支气管平滑肌

E. 抑制磷酸二酯酶

24. 氨茶碱可用于治疗

A. 心源性哮喘　　　　　B. 支气管哮喘　　　　　C. 慢性支气管炎

D. 哮喘持续状态　　　　E. 剧烈干咳

25. 沙丁胺醇可用于治疗

A. 心源性哮喘　　　　　B. 支气管哮喘　　　　　C. 慢性支气管炎

D. 哮喘持续状态　　　　E. 剧烈干咳

26. 吗啡可用于治疗

A. 心源性哮喘　　　　　B. 支气管哮喘　　　　　C. 慢性支气管炎

D. 哮喘持续状态　　　　E. 剧烈干咳

27. 心脏副作用较少的平喘药是

A. 异丙肾上腺素　　　　　B. 肾上腺素　　　　　C. 麻黄碱

D. 沙丁胺醇　　　　　　　E. 氨茶碱

28. 拮抗白三烯的平喘药是

A. 沙丁胺醇　　B. 克伦特罗　　C. 特布他林　　D. 福莫特罗　　E. 扎鲁司特

29. 具有抗炎、抗过敏作用的平喘药是

A. 沙丁胺醇　　　　　　　B. 异丙肾上腺素　　　　　C. 异丙托溴铵

D. 倍氯米松　　　　　　　E. 色甘酸钠

30. 仅适用于预防支气管哮喘发作的药物是

A. 异丙肾上腺素　　　　　B. 阿托品　　　　　C. 麻黄碱

D. 肾上腺素　　　　　　　E. 沙丁胺醇

二、问答题

1. 简述平喘药的分类。

2. 简述氨茶碱的药理作用。

【参考答案】

一、单项选择题

1. B　　2. C　　3. B　　4. B　　5. B　　6. D　　7. A　　8. B　　9. D　　10. B

11. B　　12. A　　13. A　　14. C　　15. A　　16. A　　17. D　　18. C　　19. D　　20. E

21. C　　22. E　　23. A　　24. A　　25. B　　26. A　　27. D　　28. E　　29. D　　30. C

二、问答题（略）

（刘秀敏）

第三十四章

作用于消化系统药物

> **学习目标**
> 1. 掌握：胃酸分泌抑制药和胃黏膜保护药的作用机制及应用。
> 2. 熟悉：各类止吐药和泻药的作用机制及适应证。

一、抗消化性溃疡药

包括抗酸药、抑制胃酸分泌药、胃黏膜保护药、抗幽门螺杆菌药。

1. 抗酸药　氢氧化镁、三硅酸镁和氢氧化铝等均为弱碱性物质，口服后在胃内中和胃酸，升高胃内 pH 值，进而胃蛋白酶活性也下降，从而减轻或解除胃液对胃、十二指肠黏膜的侵蚀及对溃疡面的刺激。抗酸药与抑制胃酸分泌药都可以用于消化性溃疡、反流性食管炎等。

2. 抑制胃酸分泌　有四类：H_2 受体阻断药如西咪替丁、雷尼替丁、法莫替丁等，阻断壁细胞上的 H_2 受体，抑制基础胃酸和夜间胃酸分泌，同时对促胃液素及 M 受体激动药引起的胃酸分泌也有抑制作用。H^+-K^+-ATP 酶抑制药如奥美拉唑、兰索拉唑等，与 H^+-K^+-ATP 酶的α亚单位结合,使酶失去活性,抑制 H$^+$ 的分泌;同时胃蛋白酶分泌也有减少;对幽门螺杆菌有抑制作用。其用于治疗反流性食管炎、消化性溃疡、上消化道出血及幽门螺杆菌感染。M 胆碱受体阻断药可阻断胃壁细胞上的 M$_3$ 受体,抑制胃酸分泌;也阻断乙酰胆碱对胃黏膜中的嗜铬细胞、G 细胞上的 M 受体的激动作用,减少组胺和促胃液素等物质释放,间接减少胃酸的分泌;此外这类药尚有解痉作用。它用于治疗胃、十二指肠溃疡病;哌仑西平比阿托品、丙胺太林副作用少。促胃液素受体阻断药丙谷胺竞争促胃液素受体,有抑制胃酸分泌作用;同时也促进胃黏膜黏液合成,增强胃黏膜的黏液 HCO$_3^-$ 屏障,从而发挥抗溃疡病作用。

3. **胃黏膜保护药** 索前列醇:为前列腺素 E$_1$ 衍生物,抑制基础胃酸和组胺、促胃液素、食物刺激所导致的胃酸分泌过多,胃蛋白酶分泌也减少,可促进胃黏膜增殖和修复,可增加胃黏膜血流量。它用于治疗胃和十二指肠溃疡病(尤对皮质激素引起的效果好)。硫糖铝:可聚合成胶冻,牢固黏附于上皮细胞和溃疡基底部,抵御胃酸和消化酶的侵蚀;有利于黏膜上皮再生和溃疡愈合;减少胃酶和胆汁对胃黏膜的损伤;促进胃黏液和碳酸氢盐分泌。用于胃及十二指肠溃疡等。在酸性环境中才发挥作用,故不能与抗酸药和抑制胃酸分泌药同用。枸橼酸铋钾:在酸性条件下形成氧化铋胶体沉着于溃疡表面形成保护膜,抵御胃酸和消化酶的侵蚀,还能促进黏液分泌。其用于治疗胃、十二指肠溃疡,还有抑制幽门螺杆菌作用。思密达:增强黏液屏障作用,促进上皮修复及抗幽门螺杆菌作用,可治疗胃、十二指肠溃疡及胃肠炎。

4. **抗幽门螺杆菌药** 常用的抗生素有甲硝唑、四环素、阿莫西林、克拉霉素、罗红霉素、呋喃唑酮等,单一用易产生耐药性,联合用药较好。

二、止吐药与胃肠促动药

H$_1$ 受体阻断药:异丙嗪、美克洛嗪等,具有中枢镇静作用和止吐作用,用于晕动病和内耳性眩晕症等。M 受体阻断药:东莨菪碱通过降低迷路感受器的敏感性和抑制前庭小脑通路的传导而产生止吐作用,用于晕动病和妊娠或放射病引起的呕吐。多巴胺受体阻断药:甲氧氯普胺、多潘立酮等,能阻断中枢 D2 受体,抑制催吐化学感受器,具有强大的中枢性止吐作用;还阻断胃肠多巴胺受体,加速胃的排空,发挥胃肠促动作用。它适用于各种原因引起的恶心、呕吐,也可用于肿瘤放疗、化疗引起的呕吐。5-羟色胺受体阻断药:昂丹司琼等,可阻断中枢及迷走神经的 5-羟色胺受体而发挥止吐作用,可用于肿瘤放化疗、放疗引起的呕吐,但对运动病及妊娠呕吐无效。

三、泻药

有渗透性泻药(如硫酸镁、甘油、山梨醇等)、刺激性泻药(如酚酞、蒽醌类等)、润滑性泻药(如液体石蜡等)。渗透性泻药:硫酸镁口服不吸收形成肠内高渗,增加肠容积,刺激肠道蠕动加。因导泻作用剧烈,主要用于外科术前或结肠镜检查前清除肠内容物以及排出肠道寄生虫或毒物等。甘油和山梨醇具有轻度导泻作用,直肠给药作用快,适用于体弱老人、幼儿便秘者。刺激性泻药:酚酞、蒽醌类等,刺激肠壁,因导泻作用温和,适用于习惯性便秘。润滑性泻药:液体石蜡通过局部润滑及软化粪便,适用于体弱老人、幼儿便秘者及痔疮、肛门手术者。

四、止泻药

有鞣酸蛋白、地芬诺酯、阿片制剂及洛哌丁胺等。

【习题】

一、单项选择题

1. 能迅速中和胃中过剩的胃液,减轻疼痛,但作用时间较短的药物是

A. 雷尼替丁　　B. 碳酸氢钠　　C. 普鲁卡因　　D. 庆大霉素　　E. 氧化镁

2. 碳酸氢钠与盐酸中和时所产生的二氧化碳可导致

A. 胃胀和嗳气　　　　　　　B. 心动过速　　　　　　　C. 腹泻

D. 转氨酶升高　　　　　　　E. 胃内压力降低

3. 奥美拉唑特异性的作用于胃黏膜壁细胞,降低壁细胞中的

A. H^+-Na^+-ATP 酶活性　　B. H^+-K^+-ATP 酶活性　　C. Na^+-K^+-Ca 通道活性

D. H^+-K^+-ATP 酶活性　　E. H^+-K^+-AMP 酶活性

4. 被称为"质子泵抑制剂"的药物是

A. 法莫替丁　　B. 哌唑嗪　　C. 奥美拉唑　　D. 硝苯地平　　E. 雷尼替丁

5. 雷尼替丁治疗消化性溃疡病的机制是

A. 中和胃酸,减少对溃疡面的刺激　　　　B. 抑制中枢的兴奋作用

C. 抗胆碱能神经　　　　　　　　　　　D. 阻断胃壁细胞的 H_2 受体

E. 抑制 H^+-K^+-ATP 酶活性

6. 下面哪项不是抗消化道溃疡药

A. 胃黏膜保护药　　　　　　　B. 胃肠解痉药　　　　　　　C. 抑制胃酸分泌药

D. 抗幽门螺杆菌药　　　　　　E. 抗酸药

7. 具有抑制胃酸分泌作用的抗溃疡病药物是

A. 碳酸氢钠　　B. 西咪替丁　　C. 丙谷胺　　D. 甘珀酸　　E. 胶体枸橼酸铋钾

8. 能选择性阻断胃壁细胞 M_1 受体的药物

A. 雷尼替丁　　B. 哌仑西平　　C. 奥美拉唑　　D. 米索前列醇　　E. 枸橼酸铋钾

9. 下列哪种抗酸药可引起便秘

A. 氧化镁　　B. 氢氧化铝　　C. 三硅酸镁　　D. 碳酸氢钠　　E. 氢氧化镁

10. 下列哪种抗酸药可引起碱血症

A. 碳酸钙　　B. 碳酸氢钠　　C. 三硅酸镁　　D. 氢氧化铝　　E. 氢氧化镁

11. 下列哪种抗酸药对溃疡面有保护作用

A. 氧化镁　　B. 氢氧化镁　　C. 碳酸钙　　D. 三硅酸镁　　E. 碳酸氢钠

12. 哌仑西平抑制胃酸分泌的机制是

A. 阻断 H_2 受体　　　　　　B. 阻断 M_1 受体　　　　　　C. 阻断 N_1 受体

D. 抑制胃壁细胞 H^+ 泵　　　E. 阻断促胃液素受体

13. 雷尼替丁抗消化性溃疡的主要作用机制是

A. 阻断 M_1 胆碱受体,减少胃酸分泌　　B. 抑制胃壁细胞 H^+ 泵,减少胃酸分泌

C. 阻断促胃液素受体,减少胃酸分泌　　D. 阻断 H_2 受体,减少胃酸分泌

E. 抑制幽门螺杆菌

14. 奥美拉唑治疗消化性溃疡的主要作用机制是

A. 阻断 M_1 胆碱受体,抑制胃酸分泌　　B. 阻断 H_2 受体,抑制胃酸分泌

C. 阻断促胃液素受体,抑制胃酸分泌　　D. 抑制胃壁细胞 H^+ 泵,抑制胃酸分泌

E. 保护胃黏膜

15. 米索前列醇治疗消化性溃疡的主要作用机制是

A. 阻断 M_1 胆碱受体, 抑制胃酸分泌　　　　B. 阻断 H_2 受体, 抑制胃酸分泌

C. 阻断促胃液素受体, 抑制胃酸分泌　　　　D. 抑制胃壁细胞 H^+ 泵, 抑制胃酸分泌

E. 增强胃黏膜屏障功能

16. 米索前列醇**禁用**于妊娠妇女的原因是

A. 升高血压作用　　　　　B. 胃肠道反应　　　　　C. 子宫收缩作用

D. 致畸作用　　　　　　　E. 引起胃出血

17. 对消化性溃疡病**无效**的药物是

A. H_1 受体阻断药　　　　　B. 抗酸药　　　　　C. 胃黏膜保护药

D. 抗幽门螺杆菌药　　　　　E. H_2 受体阻断药

18. 奥美拉唑的作用**不包括**

A. 抑制基础胃酸分泌　　　　　　　B. 抗幽门螺杆菌

C. 抑制各种刺激引起胃酸分泌　　　　D. 抑制胃蛋白酶分泌

E. 对胃黏膜有保护作用

19. 西咪替丁抑制胃酸分泌的机制是

A. 阻断 M 胆碱受体　　　　　B. 阻断 H_2 受体　　　　　C. 阻断 H_1 受体

D. 保护胃黏膜　　　　　　　E. 中和胃酸

20. 阻断胃壁细胞 H^+ 泵的抗消化性溃疡药

A. 奥美拉唑　　B. 米索前列醇　　C. 哌仑西平　　D. 丙谷胺　　E. 硫糖铝

21. 丙谷胺是

A. H_1 受体阻断药　　　　　B. H_2 受体阻断药　　　　　C. H^+–K^+–ATP酶抑制药

D. M 胆碱受体阻断药　　　　E. 促胃液素受体阻断药

22. 抗幽门螺杆菌药应**除外**

A. 奥美拉唑　　　　　B. 枸橼酸铋钾　　　　　C. 呋喃唑酮

D. 甲氧氯普胺　　　　E. 甲硝唑

23. 下列何药**不是**质子泵抑制药

A. 奥美拉唑　　B. 兰索拉唑　　C. 潘多拉唑　　D. 雷贝拉唑　　E. 甲硝唑

24. 抗幽门螺杆菌的药物**不包括**

A. 雷尼替丁　　B. 甲硝唑　　C. 奥美拉唑　　D. 枸橼酸铋钾　　E. 庆大霉素

25. 抗溃疡药**不包括**

A. H_2 受体阻断药　　　　　B. M 受体阻断药　　　　　C. H^+–K^+–ATP酶抑制药

D. 5–HT_3 受体阻断药　　　　E. 促胃液素受体阻断药

26. 属于容积性泻药的是

A. 多潘立酮　　B. 硫酸镁　　C. 昂丹司琼　　D. 硫糖铝　　E. 乳酶生

27. 排除肠内毒物应选用

A. 口服硫酸镁　　　　　B. 注射硫酸镁　　　　　C. 口服比沙可啶

D. 口服大黄　　　　　　E. 甘油直肠给药

28. 硫酸镁的药理作用**不包括**

A. 促进肠内毒物和虫体排出　　B. 利胆　　　　　C. 抗惊厥

D. 降低血压　　　　　　E. 中枢兴奋

29. 适于老人、幼儿便秘的泻药是

A. 液体石蜡　　B. 大黄　　　　C. 酚酞　　　D. 硫酸镁　　　E. 羧甲基纤维素

二、简答题

1. 氢氧化铝等抗酸药对消化性溃疡病有哪些治疗作用?

2. 抑制胃酸分泌的药物有几类? 各举一个典型药物。

【参考答案】

一、单项选择题

1. B　　2. A　　3. D　　4. C　　5. D　　6. B　　7. B　　8. B　　9. B　　10. B

11. D　12. B　13. D　14. D　15. E　16. C　17. A　18. E　19. B　20. A

21. E　22. D　23. E　24. A　25. D　26. B　27. A　28. E　29. A

二、简答题

1. 略。

2. 抑制胃酸分泌的药物的分类

（1）H_2 受体阻断药:雷尼替丁。

（2）M_1 受体阻断药:哌仑西平。

（3）H^+ 质子泵抑制剂:奥美拉唑。

（4）促胃液素受体阻断药:丙谷胺。

（何　文）

第三十五章

抗菌药物概述

> 学习目标
> 1. 掌握:抗菌药物的基本概念、抗菌作用原理、耐药性产生途径。
> 2. 了解:机体、病原体、抗菌药三者之间的关系和抗菌药物的合理应用原则。

抗菌药物通过影响病原体的结构和功能而发挥抗菌作用。它主要的抗菌机制有:①抑制细菌细胞壁的合成,如青霉素类、头孢菌素类等。②干扰细菌胞浆膜通透性,如多黏菌素类、多烯类抗真菌抗生素如两性霉素 B、制霉菌素等。③抑制细菌蛋白合成,如作用于细菌核糖体 30S 亚基的四环素、氨基糖苷类抗生素,作用于 50S 的大环内酯类、林可霉素类、氯霉素。④抑制核酸合成,如喹诺酮类抑制 DNA 合成,利福霉素类抑制 mRNA 的合成等。⑤干扰细菌叶酸代谢,如磺胺类、甲氧苄啶等。

细菌的耐药性是指病原菌对抗菌药物的反应性降低甚至消失,可分为固有耐药性和获得耐药性,后者与抗菌药的广泛滥用密切相关。耐药性产生的机制有:①产生灭活酶,如 β-内酰胺酶类灭活 β- 内酰胺类抗生素,钝化酶（乙酰化酶、腺苷化酶、核苷化酶、磷酸化酶）灭活氨基糖苷类抗生素等。②改变抗菌药作用的靶位（靶蛋白）,如降低抗菌药与靶蛋白的亲和力,增加靶蛋白的数量,合成新的靶蛋白。③降低细菌外膜的通透性,降低菌体内药物浓度,如四环素类耐药菌。④增加细菌药物流出系统的功能,将进入菌体的药物外排。如金黄色葡萄球菌、表皮葡萄球菌、铜绿假单胞菌等。⑤改变代谢途径,如细菌改变叶酸代谢途径,对磺胺类药物产生耐药性。

细菌耐药基因的转移方式有垂直转移和水平转移。以后者多见,有突变、转导、转化、接合等转移方式。耐药基因的转移可在同类或异类细菌之间均可发生,后果严重,可产生多重耐药性,造成耐药性的广泛传播。应用抗菌药物应按病原菌的种类和药物的适应证选药,并掌握预防应用、联合应用抗菌药物的原则。

化学治疗是指对所有病原体,包括微生物、寄生虫,甚至肿瘤细胞所致疾病的药物治疗统称为化学治疗。

化疗药物是对病原体感染或恶性肿瘤有治疗作用的药物。它包括:①抗微生物药;②抗寄生虫病药;③抗恶性肿瘤药。

抗菌谱:抗菌药物作用的范围。有广谱、窄谱之分。

化疗指数:化疗药物的治疗指数,以 LD_{50}/ED_{50} 表示,比值越大,表示药物毒性越小,临床应用价值越大。但并不能说明其安全,如青霉素可能发生过敏性休克而致死。

抗生素后效应指当抗生素浓度降至无效浓度时,仍可发挥抑制细菌生长繁殖的作用,也可称为抗菌后效应。

【习题】

一、单项选择题

1. 对病原微生物具有抑制或杀灭作用的药物是
A. 杀菌药　　　B. 抑菌药　　　C. 抗生素　　　D. 抗微生物药　E. 化学治疗药

2. 某些微生物在代谢过程中产生的能对其他病原微生物具有抑制或杀灭作用的化学物质是
A. 杀菌药　　　B. 抑菌药　　　C. 抗生素　　　D. 抗微生物药　E. 化学治疗药

3. 临床上应用的抗微生物药、抗寄生虫药和抗肿瘤药统称为
A. 杀菌药　　　B. 抑菌药　　　C. 抗生素　　　D. 抗微生物药　E. 化学治疗药

4. 不仅能抑制微生物的生长繁殖,而且具有杀灭作用的药物是
A. 杀菌药　　　B. 抑菌药　　　C. 抗生素　　　D. 抗微生物药　E. 化学治疗药

5. 仅有抑制微生物生长繁殖而无杀灭作用的药物是
A. 杀菌药　　　B. 抑菌药　　　C. 抗生素　　　D. 抗微生物药　E. 化学治疗药

6. 下列何类药物属抑菌药
A. 青霉素类　　　　　　　　B. 头孢菌素类　　　　　　　C. 多黏菌素类
D. 氨基糖苷类　　　　　　　E. 大环内酯类

7. 可获协同作用的药物组合是
A. 青霉素 + 红霉素　　　　B. 青霉素 + 氯霉素　　　　C. 青霉素 + 四环素
D. 青霉素 + 庆大霉素　　　E. 青霉素 + 磺胺嘧啶

8. 临床评价抗菌药物抗菌活性的指标是
A. 抗菌谱　　B. 化疗指数　　C. 最低抑菌浓　D. 药物剂量　　E. 血药浓度

9. 抗菌活性是指

A. 药物的抗菌范围　　　　　　　B. 药物的抑菌或杀菌能力　　　　C. 测定最小杀菌浓度值

D. 抗菌范围广泛的药物　　　　　E. 测定最小抑菌浓度值

10. 抗菌药物的抗菌范围称为

A. 抗菌活性　　B. 抗菌后效应　C. 抗菌谱　　　D. 耐受性　　　E. 耐药性

11. 抗菌药物与细菌接触一段时间,浓度逐渐降低到低于 MIC 或全部消除后,细菌生长仍持续抑制的现象称为

A. 抗菌谱　　B. 抗菌活性　　C. 抗菌后效应　D. 耐药性　　E. 耐受性

12. 耐药性是指

A. 因连续用药,病原体对药物的敏感性降低甚至消失

B. 因连续用药,机体对药物敏感性降低　　C. 患者对药物产生了精神依赖性

D. 患者对药物产生了躯体依赖性　　　　　E. 用药剂量过大对机体产生的有害反应

13. 青霉素对大多数革兰氏阴性杆菌无效,此现象是

A. 天然耐药性　　　　　　　　　B. 获得耐药性　　　　　　　　　C. 交叉耐药性

D. 多药耐药性　　　　　　　　　E. 多重耐药性

14. 防止细菌产生耐药性的措施**不恰当**的是

A. 给予足够的剂量与疗程　　　　　　　　B. 有计划轮换使用抗菌药物

C. 不断改变化学结构而具有耐酶特性　　　D. 严格掌握适应证,减少不必要的应用

E. 勤换药物

15. 抑制细菌细胞壁合成的抗菌药中可**除外**

A. 青霉素类　　B. 杆菌肽　　C. 头孢菌素类　D. 万古霉素　E. 利福平

16. 抑制细菌蛋白合成的抗菌药中可**除外**

A. 四环素类　　　　　　　　　　B. 氨基糖苷类　　　　　　　　　C. 大环内酯类

D. 万古霉素类　　　　　　　　　E. 氯霉素类

17. 通过与核蛋白体 50S 亚基结合,抑制移位酶的抗菌药物是

A. 红霉素　　B. 青霉素　　C. 左氧氟沙星　D. 头孢唑林　E. 庆大霉素

18. 作用于胞浆膜上的青霉素结合蛋白(PBPs),阻碍肽聚糖合成而杀菌的是

A. 青霉素类　　B. 两性霉素 B　C. 红霉素　　D. 喹诺酮类　E. 甲氧苄啶

19. 下列何药**不是**通过影响细菌细胞壁合成而发挥抗菌作用的

A. 阿莫西林　　B. 头孢拉啶　　C. 万古霉素　　D. 多黏菌素 B　E. 青霉素 G

20. 下列何药**不是**通过影响细菌蛋白合成而发挥抗菌作用的

A. 米诺环素　　B. 克拉霉素　　C. 克林霉素　　D. 甲氧苄啶　　E. 庆大霉素

21. 通过抑制细菌二氢叶酸还原酶来发挥抗菌作用的药物是

A. 阿莫西林　　B. 四环素　　C. 磺胺嘧啶　　D. 甲氧苄啶　　E. 诺氟沙星

22. 以 DNA 回旋酶作为抗菌靶点的抗菌药是

A. 磺胺类　　B. 甲氧苄啶　　C. 喹诺酮类　　D. 呋喃妥因　　E. 甲硝唑

23. 下列哪种抗菌药能被细菌产生的青霉素酶破坏

A. 庆大霉素　　B. 米诺环素　　C. 阿莫西林　　D. 苯唑西林　　E. 红霉素

24. 属于大环内酯类的药物是

A. 红霉素　　B. 万古霉素　　C. 林可霉素　　D. 头孢唑林　　E. 庆大霉素

25. 大环内酯类抗生素的抗菌机制是

A. 抗叶酸代谢   B. 抑制细菌细胞壁合成

C. 影响胞质膜的通透性   D. 抑制细菌蛋白质合成

E. 抑制细菌核酸代谢

二、简答题

1. 抗菌药的主要抗菌作用机制有哪些?

2. 病原微生物对抗菌药耐药的主要机制有哪些?

【参考答案】

一、单项选择题

1. D   2. C   3. E   4. A   5. B   6. E   7. D   8. C   9. B   10. C

11. C   12. A   13. A   14. E   15. E   16. D   17. A   18. A   19. D   20. D

21. D   22. C   23. C   24. A   25. D

二、简答题(略)

(何 文)

第三十六章

β- 内酰胺类抗生素

> 学习目标
>
> 1. 掌握:青霉素 G 和头孢菌素的抗菌谱、作用机制、适应证、不良反应及其防治措施。
> 2. 熟悉:半合成的青霉素的抗菌作用特点和临床应用。
> 3. 了解:其他各类 β- 内酰胺类抗生素。

β- 内酰胺环的完整性是 β- 内酰胺类抗生素维持其抗菌活性所必需的化学结构。该类抗生素的抗菌作用机制主要为:①抑制转肽酶活性。青霉素结合蛋白(PBPs)具有转肽酶功能,促使细菌细胞壁的特殊成分肽聚糖的合成,使细胞壁结构坚韧。本类药物与 PBPs 活性位点共价结合,转抑制肽酶活性,阻碍肽聚糖的交叉联结,导致细胞壁缺损,细胞壁屏障作用受损,细菌细胞出现肿胀、破裂。②增加细菌胞壁自溶酶活性。β- 内酰胺类抗生素能增加细菌细胞壁自溶酶的活性,产生自溶或胞壁质水解,导致细菌裂解死亡。

细菌对 β- 内酰胺类产生耐药的机制有以下几个方面:①生成 β- 内酰胺酶,是最主要的耐药机制;②药物对的 PBPs 的亲和力降低;③药物不能在作用部位达到有效浓度,这是由于孔道蛋白数量和质量的改变以及主动流出加强;④细菌还可用通过牵制机制或菌体缺乏自溶酶而产生耐药性。

青霉素 G 又名氨苄青霉素,是治疗敏感菌的首选药物,对敏感菌有强大杀菌作用,对宿主基本无毒。但不耐酸,不耐青霉素酶,不能口服,抗菌谱窄。抗菌谱为:①革兰氏阳性球菌为溶血性链球菌,不产酶金黄色葡萄球菌,非耐药肺炎链球菌和厌氧的阳性球菌;②革兰氏阴性球菌,如脑膜炎奈瑟菌、淋病奈瑟菌;③革兰氏阳性杆菌,如白喉棒状杆菌,炭疽芽孢杆菌,厌氧的破伤风杆菌、产气荚膜杆菌、肉毒杆菌、放线菌属、真杆菌属、丙酸杆菌等;④螺旋体包括梅毒螺旋体、钩端螺旋体、鼠咬热螺旋体等。临床首选用于敏感菌引起的各种组织感染,如链球菌感染、脑膜炎奈瑟菌引起的脑膜炎、革兰氏阳性杆菌感染(需配合使用相应抗毒素),以及螺旋体、放线菌感染。青霉素 G 的主要不良反应为过敏反应,表现为药疹、皮炎、血清病、溶血性贫血,严重者可致过敏性休克。急救应立即给予肾上腺素,配合使用 H_1 受体阻断药,必要时加用肾上腺皮质激素。预防应严格掌握青霉素 G 的适应证,详细询问病史、用药史、药物过敏史及家族过敏史,必须进行青霉素皮肤过敏试验(皮试时应做好抢救准备),注射液应于临用前配制,同时应注意避免饥饿用药及局部用药,用药后应留诊观察半小时,并随时做好急救准备。青霉素 G 用于治疗螺旋体感染时可引起赫氏反应。

半合成青霉素有以下 5 类:

1. 口服耐酸青霉素　以青霉素 V 为代表药物,抗菌谱与青霉素 G 相同,但抗菌作用不及青霉素 G 强。主要优点为耐酸,可口服给药,用于革兰氏阳性球菌引起的轻度感染。

2. 耐酶青霉素　代表药物有甲氧西林、苯唑西林、氯唑西林、双氯西林等。优点为对产青霉素酶的耐药金葡菌具有强大杀菌作用,除甲氧西林外,其余均耐酸,可口服和注射给药,主要用于耐青霉素的葡萄球菌所致感染。

3. 广谱青霉素　代表药物为氨苄西林、阿莫西林,对革兰氏阴性和革兰氏阳性菌均有杀菌作用,对革兰氏阴性菌的抗菌作用优于青霉素 G。耐酸,可口服,但不耐青霉素酶。氨苄西林可用于伤寒、副伤寒的治疗。

4. 抗铜绿假单胞菌青霉素　代表药物为羧苄西林、哌拉西林等,对铜绿假单胞菌具有强大的抗菌作用。

5. 抗革兰氏阴性杆菌青霉素　代表药物有美西林、替莫西林,为窄谱抗生素,仅对 G^- 杆菌有效。

头孢菌素类抗生素与青霉素的抗菌机制相同。其特点为对 β- 内酰胺酶的稳定性比青霉素高,抗菌谱比较广、抗菌作用强、过敏反应较少、毒性较小。根据该类抗生素的特点不同,可分为四代头孢菌素类:第一代头孢菌素类:对革兰氏阳性球菌作用较第二、三代强,对革兰氏阴性杆菌的作用差,对铜绿假单胞菌、厌氧菌无效;对 β- 内酰胺酶不稳定;对肾脏有一定毒性。第二代头孢菌素类:对革兰氏阳性菌作用略逊于第一代,对革兰氏阴性菌作用明显增强,对厌氧菌有一定的作用,但对铜绿假单胞菌无效;对多数 β- 内酰胺酶较稳定,肾脏毒性比第一代低。第三代头孢菌素类:对革兰氏阳性菌作用弱于第一、二代,对革兰氏阴性杆菌的作用强于第一、二代,对铜绿假单胞菌、厌氧菌作用较强。对 β- 内酰胺酶有较高的稳定性。它具有很强的组织穿透力,体内分布广泛,可在组织、体腔、体液中达到有效浓度;对肾脏基本无毒。第四代头孢菌素类:对革兰氏阳性、革兰氏阴性菌作用均强,对铜绿假单胞菌、大多数厌氧菌有抗菌活性。对 β- 内酰胺酶高度稳定,对肾脏基本无毒。

非典型的 β- 内酰胺类抗生素有碳青霉烯类(亚胺培南、美罗培南、帕尼培南等)、头孢霉素类、氧头孢烯类及单环 β- 内酰胺类。β- 内酰胺酶抑制药的代表药物有克拉维酸、舒巴坦、三唑巴坦等,与 β- 内酰胺类抗生素合用可增强疗效,可组成复方制剂应用于临床。

【习题】

一、单项选择题

1. 下列**不属于**青霉素的特点的是

A. 属于繁殖期杀菌剂　　　　　　　　B. 通过阻断细菌蛋白质合成的方式发挥作用

C. 对人体毒性小　　　　　　　　　　D. 抗革兰氏阳性细菌作用强

E. 破坏细菌细胞壁结构

2. 对青霉素 G 的抗菌谱,下列哪种说法是**错误的**

A. 对 G^+ 菌的作用强　　　　B. 对 G^- 球菌作用强　　　　C. 对螺旋体作用强

D. 对支原体敏感　　　　　　E. 对大多数 G^- 杆菌不敏感

3. 青霉素对哪类细菌作用最强

A. G^+ 球菌　　B. G^+ 杆菌　　C. G^- 球菌　　D. G^- 杆菌　　E. 支原体

4. 哪种细菌对青霉素不敏感

A. 革兰氏阳性球菌　　　　　　B. 革兰氏阴性球菌　　　　　　C. 革兰氏阴性杆菌

D. 革兰氏阳性杆菌　　　　　　E. 各种螺旋体

5. 下列**不属于**青霉 G 素的抗菌谱的是

A. 脑膜炎双球菌　　　　　　　B. 肺炎球菌　　　　　　　　　C. 破伤风杆菌

D. 伤寒杆菌　　　　　　　　　E. 钩端螺旋体

6. 耐药金葡菌感染应选用

A. 氨苄西林　　B. 阿莫西林　　C. 苯唑西林　　D. 羧苄西林　　E. 青霉素 G

7. 治疗梅毒,钩端螺旋体病的首选药物是

A. 红霉素　　　B. 四环素　　　C. 氯霉素　　　D. 青霉素　　　E. 诺氟沙星

8. 治疗破伤风,白喉应采用

A. 氨苄西林 + 抗毒素　　　　　B. 青霉素 + 磺胺嘧啶　　　　C. 青霉素 + 抗毒素

D. 青霉素 + 类毒素　　　　　　E. 氨苄西林 + 甲氧苄啶

9. 青霉素类药物中,对绿脓杆菌**无效的**药物是

A. 阿莫西林　　B. 羧苄西林　　C. 美洛西林　　D. 替卡西林　　E. 哌拉西林

10. 螺旋体感染应首选下列哪种药物

A. 庆大霉素　　B. 青霉素 G　　C. 四环素　　　D. 头孢哌酮　　E. 红霉素

11. 急性扁桃体炎的首选药物是

A. 阿莫西林　　B. 庆大霉素　　C. 青霉素 G　　D. 红霉素　　　E. 头孢他啶

12. 用于治疗伤寒的 β– 内酰胺类药物是

A. 青霉素 G　　　　　　　　　B. 羧苄西林　　　　　　　　　C. 双氯西林

D. 普鲁卡因青霉素　　　　　　E. 氨苄西林

13. 猩红热的首选药物是

A. 妥布霉素　　B. 多黏菌素 B　　C. 克林霉素　　D. 青霉素 G　　E. 阿莫西林

14. 大叶性肺炎的首选药是

A. 头孢他啶　　B. 青霉素 G　　C. 米诺环素　　D. 罗红霉素　　E. 环丙沙星

15. 下列何药对铜绿假单胞菌感染有效

A. 氨苄西林　　B. 氯唑西林　　C. 替卡西林　　D. 青霉素 V　　E. 头孢拉啶

16. 对青霉素 G 的**错误**说法是

A. G^+ 菌感染的首选药　　　　B. 只能注射不能口服　　　　C. 化疗指数大

D. 对大多数 G^- 杆菌无效　　　E. 过敏性休克时首先使用糖皮质激素

17. 下列**不属于**青霉素 G 的不良反应的是

A. 赫氏反应　　B. 过敏反应　　C. 毒性反应　　D. 局部刺激　　E. 胃肠道反应

18. 青霉素最常见和最应警惕的不良反应是

A. 过敏反应   B. 腹泻、恶心、呕吐   C. 听力减退

D. 二重感染   E. 肝肾损害

19. 对青霉素过敏的患者,最好不选用

A. 四环素   B. 红霉素   C. 磺胺类   D. 氯霉素   E. 氨苄西林

20. 下列哪点**不是**耐酶青霉素类的特点

A. 对耐药性金葡菌有效

B. 抗菌谱与青霉 G 相同,但抗菌活性比青霉素 G 强

C. 可以口服,也可以注射   D. 与青霉素 G 有交叉过敏

E. 口服也可能引起过敏

21. 有关第三代头孢菌素的特点,叙述**错误的**是

A. 对肾脏基本无毒性   B. 对革兰氏阳性菌的作用比第一、二代强

C. 对革兰氏阴性菌的作用比第一、二代强   D. 对铜绿假单胞菌的作用很强

E. 对 β- 内酰胺酶具有高度稳定性

22. 对肾脏毒性最小的头孢菌素是

A. 头孢唑林   B. 头孢噻吩   C. 头孢孟多   D. 头孢氨苄   E. 头孢他啶

23. 下列哪项**不是**头孢菌素类的特点

A. 抗菌谱广   B. 半衰期长,分布广

C. 对内酰胺酶稳定   D. 与青霉素有完全交叉过敏反应

E. 抗菌机制与青霉素相似

24. 肾功能不良的患者**禁用**

A. 青霉素 G   B. 耐酶青霉素类   C. 广谱青霉素

D. 第一代头孢菌素   E. 第三代头孢菌素

25. 对头孢菌素描述**错误的**是

A. 第一、第二代药物对肾脏均有毒性   B. 与青霉素仅有部分交叉过敏现象

C. 抗菌作用机制与青霉素类似   D. 对 β- 内酰胺酶较青霉素稳定

E. 第三代药物对革兰氏阳性菌和革兰氏阴性菌的作用均比第一、二代强

26. 属于第三代头孢菌素的是

A. 头孢拉定   B. 头孢噻吩   C. 头孢呋辛   D. 头孢氨苄   E. 头孢他啶

二、问答题

1. 简述半合成青霉素的分类、代表药物及各类有何特点。

2. 试比较第一、二、三、四代头孢菌素的抗菌作用及临床应用特点。

3. 简述青霉素的主要不良反应及其防治措施。

【参考答案】

一、单项选择题

1. B   2. D   3. A   4. C   5. D   6. C   7. D   8. C   9. A   10. B

11. C   12. E   13. D   14. B   15. C   16. E   17. E   18. A   19. E   20. B

21. B   22. C   23. D   24. D   25. E   26. E

二、简答题

1. 略。

2. 略。

3. 青霉素的主要不良反应是过敏反应。其防治措施有：①用药前详细询问有无青霉素过敏史,有者禁用；②皮肤过敏试验(初次使用停药三天以上者,中途更换不同机制药物者均作)阳性者禁用；③备好抢救药品,一旦发生休克,及时就地抢救。

（何　文）

第三十七章

大环内酯类、林可霉素类、多肽类及多磷类抗生素

学习
目标

1. 掌握：大环内酯类抗生素的分类、抗菌机制、抗菌谱及临床应用。
2. 熟悉：林可霉素和万古霉素类抗生素的特点。

常用的大环内酯类抗生素可以分成天然和半合成两类。天然大环内酯类包括红霉素、螺旋霉素、乙酰螺旋霉素、麦迪霉素等；半合成大环内酯类包括阿奇霉素、克拉霉素、罗红霉素、地红霉素、罗他霉素、交沙霉素等。大环内酯类的抗菌谱为对革兰氏阳性菌、部分革兰氏阴性菌、厌氧菌、衣原体、支原体、非典型分枝杆菌有良好的抗菌作用。通常为抑菌药,高浓度时为杀菌药。抗菌机制为与核糖体的 50S 核糖体结合,阻断转肽酶作用,干扰 mRNA 位移,使肽链延长受阻而选择性抑制细菌蛋白质的合成。细菌对大环内酯类的耐药性随其应用增多而增加,该类药物间存在交叉耐药性。产生耐药性的机制有：①靶位改变；②产生灭活酶；③主动外排机制增强。临床首选用于军团菌病、弯曲杆菌感染、支原体肺炎、某些衣原体感染(如婴儿肺炎、结肠炎)、白喉带菌者及幽门螺杆菌感染(克拉霉素)等。不良反应较少,有刺激性反应、肝脏损害、过敏反应等,少见的不良反应有耳毒性和心脏毒性。

红霉素不耐酸,抗菌谱窄,不良反应较多。阿奇霉素在组织中浓度高(为血药浓度的 10~100 倍),抗菌谱较广,不良反应较少而轻。克拉霉素也称甲红霉素,抗菌作用强,吸收好,主要经肾脏排泄,不良反应少。

林可霉素类包括林可霉素和克林达霉素(氯林可霉素),主要特点有：①对 G^+ 菌作用强,对厌氧菌作用强(厌氧芽孢杆菌、厌氧链球菌等)。②易进入骨髓、骨组织内。③多用于 G^+ 球菌引起的急慢性骨髓炎。④抗菌机制与大环内酯类相似,作用于 50S 亚基,抑制转肽酶,抑制蛋白质合成。⑤与大环内酯类有交叉耐药。⑥严重不良反应为假膜性肠炎。

万古霉素类包括万古霉素、去甲万古霉素、替考拉宁等。主要特点有：①对 G^+ 菌、厌氧菌作用强大；②不易产生耐药性；③抗菌机制是通过抑制细菌细胞膜上双糖十肽化合物的合成而破坏细菌细胞壁,发挥杀菌作用；④用于严重的耐药性金葡菌感染(静滴)、假膜性肠炎(口服)；⑤毒性大,主要是耳毒性、肾毒性。

【习题】

一、单项选择题

1. **不属于**大环内酯类抗生素的抗菌药是

A. 罗红霉素　　B. 罗他霉素　　C. 克拉霉素　　D. 克林霉素　　E. 阿奇霉素

2. 下列何药是军团菌病的首选药

A. 头孢唑林　　B. 红霉素　　C. 米诺环素　　D. 阿莫西林　　E. 庆大霉素

3. 对红霉素的描述正确的是

A. 抗菌谱与青霉素相似且稍广泛　　　　　B. 对 G^+ 细菌的作用强于青霉素

C. 不易产生耐药性　　　　　　　　　　　D. 为快速杀菌剂

E. 为繁殖期杀菌剂

4. 红霉素**不适宜**治疗

A. 耐药金葡菌感染　　　　　B. 百日咳　　　　　　　　C. 铜绿假单胞菌感染

D. 肺炎支原体感染　　　　　E. 脑炎

5. 大环内酯类对下述哪些细菌**无效**

A. 革兰氏阳性菌　　　　　　B. 革兰氏阴性菌　　　　　C. 大肠杆菌、变形杆菌

D. 军团菌　　　　　　　　　E. 衣原体和支原体

6. 红霉素最主要的临床用途是

A. 耐青霉素 G 的金黄色葡萄球菌感染　　B. 脑膜炎双球菌感染

C. 布氏杆菌感染　　　　　　　　　　　　D. 淋球菌感染

E. 梅毒螺旋体感染

7. 红霉素在何种组织中的浓度最高

A. 骨髓　　　　B. 胆汁　　　　C. 肺　　　　D. 肾脏　　　　E. 肠道

8. 林可霉素类抗生素的首选用于治疗

A. 军团菌病　　　　　　　　B. 急慢性骨髓炎　　　　　C. 胆道感染

D. 支原体肺炎　　　　　　　E. 脑膜炎

9. 下列何药是金黄色葡萄球菌引起的骨髓炎感染的首选药

A. 克林霉素　　B. 林可霉素　　C. 红霉素　　D. 青霉素　　E. 庆大霉素

10. 有关万古霉素的描述,下列哪点**不正确**

A. 对 G^+ 球菌作用强大,可用于耐甲氧西林金黄色葡萄球菌(MRSA)和耐甲氧西林表皮葡萄球菌(MRSE)感染

B. 对金葡菌的作用不及美西林　　　　　C. 口服可治疗难辨梭菌性假膜性肠炎

D. 对耳、肾、肝均有较大毒性

E. 主要通过抑制细菌细胞壁肽聚糖合成发挥杀菌作用

二、简答题

1. 简述大环内酯类抗生素的分类及各类常用的药物。

2. 大环内酯类抗生素能否与林可霉素和氯霉素合用? 为什么?

【参考答案】

一、单项选择题

1. D　　2. B　　3. A　　4. C　　5. C　　6. A　　7. B　　8. B　　9. A　　10. B

二、问答题

1. 略。

2. 不能。由于大环内酯类在细菌核糖体 50S 亚基上的结合点与克林霉素和氯霉素相

同,当与这些药物合用时,可发生相互拮抗作用。

（何 文）

第三十八章

氨基糖苷类抗生素

> 学习目标
>
> 1. 掌握:氨基糖苷类抗生素的共性(抗菌作用特点、抗菌谱、抗菌机制、耐药性、体内过程、临床应用及不良反应)。
> 2. 熟悉:其他氨基糖苷类抗生素的特点及应用。

氨基糖苷类抗生素分子结构中富含氨基,属碱性,极性大,不易跨膜转运。常用者有链霉素、妥布霉素、庆大霉素、阿米卡星等。该类抗生素属静止期杀菌药。

氨基糖苷类抗生素的抗菌谱较广:①对各种需氧革兰氏阴性杆菌有效;②大多数品种对铜绿假单胞菌、志贺菌属、枸橼酸杆菌属等也有较强的抗菌作用;③对革兰氏阳性、革兰氏阴性球菌有效但不及青霉素类;④少数对结核分枝杆菌有效。

氨基糖苷类抗生素抗菌机制有两方面:①抑制细菌蛋白质合成的全过程;②干扰细菌胞膜的通透性。

耐药性产生的原因:①产生修饰和灭活氨基糖苷类抗生素的钝化酶;②改变膜通透性;③修饰抗生素靶位。

氨基糖苷类抗生素的体内过程。口服不易吸收,仅用于肠道感染或肠道术前消毒,全身感染或非肠道感染时需注射给药。吸收后主要分布在细胞外液,不易进入细胞内,不易透过血脑屏障,但易透过胎盘,在肾脏和内耳淋巴液中浓度较高。其消除主要以原形从肾脏排出,尿中药物浓度高,内耳淋巴液中的药物也不易消除,肾功能不良者也应减量或延长给药间隔,必要时停用。

临床主要用于敏感需氧革兰氏阴性杆菌所致的全身感染。不良反应主要有耳毒性、肾毒性、神经肌肉阻断和过敏反应等。

庆大霉素

药理作用和临床用途:

1. 在同类药物中抗菌活性较强,抗菌谱较广,对多数 G^- 杆菌有杀灭作用,尤其是对铜绿假单胞菌作用较强。对 G^+ 菌如耐青霉素的金葡菌及肺炎支原体也有效。细菌对庆大霉素的耐药性产生较慢,多为暂时性,停药后可逐渐恢复敏感性。

2. 主要用于敏感菌引起的感染:①G^- 杆菌感染,如败血症、骨髓炎、肺炎、腹腔感染、脑膜炎等,庆大霉素为首选药物;②铜绿假单胞菌感染,可与广谱半合成青霉素或头孢菌素联合应用,以提高疗效;③G^- 杆菌混合感染,常与羧苄西林、头孢菌素联合;④局部感染,局部可用于皮肤、黏膜表面感染和眼、耳、鼻部感染;⑤其他亦可用于术前、术后预防感染。

不良反应及注意事项:主要有耳毒性、肾毒性和神经肌肉接头阻断,肾毒性多见,耳毒性严重,偶见过敏反应甚至过敏性休克,应予以注意。

链霉素

药理作用和临床用途：

1. 对多种 G^- 杆菌、TB 杆菌和某些球菌有效。

2. ①治疗鼠疫与兔热病,是首选。②与四环素联合治疗布鲁斯病。③与其他抗结核病药合用,以延缓耐药性的产生。④与青霉素合用治疗草绿色链球菌及肠球菌引起的感染性心内膜炎。

不良反应及注意事项：

1. 耳毒性。

2. 过敏反应。

3. 肾损害。

【习题】

一、单项选择题

1. 氨基糖苷类抗生素的主要抗菌机制是

A. 抑制细菌细胞壁合成　　　B. 抑制细菌蛋白质合成　　　C. 抑制细菌 DNA 合成

D. 影响细菌胞浆膜的通透性　　E. 影响细菌叶酸代谢

2. 下列哪点描述与氨基糖苷类抗生素的特点**不符**

A. 对厌氧菌无效　　　　　　　　　B. 有明显的抗生素后效应

C. 酸性环境中抗菌活性增强　　　　D. 具有初次接触效应

E. 属静止期杀菌药

3. 下列何药可用于结核病的治疗

A. 庆大霉素　　B. 小诺米星　　C. 妥布霉素　　D. 链霉素　　E. 新霉素

4. 在碱性尿中抗菌活性可以增强的药物是

A. 四环素　　B. 阿莫西林　　C. 氯霉素　　D. 磺胺嘧啶　　E. 庆大霉素

5. 氨基糖苷类抗生素的共同不良反应**除外**

A. 肾毒性　　B. 肝毒性　　C. 耳毒性　　D. 过敏反应　　E. 神经肌肉阻滞

6. 在常用氨基糖苷类抗生素中,较易引起听神经损伤的是

A. 链霉素　　B. 庆大霉素　　C. 奈替米星　　D. 阿米卡星　　E. 妥布霉素

7. 常用氨基糖苷类抗生素中,较易引起前庭神经损伤的是

A. 链霉素　　B. 奈替米星　　C. 西索米星　　D. 阿米卡星　　E. 妥布霉素

8. 氨基糖苷类抗生素引起神经肌肉阻断的主要机制是

A. 中枢抑制　　　　　　　　　　　B. 阻断 $N_m(N_2)$ 受体

C. 抑制神经末梢释放乙酰胆碱　　　D. 抑制乙酰胆碱合成

E. 激活胆碱酯酶

9. 下列哪种氨基糖苷类抗生素较易引起过敏性休克

A. 庆大霉素　　B. 妥布霉素　　C. 阿米卡星　　D. 奈替米星　　E. 链霉素

10. 治疗 G^- 杆菌引起的泌尿系感染可选用

A. 青霉素 G　　B. 庆大霉素　　C. 苯唑西林　　D. 克林霉素　　E. 万古霉素

11. 鼠疫的首选药之一是

A. 红霉素　　B. 氯霉素　　C. 链霉素　　D. 青霉素 G　　E. 头孢氨苄

12. 肾功能不良时可考虑使用下列哪类抗菌药

A. 万古霉素类 　　　　　　B. 氨基糖苷类 　　　　　　C. 多黏菌素类

D. 大环内酯类 　　　　　　E. 两性霉素类

13. 庆大霉素的抗菌谱**不包括**

A. 铜绿假单胞菌 　　　　　B. 耐药金葡菌 　　　　　　C. 结核分枝杆菌

D. 肺炎支原体 　　　　　　E. 革兰氏阴性菌

14. 鼠疫和兔热病的首选药是

A. 链霉素 　　B. 四环素 　　C. 红霉素 　　D. 庆大霉素 　　E. 氯霉素

15. 呋塞米可增加下列哪种药物的耳毒性

A. 四环素 　　B. 青霉素 　　C. 磺胺嘧啶 　　D. 链霉素 　　E. 红霉素

16. 下列**不恰当**的联合用药是

A. 链霉素 + 异烟肼治疗肺结核 　　　　　B. 庆大霉素 + 羧苄西林治疗绿脓杆菌感染

C. SMZ+TMP 治疗呼吸道感染 　　　　　D. 庆大霉素 + 链霉素治疗 G⁻ 菌感染

E. 青霉素 + 白喉抗毒素治疗白喉

二、名词解释

1. 氨基苷类抗生素

2. 抗生素后效应

三、问答题

1. 氨基糖苷类抗生素的体内过程有何特点？这些特点在临床上有何意义？

2. 试述氨基糖苷类抗生素的作用机制及共同的不良反应。

【参考答案】

一、单项选择题

1. B　　2. C　　3. D　　4. E　　5. B　　6. D　　7. A　　8. C　　9. E　　10. B

11. B　　12. D　　13. C　　14. A　　15. D　　16. C

二、名词解释

1. 化学结构具有氨基糖分子与非糖部分的苷元结构而成的苷,因此统称氨基糖苷类抗生素。

2. 细菌和药物短暂接触后,药物浓度低于 MIC 或消失,细菌生长仍然受到持续性抑制的效应。

三、问答题

1. 氨基糖苷类抗生素的体内过程的特点与其分子的极性大、不易跨膜转运密切相关。该类抗生素口服不易吸收,因此,临床全身性用药治疗感染时应注射用药。该药在分布中不易透过血脑屏障,故对脑膜炎无效,链霉素也不能治疗脑内结核。不易进入细胞内,使其对细胞内结核无效。在肾皮质和内耳内外淋巴液中浓度较高,可以解释其对泌尿系统感染具有较好疗效,同时也可说明其肾毒性和耳毒性。氨基糖苷类抗生素主要以原形从肾脏排泄,当肾功能不良时应减量或停药。

2. 略。

（李翠萍）

第三十九章

四环素类和氯霉素

四环素类和氯霉素类抗生素均为广谱窄用类抗生素。

一、四环素类

四环素类抗生素为快速抑菌剂，常规浓度时有抑菌作用，高浓度时对某些细菌呈杀菌作用。常用药物有天然四环素类如四环素、土霉素等，半合成四环素类如多西环素、米诺环素等。四环素类抗菌谱广，对革兰氏阳性菌、革兰氏阴性菌、部分厌氧菌、支原体、衣原体、立克次体、螺旋体、放线菌、阿米巴原虫均有效。但对铜绿假单胞菌、结核分枝杆菌无效，对真菌、病毒无效。与氨基糖苷类抗生素相似，主要抑制菌体内蛋白质的合成，但由于菌体对药物敏感性较低且仅抑制菌体蛋白质合成的部分过程与氨基糖苷类不同，所以仅起抑菌作用。本类药物均易产生耐药性。但可能对天然四环素类耐药的菌株对半合成四环素类仍敏感。临床首选用于立克次体、支原体、衣原体及某些螺旋体感染，与庆大霉素合用可用于鼠疫、霍乱、布鲁氏病的治疗。使用本类药物时首选半合成四环素多西环素。本类药物的不良反应中胃肠反应较常见，二重感染发生少但严重，对骨、牙生长发育有不良影响。8 岁以下儿童及孕妇、哺乳期妇女禁用。

四环素

药理作用和临床用途：

1. 抗菌谱　对 G^+ 菌的作用较 G^- 菌作用强，对肺炎支原体、立克次体、衣原体、螺旋体、放线菌、阿米巴原虫等也有抑制作用。其抗菌作用特点是极高浓度时具有杀菌作用；对 G^+ 菌的作用不如青霉素类和头孢菌素类；对 G^- 菌的作用不如氨基糖苷类及氯霉素类；对伤寒杆菌、副伤寒杆菌、铜绿假单胞菌、结核分枝杆菌、真菌和病毒无效。易产生耐药性。抗菌机制是通过抑制菌体蛋白质的合成和 DNA 的复制。低浓度抑菌，高浓度时具有杀菌作用，属快速抑菌剂。

2. 主要作为立克次体感染引起的斑疹伤寒、恙虫病及支原体肺炎的首选药；也可用于耐青霉素的金葡菌感染或对青霉素过敏者的葡萄球菌感染；治疗肠内阿米巴病。

不良反应及注意事项：

1. 局部刺激。

2. 二重感染。

3. 影响骨、牙生长。

4. 其他。

多四环素

药理作用和临床用途：

1. ①抗菌谱与四环素相似,但抗菌活性比四环素强 2～10 倍,具有强效、速效、长效的特点。耐药菌株少,但与其他同类药物有交叉耐药。②口服吸收快而完全,且不易受食物影响,体内分布广,脑脊液中浓度高。③血浆半衰期长,一般感染每日 1 次即可。

2. 主要用于呼吸道感染、泌尿道感染及胆道感染。大部分药物随胆汁进入肠腔排泄,肠道中的药物多以无活性的结合型或络合型存在,很少引起二重感染。少量药物经肾脏排泄,肾功能减退时粪便中药物排泄增多,故肾衰竭时也可使用。

不良反应及注意事项:

1. 胃肠刺激。

2. 光敏性皮炎。

二、氯霉素类

氯霉素类抗生素抗菌谱虽广,但由于其抗菌机制主要为阻断肽链延长,抑制细菌蛋白质合成的部分过程,故常规剂量下是抑菌药。该药毒性大,主要表现为可致难逆性再生障碍性贫血及灰婴综合征,故临床上除某些严重感染甚至危及生命的全身感染外一般已很少单独全身使用,现多外用应用于局部感染,如眼科的局部用药等。使用时需注意该药具有显著的肝药酶抑制作用,与其他药物合用应注意药物之间的相互作用。

【习题】

一、单项选择题

1. 下列何药**不属于**四环素类抗生素

A. 多西环素　　B. 米诺环素　　C. 大观霉素　　D. 金霉素　　E. 美他环素

2. 四环素类抗生素对下列哪种病原体感染无效

A. G^+ 球菌　　　　　　　B. 立克次体　　　　　　　C. 霍乱弧菌

D. 结核分枝杆菌　　　　　E. 支原体

3. 四环素类抗生素对下列哪种病原体感染**无效**

A. 衣原体　　　　　　　　B. 铜绿假单胞菌　　　　　C. 支原体

D. G^- 杆菌　　　　　　　E. 霍乱弧菌

4. 四环素类抗生素对下列哪种病原体感染疗效差

A. G^+ 球菌　　B. G^- 杆菌　　C. 支原体　　D. 立克次体　　E. 伤寒杆菌

5. 支原体肺炎应首选

A. 阿莫西林　　B. 多西环素　　C. 头孢克洛　　D. 林可霉素　　E. 庆大霉素

6. 衣原体肺炎应首选

A. 阿莫西林　　B. 庆大霉素　　C. 多西环素　　D. 克林霉素　　E. 氯霉素

7. 四环素类抗生素的主要抗菌机制是

A. 抑制细菌细胞壁合成　　　　　　B. 与核糖体 30S 亚基结合,抑制细菌蛋白合成

C. 抑制细菌 DNA 合成　　　　　　D. 影响细菌胞浆膜的通透性

E. 影响细菌叶酸代谢

8. 抗菌作用最强的四环素类抗生素是

A. 多西环素　　B. 米诺环素　　C. 美他环素　　D. 地美环素　　E. 金霉素

9. **不能**用于孕妇和 8 岁以下儿童的是

A. 广谱青霉素类　　　　B. 头孢菌素类　　　　C. 大环内酯类

D. 四环素类　　　　　　E. 林可霉素类

10. 影响儿童牙齿和骨骼发育的药物是

A. 氯霉素　　B. 美他环素　　C. 庆大霉素　　D. 青霉素　　E. 红霉素

11. 下列关于四环素类体内过程的描述,哪点是**错误的**

A. 含 Ca^{2+}、Mg^{2+}、Al^{3+}、Fe^{2+}、Fe^{3+} 等金属离子可影响四环素类的吸收

B. 与抗酸药和牛奶同服,**不利于四环素类吸收**

C. 组织分布广,能渗透到大多数组织和体液中

D. 易进入细胞内和脑脊液　　　　　　E. 易在胚胎和幼儿的牙齿及骨骼中沉积

12. 可能抑制骨髓造血功能的抗生素是

A. 头孢菌素　　B. 红霉素　　C. 四环素　　D. 氯霉素　　E. 万古霉素

13. 可能引起灰婴综合征的药物是

A. 头孢菌素　　B. 红霉素　　C. 四环素　　D. 氯霉素　　E. 万古霉素

14. 新生儿应**避免**使用的抗菌药是

A. 替卡西林　　B. 头孢唑林　　C. 红霉素　　D. 氯霉素　　E. 林可霉素

二、名词解释

1. 四环素牙

2. 二重感染

3. 灰婴综合征

三、问答题

1. 哪些情况不能使用四环素类抗生素,为什么?

2. 四环素的不良反应有哪些?

【参考答案】

一、单项选择题

1. C　　2. D　　3. B　　4. E　　5. B　　6. C　　7. B　　8. B　　9. D　　10. B

11. D　　12. D　　13. D　　14. D

二、名词解释

1. 是一种在牙齿发育期中对四环素族药物使用不当所致的内源性永久性着色;包括四环素、金霉素、地美环素(去甲金霉素)和土霉素(地霉素),尤以四环素为明显。

2. 又称重复感染,系指在一种感染的过程中又发生另一种微生物感染,通常由于使用抗菌药物所诱发。

3. 是氯霉素的严重不良反应之一。氯霉素现在已经严格控制使用。氯霉素对早产儿及新生儿容易引起循环衰竭,表现为呕吐、腹胀、腹泻、皮肤呈灰紫色、体温过低、休克、虚脱、循环衰竭、呼吸不规则等,称灰婴综合征。常在用大剂量(每日 100mg/kg 以上)3～4d 后出现。停药后可恢复,也可在数小时内死亡,可能与患者肝内药酶系统发育尚未成熟、肾排泄能力较差以及抑制细胞线粒中氧化磷酸有关。早产儿、妊娠后期及哺乳期妇女、肝肾功能严重低下者禁用,新生儿如病情需要也要慎用(不得超过 25mg/kg)。

三、问答题

1. 不能应用四环素的情况应从以下三方面考虑:①影响体内过程的因素如干扰吸收、

影响代谢和消除等；②细菌的耐药性；③不良反应和禁忌证。

2. 略。

（李翠萍）

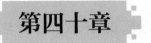

人工合成抗菌药

学习目标

1. 掌握：氟喹诺酮类药物、磺胺类药物的典型药物的化学结构、理化性质及作用特点、抗菌作用、作用机制、临床应用、主要不良反应及防治。
2. 理解：喹诺酮类抗菌药、磺胺类药物的构效关系。
3. 了解：甲氧苄啶（TMP）的增效作用及其机制。

一、喹诺酮类

喹诺酮类为人工合成抗菌药，具有抗菌谱广、抗菌力强、口服吸收好、体内分布广、组织浓度高、$t_{1/2}$较长，与其他常用抗菌药无交叉耐药性，毒副作用相对较少较轻等特点。目前临床上常用的喹诺酮类药物主要是第三代和第四代氟喹诺酮类，如氧氟沙星、环丙沙星、左氧氟沙星等。它们对 G^- 杆菌、G^+ 球菌、衣原体、支原体、军团菌及结核分枝杆菌等均有较强活性。莫西沙星和司帕沙星等还有抗厌氧菌活性。

本类药物的抗菌机制主要是通过抑制细菌 DNA 回旋酶进而影响细菌 DNA 的合成产生杀菌作用，为广谱杀菌药。喹诺酮类药物对哺乳动物细胞内含有的与细菌 DNA 回旋酶具有相似作用的拓扑异构酶Ⅱ影响较小，故临床不良反应少。但本类药物间有交叉耐药性，但与其他种类的抗菌药之间较少产生交叉耐药性。

本类药物主要用于敏感菌引起的泌尿生殖道、肠道、呼吸道、皮肤软组织感染及伤寒等的治疗。不良反应有消化道反应、过敏反应、中枢神经反应、心脏毒性及软骨损害等。因此，本药不宜用于有中枢神经系统病史者，尤其有癫痫病史的患者，也不宜用于妊娠期妇女和骨质未发育完全的儿童。与制酸药同服，需注意可形成络合物，而减少其吸收。

诺氟沙星

药理作用和临床用途：本品是第一个氟喹诺酮类药。抗菌谱广，对革兰氏阴性和阳性菌在低浓度时呈杀菌作用。临床主要用于泌尿道和胃肠道感染。

不良反应及注意事项：

1. 胃肠道反应　较为常见，可表现为腹部不适或疼痛、腹泻、恶心或呕吐。

2. 中枢神经系统反应　可有头昏、头痛、嗜睡或失眠。

3. 过敏反应　偶可发生：①渗出性多性红斑及血管神经性水肿；②癫痫、精神异常、烦躁不安、意识障碍、幻觉、震颤等中枢神经系统症状；③血尿、发热、皮疹等间质性肾炎表现，高剂量甚至可导致结晶尿；④静脉注射时可发生静脉炎；⑤关节疼痛。

4. 少数患者可发生血清氨基转移酶升高、血尿素氮增高及周围血象白细胞降低，多属轻度,并呈一过性。

环丙沙星

药理作用和临床用途:

1. 本品是氟喹诺酮类中应用最广泛的品种。抗菌谱广,对铜绿假单胞菌、肠球菌、肺炎球菌、甲氧西林耐药金葡菌均较诺氟沙星强。

2. 临床上可适用于敏感菌所致的呼吸道、泌尿生殖道、消化道、皮肤和软组织、骨与关节的感染。但由于其对多数厌氧菌无效,所以对于一些混合感染需与抗厌氧菌药物合用。

不良反应及注意事项:可诱发跟腱炎等。

二、磺胺类与甲氧苄啶

(一)磺胺类

磺胺类主要分为 3 类:①用于全身感染的药物如磺胺异噁唑(SIZ)、磺胺嘧啶(SD)、磺胺甲噁唑(SMZ)及磺胺多辛(SDM);②用于肠道感染的药物如柳氮磺吡啶(SASP);③局部外用如磺胺醋酰钠(SA-Na)、磺胺嘧啶银(SD-Ag)、磺胺米隆(SML)等。

磺胺类药为广谱抑菌剂,对多数 G^-、G^+ 菌均有良好抗菌活性。其抑菌机制是通过抑制细菌二氢叶酸合成酶,进而抑制敏感菌的生长繁殖。

磺胺类药物主要用于流行性脑脊髓膜炎、泌尿系统、呼吸系统及肠道感染等的治疗。主要不良反应有泌尿系统损害和过敏反应。此外需注意葡萄糖 -6- 硫酸脱氢酶缺乏者使用磺胺类药可引起溶血性贫血。

(二)甲氧苄啶

甲氧苄啶抗菌谱与磺胺类药物相似,抗菌机制主要是抑制细菌二氢叶酸还原酶,阻止细菌核酸合成。由于单独使用抑菌能力较弱,故临床上常与磺胺类药物组成复方制剂使用,合用时可起到双重阻断作用,故可显著增强磺胺类药物的抗菌效果,并减缓耐药性的产生,因此甲氧苄啶又称为磺胺增强剂。

三、硝基咪唑类

目前硝基咪唑类常用药物有甲硝唑、替硝唑等,为抗厌氧菌药,是阴道滴虫、阿米巴原虫和贾第鞭毛虫的首选药物。

四、硝基呋喃类

本类药物包括呋喃妥因、呋喃唑酮。呋喃妥因在酸性尿中抗菌活性增强,主要应用于尿道感染。呋喃唑酮用于痢疾,肠炎等消化道感染。

【习题】

一、单项选择题

1. 氟喹诺酮类对 G^- 菌的抗菌机制是

A. 抑制细菌细胞壁合成
B. 抑制细菌 RNA 多聚酶
C. 抑制细菌 DNA 回旋酶
D. 抑制细菌蛋白质合成
E. 抑制细菌二氢叶酸还原酶

2. 氟喹诺酮类对 G^+ 菌的抗菌机制是

A. 抑制细菌细胞壁肽聚糖合成　　　　B. 抑制细菌拓扑异构酶

C. 抑制细菌 RNA 多聚酶　　　　D. 影响细胞胞浆膜通透性

E. 影响细菌叶酸代谢

3. 氟喹诺酮类抗菌药**不宜**用于儿童的原因是

A. 胃肠反应严重　　　B. 抑制骨髓造血功能　　　C. 影响牙齿发育

D. 可能损伤软骨,引起关节痛　　E. 损害肝肾

4. 氧氟沙星可

A. 用于治疗癫痫或精神患者　　B. 用于儿童、孕妇　　　C. 与茶碱、咖啡因合用

D. 与抗酸药同服　　　E. 可与异烟肼合用治疗结核病

5. 对氧氟沙星的描述,下列哪点**不正确**

A. 尿中浓度高,维持时间长,适用于泌尿道感染

B. 脑脊液中浓度高,适于治疗中枢感染　　C. 为二线抗结核病药

D. 对支原体、衣原体感染无效　　　E. 胆汁中浓度高

6. 对左氧氟沙星的描述,下列哪点**不正确**

A. 为氧氟沙星的左旋体,抗菌活性更强

B. 对支原体、衣原体、军团菌有较强的杀灭作用

C. 不良反应较少,但易引起过敏性皮炎　　D. 组织穿透性强,易进入细胞

E. 不能与抗酸药同服

7. 对诺氟沙星的描述,下列哪点**不正确**

A. 为最早用于临床的氟喹诺酮类　　B. 抗菌谱较广,特别是对 G⁻ 杆菌作用强

C. 在肾脏和前列腺中浓度高　　D. 常用于儿童细菌感染

E. 胆汁中浓度高于血浓度

8. 对环丙沙星的描述,下列哪点**不正确**

A. 属第三代喹诺酮类　　　B. 口服吸收快,但不完全

C. 脑脊液中可达治疗浓度　　　D. 对铜绿假单胞菌无效

E. 半衰期较短

9. 对司氟沙星的描述,下列哪点**不正确**

A. 有强大的组织穿透力　　　B. 半衰期长,每日给药一次

C. 胃肠反应、光毒性等少见　　　D. 广谱,对支原体、衣原体有较强作用

E. 对铜绿假单胞菌作用强

10. 下列哪种疾病**不能**用磺胺类抗菌药治疗

A. 流脑　　　B. 鼠疫　　　C. 梅毒　　　D. 沙眼　　　E. 扁桃体炎

11. 磺胺类药物的抗菌谱应**除外**

A. G⁺ 球菌　　　B. G⁻ 球菌　　　C. G⁻ 杆菌　　　D. 支原体　　　E. 某些衣原体

12. 下列哪种磺胺对铜绿假单胞菌有效

A. 磺胺嘧啶　　　B. 磺胺甲噁唑　　　C. 磺胺异噁唑

D. 柳氮磺吡啶　　　E. 磺胺米隆

13. 用于沙眼的磺胺类药物是

A. 磺胺嘧啶　　　B. 磺胺甲噁唑　　　C. 磺胺醋酰

D. 磺胺米隆　　　E. 磺胺异噁唑

14. 能用于烧伤面感染的磺胺类是

A. 磺胺嘧啶   B. 磺胺嘧啶银   C. 磺胺甲噁唑

D. 柳氮磺吡啶   E. 磺胺异噁唑

15. 磺胺类抗菌药的抗菌机制是

A. 抑制二氢叶酸还原酶   B. 抑制 DNA 回旋酶   C. 抑制 RNA 多聚酶

D. 抑制肽酰基转移酶   E. 抑制二氢叶酸合成酶

16. 磺胺类抗菌药对下列哪种病原体无效

A. 放线菌   B. 性病淋巴肉芽肿衣原体   C. 支原体

D. 疟原虫   E. 肺囊虫

17. 对磺胺类抗菌药的描述哪点**不正确**

A. 磺胺类通过与对氨苯甲酸竞争而发挥作用

B. 磺胺类与碳酸氢钠合用是为了增强其抗菌作用

C. 磺胺类对支原体肺炎无效   D. 甲氧苄啶可增强磺胺类的抗菌作用

E. 6- 磷酸葡萄糖脱氢酶缺乏者使用磺胺易引起溶血

18. 磺胺类抗菌药的不良反应,可**除外**

A. 胃肠反应   B. 结晶尿   C. 过敏反应   D. 核黄疸   E. 二重感染

19. 磺胺嘧啶与碳酸氢钠合用可以

A. 增强抗菌作用   B. 避免胃酸破坏   C. 减少胃肠反应

D. 预防结晶尿   E. 延长作用时间

20. 有关磺胺类抗菌药引起泌尿系统并发症的问题,下列哪点**错误**

A. 某些磺胺及其乙酰化物在尿中溶解度低,易析出结晶

B. 碱化尿液可防止此不良反应   C. 各种磺胺均应常规合用碳酸氢钠

D. 多喝水可减少此不良反应

E. 服用磺胺嘧啶、磺胺甲噁唑等超过 1 周,应定期检尿

21. 甲氧苄啶与磺胺类合用的理由应**除外**

A. 抗菌谱相似,适应证相同

B. 抗菌机制相似,合用后使细菌叶酸代谢受到双重阻断,抗菌作用增强

C. 合用后各药剂量减少,不良反应也相应减少

D. 单用易产生耐药性,合用耐药性减少   E. 增加药物稳定性,便于保存

22. 有关甲氧苄啶,下列哪点**不正确**

A. 与磺胺类合用可增强疗   B. 单独使用极易产生耐药性

C. 一旦引起巨幼细胞贫血,可用叶酸和维生素 B_{12} 治疗

D. 可增加某些抗生素的疗效   E. 通过抑制细菌二氢叶酸还原酶发挥作用

23. 甲硝唑的用途应**除外**

A. 滴虫病   B. 阿米巴痢疾   C. 厌氧菌感染

D. 细菌性痢疾   E. 阿米巴性肝脓肿

24. 儿童应**避免**使用的抗菌药是

A. 替卡西林   B. 诺氟沙星   C. 呋喃唑酮   D. 头孢克洛   E. 克拉霉素

25. 下列哪类抗菌药**不应**给新生儿使用

A. 磺胺类   B. 青霉素类   C. 头孢菌素类

D. 大环内酯类 　　　　　　　 E. 碳青酶烯类

26. 6-磷酸葡萄糖脱氢酶缺乏者**不应**使用下列哪种抗菌药

A. 呋喃妥因　　B. 红霉素　　　C. 阿莫西林　　D. 头孢氨苄　　E. 多西环素

二、问答题

1. 试述氟喹诺酮类药物的临床应用。

2. 简述氟喹诺酮类药物的不良反应。

【参考答案】

一、单项选择题

1. C　　2. B　　3. D　　4. E　　5. D　　6. C　　7. D　　8. D　　9. C　　10. C

11. D　 12. E　 13. C　 14. B　 15. E　 16. C　 17. B　 18. E　 19. D　 20. C

21. E　 22. B　 23. D　 24. B　 25. A　 26. A

二、问答题

1. 氟喹诺酮类药物的临床应用包括：①泌尿生殖道感染。首选环丙沙星、氧氟沙星、β- 内酰胺。②呼吸道感染。可用左氧氟沙星、莫西沙星与万古霉素联用。③肠道感染。如诺氟沙星、环丙沙星、氧氟沙星等。④还可代替大环内酯类治疗支原体、衣原体肺炎、军团菌病等。

2. 有胃肠反应,中枢神经系统毒性,皮肤光敏反应,幼年动物软骨组织损害,以及肝、肾功能损害,跟腱炎,心脏毒性等。

（李翠萍）

第四十一章

抗真菌药和抗病毒药

学习目标

1. 熟悉:常用抗真菌药对深、浅部真菌作用特点,不良反应与用药监护。

2. 了解:利巴韦林、金刚烷胺、阿昔洛韦、干扰素等常用抗病毒药的用药特点、不良反应与用药监护。

一、抗真菌药

抗真菌药分为局部抗真菌药和全身性抗真菌药。表浅部真菌感染可局部使用酮康唑、咪康唑、克霉唑、制霉菌素等治疗,严重者也可全身使用特比萘芬、依曲康唑或灰黄霉素治疗。深部真菌感染可采用两性霉素 B、卡泊芬净、伊曲康唑、氟康唑、酮康唑和氟胞嘧啶等进行全身给药治疗。

（一）抗生素类

两性霉素 B

两性霉素 B 为广谱抗真菌药。由于毒性较大,限制了其广泛使用。本药不易产生耐药性。口服和肌注均不易吸收。静脉注射目前仍是临床上用于深部真菌严重感染的危重患者的首选药；口服仅用于胃肠道真菌感染；局部制剂可用于治疗指甲、皮肤黏膜等表浅部真菌感染。不良反应较多较重，须慎用。

（二）唑类

唑类抗真菌药包括咪唑类和三唑类。其中咪唑类中如酮康唑等为治疗浅表真菌感染的首选药，三唑类如伊曲康唑、氟康唑等可作为治疗深部真菌感染的首选药。需注意唑类抗真菌药对人肝脏细胞色素 P_{450} 酶系有一定的抑制作用，可引起肝脏毒性。

（三）丙烯胺类

特比萘芬为抗表浅部真菌药，皮肤癣菌引起的甲癣、体癣、手癣、足癣疗效较好，不良反应轻微。

（四）嘧啶类

氟胞嘧啶是人工合成的广谱抗真菌药。在临床上常与两性霉素 B 合用应用于隐球菌性脑膜炎，或单独用于隐球菌感染、念珠菌感染和着色霉菌感染。真菌对本药易产生耐药性。

二、抗病毒药

病毒寄生在其他细胞内，必须在易感活细胞内才能繁殖。其增殖过程可分为吸附、穿入与脱壳、生物合成与组装、成熟与释放四个阶段。凡能阻止病毒增殖过程中任一环节的药物，均可起到防治病毒性疾病的作用。目前临床上所有的抗病毒药的主要作用靶点或环节为：嘌呤或嘧啶的代谢、逆转录酶、蛋白酶和病毒释放等。但由于病毒的变异性较大，因此，理想的抗病毒药物发展缓慢。

目前抗疱疹病毒药主要有阿昔洛韦、伐昔洛韦、西多福韦、碘苷等。如主要用于治疗乙型肝炎的药物拉米夫定、阿德福韦、干扰素和利巴韦林等。抗人类免疫缺陷病毒（艾滋病）的药物有三类：核苷类逆转录酶抑制药（如齐多夫定）、非核苷类逆转录酶抑制药（如奈韦拉平）和人类免疫缺陷病毒蛋白酶抑制药（如沙奎那韦）等。

【习题】

一、单项选择题

1. 关于两性霉素 B，下列哪点**错误**

A. 为广谱抗真菌药　　　　　　　　　　B. 是目前治疗深部真菌感染的首选药

C. 通过抑制真菌细胞膜麦角固醇的合成发挥作用

D. 毒性大　　　　　　　　　　　　　E. 脑脊液中药物浓度低

2. 两性霉素 B 的不良反应**不包括**

A. 高血钾症　　B. 肾脏损伤　　C. 贫血　　　　D. 寒战发热　　E. 惊厥

3. 关于氟胞嘧啶，下列哪点**不正确**

A. 单独使用时真菌易产生耐药性　　　　B. 与两性霉素 B 合用可提高疗效、减少毒性

C. 在人体细胞内转变为 5- 氟尿嘧啶，故对某些肿瘤有效

D. 易透过血脑屏障，故对隐球菌性脑膜炎疗效好

E. 与唑类抗真菌药合用可产生协同作用

4. 下列何药**不属于**咪唑类抗真菌药

A. 克霉唑　　B. 氟康唑　　C. 酮康唑　　D. 益康唑　　E. 咪康唑

5. 关于氟康唑的特点，应**除外**

A. 抗真菌作用强   B. 口服吸收好   C. 治疗指数大

D. 脑脊液中浓度低   E. 主要以原形经肾排泄

6. 关于伊曲康唑,下列哪点**不正确**

A. 广谱抗真菌药,作用强大   B. 不易进入脑脊液

C. 皮肤、指甲中的药物浓度特高   D. 不良反应小,孕妇、儿童也可用

E. 对肝药酶影响小

7. 关于特比萘芬,下列哪点**错误**

A. 主要用于皮肤癣菌引起的各种癣病,疗效好,毒性小

B. 通过抑制真菌类角鲨烯环氧化酶,使其细胞膜麦角固醇合成受阻

C. 治疗癣病,既可口服也可外用   D. 对肝药酶无明显影响

E. 不良反应少而轻,肝肾功能不良者 $t_{1/2}$ 不受影响

8. 关于制霉菌素,下列哪点**错误**

A. 其抗真菌作用、毒性及用途与两性霉素 B 相似

B. 可用于治疗阴道滴虫病   C. 口服吸收少,可用于胃肠道真菌病

D. 局部用药,可治疗皮肤、口腔部位的念珠菌感染

E. 作用机制为与真菌细胞膜上的麦角固醇结合,干扰膜通透性

9. 下列何药为深部真菌感染的首选药

A. 氟康唑   B. 酮康唑   C. 伊曲康唑   D. 氟胞嘧啶   E. 两性霉素 B

10. 下列何药可作为皮肤癣菌引起的各种癣病的首选药

A. 灰黄霉素   B. 特比萘芬   C. 克霉唑   D. 制霉菌素   E. 伊曲康唑

11. 抗病毒药按病毒种类分类,下列何药属广谱抗病毒药

A. 阿昔洛韦   B. 利巴韦林   C. 齐多夫定   D. 金刚烷胺   E. 碘苷

12. 按病毒种类分类,下列何药属抗 DNA 病毒药

A. 利巴韦林   B. 齐多夫定   C. 胸腺肽 α_1 D. 金刚烷胺   E. 阿昔洛韦

13. 关于利巴韦林,下列哪点**不正确**

A. 为广谱抗病毒药   B. 可用于治疗甲肝、乙肝、乙脑等疾病

C. 给药途径、剂型、剂量和给药间隔的不同,均影响药代动力学参数

D. 不良反应有白细胞减少、可逆性贫血等   E. 有致畸作用,孕妇禁用

14. 关于干扰素,下列哪点**不正确**

A. 具有广谱抗病毒作用,其中干扰素 γ 的抗病毒作用较弱

B. 是较强的免疫抑制药   C. 具有抗肿瘤作用

D. 对病毒复制的各阶段几乎都有作用   E. 不同病毒对干扰素的敏感性差异较大

15. 下列何药**不属于**广谱抗病毒药

A. 利巴韦林   B. 干扰素   C. 胸腺肽 α_1 D. 转移因子   E. 阿昔洛韦

16. 关于阿昔洛韦的同类药,**不正确的**是

A. 伐昔洛韦是阿昔洛韦的前体药   B. 更昔洛韦对巨细胞病毒感染有效

C. 泛昔洛韦是喷昔洛韦的前体药   D. 喷昔洛韦有一定的抗乙肝病毒作用

E. 泛昔洛韦和喷昔洛韦不能用于疱疹病毒感染

17. 关于齐多夫定,下列哪点**错误**

A. 为目前治疗艾滋病(AIDS)的首选药

B. 对人类免疫缺陷病毒 HIV-1 和 HIV-2 均有抑制作用

C. 在活化细胞内的抗 HIV 作用强于在静止细胞内

D. 为增强疗效,减少耐药性,常需要与其他抗 HIV 药合用

E. 毒性小,患者耐受性好

18. 关于阿糖腺苷,下列哪点**错误**

A. 其活性形式为三磷酸阿糖腺苷　　　　　B. 可抑制 DNA 多聚酶发挥作用

C. 静滴可治疗单纯疱疹病毒性脑炎　　　　D. 可能引起骨髓抑制

E. 无致畸作用

19. 关于拉米夫定,下列哪点**错误**

A. 可抑制人类乙型肝炎病毒(HBV)DNA 多聚酶

B. 可抑制人类免疫缺陷病毒(HIV)逆转录酶

C. 不良反应少而轻　　　　　　　　　　　D. 与干扰素合用治疗乙肝可提高疗效

E. 与去羟肌苷合用治疗艾滋病可提高疗效

二、问答题

1. 两性霉素 B 的临床应用有哪些?

2. 咪唑类抗真菌药包括哪些?

【参考答案】

一、单项选择题

1. C　　2. A　　3. C　　4. B　　5. D　　6. D　　7. E　　8. A　　9. E　　10. B

11. B　　12. E　　13. A　　14. B　　15. E　　16. E　　17. E　　18. E　　19. E

二、问答题

1. ①用于治疗隐球菌病、北美芽生菌病、播散性念珠菌病、球孢子菌病、组织胞浆菌病;②用于治疗由毛霉菌、根霉菌、犁头霉菌属、内孢霉属和蛙粪霉属等所致的毛霉病;③用于治疗由申克孢子丝菌引起的孢子丝菌病;④用于治疗有烟曲菌所致的曲菌病;⑤外用制剂适用于着色真菌病、烧伤后皮肤真菌感染、呼吸道念珠菌、曲菌或隐球菌感染、真菌性角膜溃疡。

2. 咪唑类抗真菌药物有克霉唑、咪康唑、益康唑、酮康唑等。

（李翠萍）

第四十二章

抗结核病药

> 学习　1. 掌握:常用抗结核病药物的抗菌机制、临床应用和不良反应。
> 目标　2. 熟悉:结核病化学治疗的原则。

　　抗结核病药物按照使用频率和效果分为两类,分别是一线抗结核病药和二线抗结核病药。一线抗结核药主要有异烟肼、利福平、乙胺丁醇、吡嗪酰胺、链霉素。特点是疗效好,毒

性低,能有效治疗大部分结核患者。二线抗结核药物主要有对氨基水杨酸钠、乙硫异烟胺、卷曲霉素、利福定等。特点是疗效较差、毒性较大,主要用于对一线抗结核药产生抗药性或不能耐受的患者。

异烟肼

特点:高效、低毒、方便、价廉,仅对结核分枝杆菌有效。

抗菌机制:抑制结核分枝杆菌 DNA 和细胞壁合成,并且抑制分枝菌酸的合成(分枝菌酸是结核分枝杆菌细胞壁所特有的重要成分,其减少会使细菌丧失耐酸性、疏水性和增殖力而死亡)。

体内过程:异烟肼口服、注射均易吸收;组织穿透力强,分布广(对细胞内外结核分枝杆菌均有效,可渗入干酪化组织及空洞中,在脑脊液、腹水、胸水中均有较高浓度)。

临床应用:各种类型结核,除早期轻症肺结核或预防应用外,均宜与其他第一线药合用。单用时结核分枝杆菌易产生耐药性,如与其他抗结核药联用,则能延缓耐药性的发生,此药能杀死细胞内外生长代谢旺盛和几乎静止的结核菌,是一个全效杀菌剂。

不良反应:本药在常规剂量下使用很少发生不良反应,加大剂量时偶见周围神经炎、中枢神经系统中毒。

利福平

抗菌机制:特异性地抑制细菌依赖于 DNA 的 RNA 多聚酶,阻碍 RNA 合成。

抗菌谱:对结核分枝杆菌、麻风杆菌可发挥杀菌作用。抗结核作用与异烟肼相近,而较链霉素强。它是继异烟肼之后最为有效的抗结核药,也是初治肺结核治疗方案中不可缺少的组成药物。

体内过程:口服吸收快而完全。其分布广,脑脊液可达有效浓度;穿透力强,能进入细胞,结核空洞;在肝代谢,可诱导肝药酶。

临床应用:利福平主要与其他结核病药合用,治疗各种结核病。利福平对细胞内、外代谢旺盛及偶尔繁殖的结核菌均有作用,常与异烟肼联合应用。

不良反应:胃肠道刺激症状;少数患者可见肝脏损害而出现黄疸、转氨酶升高;个别人出现乏力、头痛、头晕、嗜睡、共济失调、视物模糊。

乙胺丁醇

特点:毒性小,耐药性产生慢,安全性最好。

抗菌作用:对繁殖期的结核分枝杆菌具有较强抑制作用。

临床应用:与其他抗结核药物联用时,可延缓细菌对其他药物产生耐药性。对链霉素耐药的结核分枝杆菌仍有效。细胞内/外均有抗菌作用。

不良反应:最严重的毒性反应为球后视神经炎,一旦停药多能恢复。治疗期间应定期检查视野和视力。

吡嗪酰胺

体内过程:口服迅速吸收,分布于各组织与体液,经肝代谢、尿排泄。

临床应用:在中性环境无活性,只在微酸性(pH 值为 5.0)环境可杀灭结核分枝杆菌。对细胞内或静止状态下的结核分枝杆菌具有特殊杀灭作用。

不良反应:偶见高尿酸血症、关节痛、胃肠不适及肝损害等不良反应。

链霉素

特点:为广谱氨基糖苷类抗生素,对结核菌有杀菌作用,阻碍蛋白合成,能干扰结核菌的酶活性,对结核分枝杆菌有明显杀菌作用。

临床应用:链霉素为最早用于抗结核病的药物,单用毒性较大且易产生耐药性,但与其他药物合用可减低用量从而使毒性反应发生率降低,并且减低耐药性的发生。现仍作为一线药应用。

临床应用:链霉素主要在联合用药中应用(如四联),治疗各种严重的或危及生命的结核分枝杆菌感染,特别是结核性脑膜炎、粟粒性结核和重要器官的结核感染。

不良反应:链霉素的主要不良反应为第8对颅神经损害,表现为眩晕、耳鸣、耳聋,严重者应及时停药,肾功能严重减损者不宜使用。其他过敏反应有皮疹、剥脱性皮炎、药物热等,过敏性休克比较少见。其他氨基糖苷类抗生素,如卡那霉素、卷曲霉素、紫霉素等虽亦有抗结核作用,但效果均不及链霉素,不良反应相仿。

对氨水杨酸

特点:抗菌机制与磺胺类相似,其抗菌作用可能在结核菌叶酸的合成过程中与对氨苯甲酸竞争,影响结核菌的代谢。

抗菌作用:仅有弱抑菌作用,无杀菌作用,只能抑制结核分枝杆菌生长且抑菌能力低。单用价值不大;不易产生耐药性,主要与异烟肼或链霉素合并使用以延缓耐药性的产生和增强疗效。

体内过程:吸收快,分布广,但不易入脑脊液及细胞内。

不良反应:毒性小,但不良反应发生率高,包括胃肠反应、肾损害、过敏、甲状腺肿大。

【习题】

一、单项选择题

1. 第一线抗结核病药物具备的特点是

A. 疗效高,耐药性少　　　　　B. 疗效高,分布广　　　　　C. 疗效高,不良反应少

D. 疗效高,易进入结核病灶内　　E. 疗效高,价格低廉

2. 下列哪种药**不属于**我国目前的第一线抗结核病药

A. 异烟肼　　B. 利福平　　C. 链霉素　　D. 卡那霉素　　E. 乙胺丁醇

3. 下列哪种药**不属于**我国目前的第二线抗结核病药

A. 卡那霉素　　　　　　　　B. 对氨水杨酸　　　　　　　C. 吡嗪酰胺

D. 环丝氨酸　　　　　　　　E. 乙硫异烟胺

4. 下列哪种药无抗结核分枝杆菌作用

A. 氧氟沙星　　B. 卷曲霉素　　C. 利福喷汀　　D. 环丝氨酸　　E. 诺氟沙星

5. 大量长期使用异烟肼可能引起的不良反应**不包括**

A. 周围神经炎　　　　　　　B. 眩晕、失眠　　　　　　　C. 肝损伤

D. 肾毒性　　　　　　　　　E. 粒细胞、血小板减少

6. 利福平的不良反应**不包括**

A. 胃肠反应　　B. 过敏反应　　C. 肝毒性　　D. 肾毒性　　E. 致畸作用

7. 对异烟肼的描述,下列哪一项**不正确**

A. 对结核分枝杆菌有较高的选择性　　　　B. 治疗剂量不良反应较少

C. 耐药性产生较慢　　　　　　　　　　　D. 分布广,脑脊液中浓度高

E. 能进入细胞内

8. 异烟肼抗结核分枝杆菌的主要作用机制是

A. 抑制结核分枝杆菌蛋白质的合成　　　B. 抑制结核分枝杆菌 RNA 多聚酶

C. 抑制结核分枝杆菌细胞壁分枝菌酸合成　　D. 抑制结核分枝杆菌回旋酶

E. 抑制结核分枝杆菌二氢叶酸合成酶

9. 对异烟肼的描述,下列哪一项**不正确**

A. 是目前治疗各类结核病的首选药　　　B. 单独使用极易产生耐药性

C. 无论任何情况都不能单独使用　　　　D. 利福平可增强异烟肼的肝毒性

E. 肝功不良、癫痫及精神病患者慎用

10. 异烟肼的体内过程,下列哪一项**不正确**

A. 口服易吸收,吸收后迅速分布于全身各组织器官中

B. 脑脊液、胸腹腔及关节腔内均可达有效浓度

C. 能进入细胞内和纤维化或干酪样结核病灶内

D. 主要在肝内乙酰化而失活　　　　E. 个体乙酰化速度虽有差异,但并无实际意义

二、问答题

1. 简述抗结核病药物的分类及各类有哪些常用药物。

2. 简述结核病化学治疗的原则。

【参考答案】

一、单项选择题

1. C　2. D　3. C　4. E　5. D　6. D　7. C　8. C　9. C　10. E

二、问答题

1. 略。

2. 早期用药、联合用药、长期全程规律用药。目前临床推荐的药物治疗方案有:①先用异烟肼、利福平和吡嗪酰胺三药联合治疗 2 个月,接着用异烟肼和利福平治疗 4 个月;②异烟肼和利福平联合治疗 9 个月。

（陈伯乐）

第四十三章

抗寄生虫病药

学习目标

1. 掌握:抗疟药的临床应用和不良反应。

2. 熟悉:抗阿米巴病药的分类、临床应用和不良反应。

3. 了解:抗丝虫病药乙胺嗪、伊维菌素等的临床应用和不良反应。

抗寄生虫病药主要是用于预防或治疗由疟原虫、血吸虫、阿米巴原虫及滴虫等寄生虫引起疾病的药物。

第一节 抗 疟 药

一、主要用于控制症状的药物

1. 氯喹　氯喹能杀灭红细胞内期的间日疟、三日疟以及敏感的恶性疟原虫,药效强大,作用迅速,能迅速控制疟疾症状的发作,对恶性疟有根治作用,对红细胞外期无效,不能作病因性预防和良性疟的根治。

临床用途:

（1）治疗疟疾的首选药物:控制疟疾的急性发作和根治恶性疟。

（2）治疗肠外阿米巴病。

（3）免疫抑制作用:大剂量可用于治疗类风湿性关节炎、系统性红斑狼疮、肾病综合征等。

不良反应为轻度的头晕,头痛、胃肠不适、皮疹等,停药后迅速消失。长期大剂量使用可引起蓄积中毒,出现眼、耳毒性,心血管反应,白细胞减少以及肝脏、肾脏损害,偶见心肌损害。本品有致畸作用,孕妇禁用。

2. 青蒿素　对红细胞内期原虫有强大的杀灭作用,对红外期疟原虫无效。临床用于控制间日疟和恶性疟的症状以及耐氯喹虫株的治疗。本品不良反应少,有胃肠道反应,偶见有四肢麻木感和心动过速。

3. 奎宁　对红细胞内期各种疟原虫有杀灭作用,临床主要用于耐氯喹的恶性疟,尤其是脑型恶性疟。奎宁不良反应多,常出现金鸡纳反应、发生急性溶血,引起高热、寒战、血红蛋白尿和肾衰竭,可致死。孕妇禁用。

二、主要用于病因性预防的药物

乙胺嘧啶

乙胺嘧啶抑制疟原虫的二氢叶酸还原酶,影响疟原虫叶酸代谢过程,阻碍疟原虫的核酸合成。对原发性红细胞外期疟原虫有抑制作用,是较好的病因性预防药。

三、主要用于控制复发和传播的药物

伯氨喹

伯氨喹对红细胞外期及各型疟原虫的配子体均有较强的杀灭作用,对红细胞内期作用较弱,对恶性疟红细胞内期无效,因此不能控制疟疾症状的发作。临床上主要作为控制复发和阻止疟疾传播的首选药。

第二节　抗阿米巴病药与抗滴虫病药

甲硝唑

药理作用:

1. 抗阿米巴作用　对组织内阿米巴滋养体有很强的直接杀灭作用,给药后可迅速杀灭阿米巴滋养体,是治疗阿米巴病首选药物。

2. 抗滴虫作用　甲硝唑对阴道滴虫有直接杀灭作用,是治疗滴虫病的首选药。

3. 抗贾第鞭毛虫作用　目前是治疗贾第鞭毛虫病最有效的药物。

4. 抗厌氧菌作用　甲硝唑对所有厌氧球菌、革兰氏阴性厌氧杆菌和革兰氏阳性厌氧芽孢杆菌均有较强的杀灭作用。

临床用途:

1. 急性阿米巴痢疾和肠外阿米巴病。

2. 泌尿生殖道滴虫感染。

3. 用于厌氧菌引起的产后盆腔感染、口腔急性感染和腹腔感染以及由此引发的败血症等,很少引起抗药性。

不良反应和注意事项:常见的不良反应有头痛、恶心、口中金属味、腹泻、腹痛以及白细胞暂时性减少等。极少数患者可出现神经系统症状如肢体麻木、感觉异常、共济失调和惊厥等,如发生应立即停药。甲硝唑干扰乙醛代谢,因此服药期间应禁酒,以免出现急性乙醛中毒。

替硝唑

其特点为血浆半衰期较长,有效血药浓度可维持72h,毒性低。对阿米巴痢疾和肠外阿米巴病的疗效与甲硝唑相当,另外也用于阴道滴虫病和厌氧菌感染的治疗。

第三节　抗血吸虫病药和抗丝虫病药

吡喹酮

药理作用:

1. 治疗血吸虫病　对多种血吸虫具有杀灭作用,对幼虫也有作用。吡喹酮是目前广泛应用的一种高效、低毒、口服应用的新型广谱抗血吸虫病药物。

2. 抗蠕虫作用　吡喹酮对牛肉绦虫、猪肉绦虫、裂头绦虫和短膜壳绦虫病都有良好的疗效。

临床用途:

1. 抗血吸虫病　治疗血吸虫病的首选药。

2. 抗蠕虫作用　是治疗绦虫病的首选药物之一。还可用于姜片虫病、华支睾吸虫病、肺吸虫病和肝吸虫病的治疗。

不良反应:不良反应轻微,主要为头晕、头痛、恶心、乏力、肌肉震颤、食欲减退等。少数患者可出现心脏损害,引起T波降低、心律失常等。

第四节　抗线虫病药和抗绦虫病药

甲苯咪唑

甲苯咪唑对多种肠道寄生虫如蛔虫、钩虫、蛲虫、鞭虫、绦虫以及肠道粪类圆线虫感染都有显著疗效,对成虫和幼虫都有杀灭作用,甚至对丝虫和囊虫也有一定疗效。无明显不良反应。少数患者可出现短暂的腹痛、腹泻、头昏等症状。偶有脱发、粒细胞减少等。

阿苯达唑

高效、广谱、低毒的抗虫药,对蛔虫、蛲虫、钩虫、鞭虫、绦虫和粪类圆线虫感染均有驱虫作用。对肠道外寄生病如棘球蚴病、囊虫病、旋毛虫病以及华支睾吸虫病、肺吸虫病、脑囊虫病等也有较好疗效。不良反应主要为消化道症状及头晕、嗜睡、乏力等,多在数小时内自行缓解;也有致畸和胚胎毒作用。

左旋咪唑

对蛔虫、钩虫、蛲虫均有明显驱虫作用。临床上主要用于蛔虫病、钩虫病以及蛔虫、钩虫混合感染,疗效良好。

噻嘧啶

是广谱抗虫药,具有高效、广谱、副作用小的特点。对蛔虫、钩虫、蛲虫感染均有较好疗效。临床上主要用于治疗蛔虫、钩虫、蛲虫感染以及蛔虫、钩虫混合感染。

哌嗪

哌嗪是抗蛔虫和蛲虫药,低毒、高效,但服药时间较长。本品可麻痹寄生虫,促使虫体排出。在麻痹蛔虫前没有兴奋作用,故使用较为安全。

恩波吡维铵

口服后不易吸收,在肠道有较高浓度,对蛲虫有强大驱杀作用,对钩虫、鞭虫作用弱,对蛔虫疗效差。临床主要用于蛲虫感染的治疗,是蛲虫感染的首选药。

【习题】

一、单项选择题

1. 下列哪种药**不能**控制疟疾症状

A. 氯喹　　B. 奎宁　　C. 青蒿素　　D. 甲氟喹　　E. 伯氨喹

2. 主要用于控制疟疾复发和传播的药物是

A. 乙胺嘧啶　B. 伯氨喹　C. 甲氟喹　D. 磺胺多辛　E. 青蒿素

3. 用于疟疾病因性预防的首选药是

A. 乙胺嘧啶　B. 伯氨喹　C. 甲氟喹　D. 奎宁　　E. 氯喹

4. 能用于绦虫感染的药物是

A. 左旋咪唑　B. 噻嘧啶　C. 吡喹酮　D. 哌嗪　　E. 恩波吡维铵

5. 用于鞭虫病的药物是

A. 甲苯达唑　B. 左旋咪唑　C. 噻嘧啶　D. 吡喹酮　E. 乙胺嗪

6. 关于奎宁的描述,下列哪一项**不正确**

A. 控制各型疟疾症状,但疗效不及氯喹　B. 起效快,静滴可用于脑型疟的抢救

C. 有微弱的解热镇痛作用　　D. 可兴奋心脏和子宫,孕妇禁用

E. 过量可引起金鸡纳反应

7. 关于甲氟喹,下列哪一项**不正确**

A. 能控制疟疾症状　　B. 适用于对氯喹等有耐药性的恶性疟

C. 对红细胞外期疟原虫有效,而对配子体无效

D. 与磺胺多辛合用可增强疗效,延缓耐药性

E. 起效慢而维持时间长

8. 关于青蒿素,下列哪一项**不正确**

A. 能杀死各种红细胞内期的疟原虫,控制疟疾症状

B. 起效快,适用于脑型疟的抢救　C. 主要用于耐药性恶性疟疾治疗

D. 有效血药浓度维持时间长　E. 耐药性产生较慢

9. 关于伯氨喹,下列哪一项**不正确**

A. 能阻止疟疾的复发和传播　　B. 不能用于控制疟疾症状

C. 通过抑制疟原虫的二氢叶酸还原酶发挥作用

D. 吸收、代谢和排泄快

E. 6–磷酸葡萄糖脱氢酶缺乏者可引起溶血或高铁血红蛋白症

10. 关于乙胺嘧啶,下列哪一项**不正确**

A. 是疟疾病因性预防的首选药　　　　B. 对配子体无明显作用

C. 与磺胺类药物合用有协同作用　　　　D. 作用维持时间长

E. 长期大量服用可能引起巨幼细胞贫血,此时可用叶酸和维生素 B_{12} 治疗

二、问答题

1. 氯喹抗疟的作用机制是什么? 如果长期大剂量应用时可出现哪些不良反应?

2. 乙胺嘧啶抗疟的作用主要表现在什么方面? 如果长期大剂量应用时可出现哪些不良反应?

【参考答案】

一、单项选择题

1. E　2. B　3. A　4. C　5. A　6. D　7. C　8. D　9. C　10. E

二、问答题

1. 氯喹能嵌入疟原虫的 DNA 分子中,抑制 DNA 的复制和转录。长期大剂量应用时可致肝功能异常和视物模糊。

2. 乙胺嘧啶是疟疾病因性预防的首选药物,用药一次可维持一周以上。长期大剂量应用时可致巨幼细胞贫血和白细胞减少。

(陈伯乐)

第四十四章

抗恶性肿瘤药

1. 掌握:抗恶性肿瘤药的作用机制。

2. 熟悉:长春新碱、紫杉醇等的作用机制、临床应用和不良反应。

3. 了解:抗恶性肿瘤药的耐药性、联合应用及毒性反应。

目前,临床常见的抗肿瘤药物大致可分为以下 6 类:细胞毒类药物、激素类药物、生物反应调节剂、单克隆抗体药物、其他类药物、辅助药。

1. 细胞毒类药物

(1)作用于 DNA 化学结构的药物:①烷化剂和氮芥类(如氮芥、苯丁酸氮芥、环磷酰胺、异环磷酰胺、美法仑等)、塞替派类(如塞替派等)、亚硝脲类(如卡莫司汀、司莫司汀等)和甲基磺酸酯类(如白消安等);②铂类化合物(如顺铂、卡铂和草酸铂等);③丝裂霉素(如丝裂霉素等)。

(2)影响核酸合成的药物:①二氢叶酸还原酶抑制剂(如氨甲蝶呤、培美曲塞等);

②胸腺核苷合成酶抑制剂（如 5-FU、FT-207、卡培他滨等）；③嘌呤核苷酸合成酶抑制剂（如 6-巯基嘌呤、6-TG 等）；④核苷酸还原酶抑制剂（如羟基脲等）；⑤DNA 多聚酶抑制剂（如阿糖胞苷、吉西他滨等）。

（3）作用于核酸转录的药物：选择性作用于 DNA 模板，抑制 DNA 依赖的 RNA 聚合酶，从而抑制 RNA 合成的药物（如放线菌素 D、柔红霉素、阿霉素、表阿霉素、阿克拉霉素、普卡霉素等）。

（4）作用于 DNA 复制的拓扑异构酶 I 抑制剂：伊立替康、拓扑替康、羟喜树碱等。

（5）主要作用于有丝分裂 M 期干扰微管蛋白合成的药物：紫杉醇、多西他赛、长春花碱、去甲长春花碱、鬼臼碱类、高三尖杉酯碱等。

（6）其他细胞毒药：门冬酰胺酶。

2. 激素类药物

（1）抗雌激素：三苯氧胺、托瑞米芬、依西美坦等。

（2）芳香化酶抑制剂：福美坦、来曲唑、阿那曲唑等。

（3）孕激素：甲孕酮、甲地孕酮等。

（4）性激素：甲睾酮、丙酸睾酮、己烯雌酚等。

（5）抗雄激素：氟它氨等。

（6）RH-LH 激动剂/拮抗剂：戈舍瑞林、醋酸亮丙瑞林等。

3. 生物反应调节剂　主要通过机体免疫功能抑制肿瘤。

（1）干扰素。

（2）白细胞介素-2。

（3）胸腺肽类。

4. 单克隆抗体药物　利妥昔单抗注射液、注射用曲妥珠单抗、贝伐珠单抗等。

5. 其他类药物　包括一些目前机制不明和有待进一步研究的药物。

（1）细胞分化诱导剂：维甲类、亚砷酸等。

（2）细胞凋亡诱导剂。

（3）新生血管生成抑制剂。

（4）表皮生长因子受体抑制剂：吉非替尼、厄洛替尼等。

（5）基因治疗。

6. 辅助药　肿瘤治疗中重要的辅助药物。

（1）升血药：G-CSF、GM-CSF、白细胞介素-11、EPO 等。

（2）止呕药：恩丹西酮、盐酸格拉司琼等。

（3）镇痛药：阿司匹林、对乙酰氨基酚、可待因、曲马多、吗啡、芬太尼等。

（4）抑制破骨细胞药：氯膦酸二钠、帕米磷酸二钠等。

【习题】

一、单项选择题

1. 关于氟尿嘧啶，下列哪一项**不正确**

A. 主要通过抑制脱氧胸苷酸合成而发挥作用

B. 抗瘤谱广，对消化系统癌、乳腺癌等实体瘤疗效好

C. 既可口服也可注射　　　　　　　　D. 对骨髓和消化道毒性大

E. 本身无抗肿瘤作用,必须在体内转化成一磷酸脱氧核糖氟尿嘧啶核苷才能发挥作用

2. 关于巯嘌呤,下列哪一项**不正确**

A. 通过其活性形式硫代次黄嘌呤核苷酸才能发挥作用

B. 主要用于急淋白血病的维持治疗　　　C. 属主要作用于M期的周期特异性药物

D. 常见骨髓抑制和胃肠反应,也可见肝损伤

E. 可口服给药

3. 下列哪种药属于周期非特异性抗肿瘤药

A. 顺铂　　　　B. 氟尿嘧啶　　C. 博来霉素　　D. 紫杉醇　　　E. 巯嘌呤

4. 下列哪种药属于主要作用于M期的周期特异性抗肿瘤药

A. 卡铂　　　　B. 氟尿嘧啶　　C. 长春碱　　　D. 博来霉素　　E. 环磷酰胺

5. 下列哪种药属于主要作用于S期的周期特异性抗肿瘤药

A. 氨甲蝶呤　　B. 长春新碱　　C. 紫杉醇　　　D. 环磷酰胺　　E. 丝裂霉素

6. 下列哪类抗肿瘤药主要通过干扰核酸生物合成发挥作用

A. 喜树碱类　　B. 烷化剂　　　C. 抗癌抗生素　D. 抗代谢药　　E. 亚硝脲类

7. 下列哪类抗肿瘤药主要通过干扰蛋白质合成与功能发挥作用

A. 抗代谢药　　B. 紫杉碱类　　C. 烷化剂　　　D. 喜树碱类　　E. 蒽环类抗生素

8. 关于氨甲蝶呤,下列哪一项**不正确**

A. 通过抑制二氢叶酸还原酶发挥抗肿瘤作用　　B. 对急淋白血病、淋巴瘤、绒癌等疗效好

C. 可作为免疫抑制药用于异体器官移植　　　　D. 用大量叶酸可减轻其骨髓毒性

E. 孕妇禁用

9. 关于奥沙利铂,下列哪一项**不正确**

A. 是第三代铂类化合物　　　　　　　　　　　B. 抗癌活性高

C. 与顺铂有交叉耐药性　　　　　　　　　　　D. 骨髓抑制较轻

E. 无耳肾毒性

10. 关于丝裂霉素C,下列哪一项**不正确**

A. 抗瘤谱广,对肝癌、肺癌、胃癌等有效　　　　B. 通过抑制拓扑异构酶发挥抗肿瘤作用

C. 属周期非特异性抗肿瘤药

D. 心脏病患者应注意,因可能发生心衰甚至致死

E. 刺激性大,静注外渗可引起组织损伤

二、问答题

1. 抗恶性肿瘤药根据其作用的细胞生物学机制如何分类?

2. 抗恶性肿瘤药根据其作用的生化机制如何分类?

【参考答案】

一、单项选择题

1. C　　2. C　　3. A　　4. C　　5. A　　6. D　　7. B　　8. D　　9. C　　10. B

二、问答题

1. 抗恶性肿瘤药根据其作用的细胞生物学机制分为两大类:①周期特异性药物(cell cycle specific agents, CCSA)是指仅对增殖期某一期细胞有杀灭作用的药物。如抗代谢药氨甲喋呤,氟尿嘧啶,巯嘌呤,羟基脲等以及拓扑异构酶抑制药等主要作用于S期细胞,属

于 S 期特异性药物;长春碱类、紫杉碱类等主要作用于 M 期细胞,属于 M 期特异性药物;博来霉素等主要作用于 G_2 期细胞,属于 G_2 期特异性药物。②周期非特异性药物(cell cycle non-specific agents,CCNSA)是指一般对增殖期细胞杀灭作用较强,对一部分非增殖期细胞也有杀灭作用的药物。如烷化剂、铂类化合物、丝裂霉素 C 和放线菌素 D 等。

2. 根据抗肿瘤药物作用的生化机制分类:①干扰核酸生物合成药物,如氨甲喋呤,氟尿嘧啶,巯嘌呤等。②干扰蛋白质合成与功能药物,如长春碱类,紫杉碱类,三尖杉碱类等。③嵌入 DNA 干扰转录过程药物,如阿霉素等。④影响 DNA 结构与功能药物,如氮芥、环磷酰胺、塞替派、顺铂,喜树碱类、鬼臼毒素等。⑤影响激素平衡药物,如雄激素、雌激素、糖皮质激素等。

(陈伯乐)

第四十五章

影响免疫功能药物

> **学习目标**
> 1. 熟悉:影响免疫功能药物的分类及其主要用途。
> 2. 了解:免疫调节药卡介苗、左旋咪唑等的临床应用和不良反应。

影响免疫功能药物主要是通过抑制或激活人体免疫反应从而预防或治疗与免疫系统有关疾病的药物。它可分为免疫抑制剂和免疫增强剂。

第一节　免疫抑制剂

免疫抑制剂是一类能够抑制机体免疫反应的药物。其主要用于防治器官移植时排斥反应和自身免疫性疾病,以减轻免疫反应。常用的免按和制剂有:①肾上腺糖皮质激素类,如泼尼松等;②钙调磷酸酶抑制剂,如环孢素等;③抗增殖/抗代谢类,西罗莫司、硫唑嘌呤等;④抗体类,如抗淋巴细胞球蛋白等。

肾上腺糖皮质激素类

常用药物有泼尼松、泼尼松龙、地塞米松等。其可抑制免疫反应的多个环节,产生强大的免疫抑制作用,临床用于过敏性疾病、自身免疫性疾病和器官移植后的排斥反应。

环孢素

本药免疫抑制作用强而毒性小。对细胞免疫和胸腺依赖性抗原的体液免疫有较高的选择性抑制作用。对 B 细胞和巨噬细胞的抑制作用较小,故一般不影响机体的防御能力。

临床主要用于抑制器官和组织移植后的排斥反应,如肾、心、肝、肺、角膜和骨髓等组织器官的移植手术,也用于其他药物无效的难治性自身免疫性疾病,如系统性红斑狼疮、骨髓增生异常综合征、银屑病等。

最常见的不良反应是肾毒性,表现为肾小球滤过率下降,肌酐和尿素氮升高,停药后可恢复。不宜与两性霉素、氨基糖苷类抗生素等肾毒性药物合用。还可引起高血压可给予抗高血压药进行治疗。在治疗移植排异或长期用药时可致神经系统毒性,表现为震颤、头痛、惊厥、癫痫发作等。

第二节 免疫增强剂

免疫增强剂是一类能通过激活机体免疫系统,提高机体的免疫功能,并用于治疗与免疫功能低下有关疾病的药物。常用的免疫增强剂有:①微生物来源的药物,如卡介苗、短小棒状杆菌苗等;②人或动物免疫产品,如胸腺肽、转移因子、干扰素、白介素等;③化学合成药物,如左旋咪唑、异丙肌苷等;④生物多糖类,如香菇多糖、灵芝多糖等。本类药物主要用于免疫缺陷性疾病、慢性感染及肿瘤的辅助治疗。

干扰素

干扰素(interferon, IFN-α、β、γ)是一族具有多种功能的小分子活性蛋白质(主要是糖蛋白),对酸、碱、热有较强的抵抗力,但易被蛋白酶等破坏。具有广谱抗病毒、抑制肿瘤细胞增殖及免疫调节作用。其主要用于多种恶性肿瘤,包括毛细胞白血病、恶性黑色素瘤、艾滋病相关 Kaposi 肉瘤等;亦可作为放疗、化疗及手术的辅助治疗药物及病毒性疾病的防治。

常见不良反应是发热、寒战、肌肉疼痛和注射部位反应等类流感综合征。大剂量可引起白细胞和血小板减少等骨髓抑制。心肌梗死、严重高血压、脑血管疾病患者慎用。

转移因子

转移因子(transfer factor, TF)是从健康人或动物的淋巴细胞、脾、扁桃体等淋巴组织中提取的一种多核苷酸和低分子量多肽,无抗原性。它具有免疫佐剂作用,可将供体的细胞免疫信息转移给未致敏受体,使之获得与供体同样的特异和非特异的细胞免疫功能,但不转移体液免疫。临床用于原发和继发性免疫缺陷病、难以控制的病毒性和真菌感染(如带状疱疹、流行性乙型脑炎、白色念珠菌感染、病毒性心肌炎等)、肿瘤(主要用于肺癌、鼻咽癌、乳腺癌、骨肉瘤等)辅助治疗。不良反应少,少数患者有皮疹、瘙痒等。禁与热的饮料、食物同服,以免影响疗效;浑浊或变色勿用。

【习题】

一、单项选择题

1. 关于卡介苗,下列哪一项**不正确**

A. 能提高细胞和体液免疫功能

B. 可用于肿瘤的辅助治疗

C. 对肿瘤的疗效以口服较好

D. 反复肿瘤内注射可发生过敏性休克

E. 可用于结核病的预防

2. 关于左旋咪唑,下列哪一项**不正确**

A. 对免疫功能正常的人的抗体形成无影响

B. 可使低下的细胞免疫功能恢复正常

C. 可增强巨噬细胞和中性粒细胞的趋化和吞噬功能

D. 可抑制腺苷酸环化酶,而降低淋巴细胞和巨噬细胞内 cAMP 含量

E. 为广谱抗蠕虫药

3. 下列哪一项**不是**异丙肌苷的特点

A. 是免疫增强剂

B. 能诱导 T 细胞分化成熟,增强其功能

C. 促进 B 细胞增殖并增强其功能

D. 对某些病毒性脑炎和带状疱疹疗效好

E. 不良反应少

4. 下列哪一项**不是**胸腺素的特点

A. 可诱导 T 细胞分化成熟

B. 与其他细胞因子具有协同作用

C. 可用于免疫缺陷病　　　　　　　　　　D. 有直接抗病毒作用

E. 可用于肿瘤辅助治疗

5. 免疫抑制药的作用特点**不包括**

A. 诱发感染　　　　　　　　B. 诱发肿瘤　　　　　　　　C. 影响生殖功能

D. 多数有非特异性抗炎作用　　E. 仅抑制异常免疫反应

6. 关于环孢素的作用和用途，下列哪一项**不正确**

A. 对 T 细胞和 B 细胞均有强大的抑制作用　　B. 抑制巨噬细胞产生白介素 –1

C. 用于器官移植时常与糖皮质激素合用　　　　D. 可用于自体免疫性疾病

E. 可用于治疗血吸虫病

7. 关于环孢素，下列哪一项**不正确**

A. 通过抑制淋巴细胞内的钙调磷酸酶而阻断白介素 –2 转录，进而阻断白介素 –2 依赖性 T 细胞的生长与分化

B. 最常见的不良反应是肾毒性，故不能用于肾移植

C. 可能引起继发性感染　　　　　　　D. 可能继发淋巴瘤等

E. 合用保钾利尿药可增加高血压发生率

8. 关于他克莫司，下列哪一项**不正确**

A. 作用机制与环孢素相似，通过抑制钙调磷酸酶发挥作用

B. 肾毒性比环孢素小　　　　　　　　C. 对器官移植的疗效不及环孢素

D. 可引起高血糖　　　　　　　　　　E. 大剂量可致生殖系统毒性

9. 关于霉酚酸酯，下列哪一项**不正确**

A. 属免疫抑制药中的钙调磷酸酶抑制药　　B. 能选择性抑制 T/B 淋巴细胞增殖功能

C. 与环孢素相比，淋巴瘤的发生率低　　　　D. 对肝肾无明显毒性

E. 除用于器官移植和自身免疫性疾病外，尚可用于卡氏肺孢子虫病

10. 关于抗淋巴细胞球蛋白，下列哪一项**不正确**

A. 属于免疫抑制药

B. 对 T、B 细胞均有破坏作用，但对 T 细胞作用较强

C. 主要用于器官移植，可与糖皮质激素合用但对糖皮质激素耐受患者无效

D. 可试用于白血病、多发性硬化症等　　　　E. 可能引起过敏性休克

二、问答题

1. 什么是变态反应？

2. 什么是免疫缺陷病？

【参考答案】

一、单项选择题

1. C　　2. D　　3. C　　4. D　　5. E　　6. A　　7. B　　8. C　　9. A　　10. C

二、问答题

1. 变态反应也称过敏反应，是抗原物质和抗体的异常免疫反应，造成机体生理功能障碍或对机体自身的组织造成损伤。

2. 免疫缺陷病是人体免疫系统发育不全或遭受损害所导致的免疫功能缺陷引起的疾病，常与机体免疫功能低下有关。

（陈伯乐）

附　录

药理学实验报告

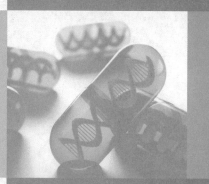

不同药物剂量对药物作用的影响

姓名_____ 班级_____ 组别_____ 实验日期_____

【实验目的】

【实验原理】

【实验对象和材料】

【实验方法】

【实验结果】

【分析与思考】

不同给药途径对药物作用的影响

姓名_____ 班级_____ 组别_____ 实验日期_____

【实验目的】

【实验原理】

【实验对象和材料】

【实验方法】

【实验结果】

【分析与思考】

肝功能对戊巴比妥钠作用的影响

姓名_____ 班级_____ 组别_____ 实验日期_____

【实验目的】

【实验原理】

【实验对象和材料】

【实验方法】

【实验结果】

【分析与思考】

实验报告四

肾功能对链霉素作用的影响

姓名＿＿＿＿＿ 班级＿＿＿＿＿ 组别＿＿＿＿＿ 实验日期＿＿＿＿＿

【实验目的】

【实验原理】

【实验对象和材料】

【实验方法】

【实验结果】

【分析与思考】

传出神经系统药物对兔瞳孔的影响

姓名＿＿＿＿＿＿ 班级＿＿＿＿＿＿ 组别＿＿＿＿＿＿ 实验日期＿＿＿＿＿＿

【实验目的】

【实验原理】

【实验对象和材料】

【实验方法】

【实验结果】

【分析与思考】

实验报告六

传出神经系统药物对兔动脉血压的影响

姓名_____ 班级_____ 组别_____ 实验日期_____

【实验目的】

【实验原理】

【实验对象和材料】

【实验方法】

【实验结果】

【分析与思考】

传出神经系统药物对离体兔肠的作用

姓名＿＿＿＿＿＿　班级＿＿＿＿＿＿　组别＿＿＿＿＿＿　实验日期＿＿＿＿＿＿

【实验目的】

【实验原理】

【实验对象和材料】

【实验方法】

【实验结果】

【分析与思考】

有机磷酸酯类中毒及解救

姓名＿＿＿＿＿＿＿＿ 班级＿＿＿＿＿＿＿＿ 组别＿＿＿＿＿＿＿＿ 实验日期＿＿＿＿＿＿＿＿

【实验目的】

【实验原理】

【实验对象和材料】

【实验方法】

【实验结果】

【分析与思考】

局部麻醉药的表面麻醉作用比较

姓名_____ 班级_____ 组别_____ 实验日期_____

【实验目的】

【实验原理】

【实验对象和材料】

【实验方法】

【实验结果】

【分析与思考】

实验报告十

中枢兴奋药和中枢抑制药的对抗作用比较

姓名_____ 班级_____ 组别_____ 实验日期_____

【实验目的】

【实验原理】

【实验对象和材料】

【实验方法】

【实验结果】

【分析与思考】

实验报告十一

硫酸镁过量中毒的解救

姓名＿＿＿＿＿ 班级＿＿＿＿＿ 组别＿＿＿＿＿ 实验日期＿＿＿＿＿

【实验目的】

【实验原理】

【实验对象和材料】

【实验方法】

【实验结果】

【分析与思考】

药物的镇痛作用

姓名＿＿＿＿＿＿ 班级＿＿＿＿＿＿ 组别＿＿＿＿＿＿ 实验日期＿＿＿＿＿＿

【实验目的】

【实验原理】

【实验对象和材料】

【实验方法】

【实验结果】

【分析与思考】

药物的抗惊厥作用

姓名＿＿＿＿＿＿＿ 班级＿＿＿＿＿＿＿ 组别＿＿＿＿＿＿＿ 实验日期＿＿＿＿＿＿＿

【实验目的】

【实验原理】

【实验对象和材料】

【实验方法】

【实验结果】

【分析与思考】

实验报告十四

氯丙嗪的降温作用

姓名_____ 班级_____ 组别_____ 实验日期_____

【实验目的】

【实验原理】

【实验对象和材料】

【实验方法】

【实验结果】

【分析与思考】

实验报告十五

尼可刹米对抗吗啡的呼吸抑制作用

姓名＿＿＿＿＿＿ 班级＿＿＿＿＿＿ 组别＿＿＿＿＿＿ 实验日期＿＿＿＿＿＿

【实验目的】

【实验原理】

【实验对象和材料】

【实验方法】

【实验结果】

【分析与思考】

解热镇痛药物的解热作用

姓名_____ 班级_____ 组别_____ 实验日期_____

【实验目的】

【实验原理】

【实验对象和材料】

【实验方法】

【实验结果】

【分析与思考】

呋塞米对家兔的利尿作用

姓名_____ 班级_____ 组别_____ 实验日期_____

【实验目的】

【实验原理】

【实验对象和材料】

【实验方法】

【实验结果】

【分析与思考】

实验报告十八

利多卡因的抗心律失常作用

姓名_____ 班级_____ 组别_____ 实验日期_____

【实验目的】

【实验原理】

【实验对象和材料】

【实验方法】

【实验结果】

【分析与思考】

实验报告十九

强心苷对离体蛙心的强心作用

姓名_____ 班级_____ 组别_____ 实验日期_____

【实验目的】

【实验原理】

【实验对象和材料】

【实验方法】

【实验结果】

【分析与思考】

糖皮质激素的抗炎作用

姓名_____ 班级_____ 组别_____ 实验日期_____

【实验目的】

【实验原理】

【实验对象和材料】

【实验方法】

【实验结果】

【分析与思考】

实验报告二十一

胰岛素的过量反应及解救

姓名＿＿＿＿＿　班级＿＿＿＿＿　组别＿＿＿＿＿　实验日期＿＿＿＿＿

【实验目的】

【实验原理】

【实验对象和材料】

【实验方法】

【实验结果】

【分析与思考】

可待因的镇咳作用

姓名_____ 班级_____ 组别_____ 实验日期_____

【实验目的】

【实验原理】

【实验对象和材料】

【实验方法】

【实验结果】

【分析与思考】

硫酸镁的导泻作用

姓名＿＿＿＿＿＿　班级＿＿＿＿＿＿　组别＿＿＿＿＿＿　实验日期＿＿＿＿＿＿

【实验目的】

【实验原理】

【实验对象和材料】

【实验方法】

【实验结果】

【分析与思考】

实验报告二十四

药物的体外抗凝血作用

姓名_____ 班级_____ 组别_____ 实验日期_____

【实验目的】

【实验原理】

【实验对象和材料】

【实验方法】

【实验结果】

【分析与思考】

实验报告二十五

链霉素的急性中毒及其解救

姓名＿＿＿＿＿＿　班级＿＿＿＿＿＿　组别＿＿＿＿＿＿　实验日期＿＿＿＿＿＿

【实验目的】

【实验原理】

【实验对象和材料】

【实验方法】

【实验结果】

【分析与思考】

实验报告二十六

磺胺类药物的溶解性

姓名_____ 班级_____ 组别_____ 实验日期_____

【实验目的】

【实验原理】

【实验对象和材料】

【实验方法】

【实验结果】

【分析与思考】

_____实验报告

姓名_____ 班级_____ 组别_____ 实验日期_____

【实验目的】

【实验原理】

【实验对象和材料】

【实验方法】

【实验结果】

【分析与思考】